刘瑞芬

妇科经验集

主审　刘瑞芬

主编　刘文琼　张丽娟

中国中医药出版社

·北京·

U0308796

图书在版编目（CIP）数据

刘瑞芬妇科经验集 / 刘文琼，张丽娟主编 . -- 北京：
中国中医药出版社，2018.4
ISBN 978-7-5132-4763-4

Ⅰ.①刘… Ⅱ.①刘… ②张… Ⅲ.①中医妇科学 –
临床医学 – 经验 – 中国 – 现代 Ⅳ.① R271

中国版本图书馆 CIP 数据核字（2018）第 014275 号

中国中医药出版社出版

北京市朝阳区北三环东路 28 号易亨大厦 16 层
邮政编码　100013
传真　010-64405750
山东百润本色印刷有限公司印刷
各地新华书店经销

开本 880×1230　1/32　印张 9.5　字数 228 千字
2018 年 4 月第 1 版　2018 年 4 月第 1 次印刷
书号　ISBN 978 – 7 – 5132 – 4763 – 4

定价　39.00 元
网址　www.cptcm.com

社 长 热 线　010-64405720
购 书 热 线　010-89535836
侵 权 打 假　010-64405753

微信服务号　**zgzyycbs**
微商城网址　**https://kdt.im/LIdUGr**
官 方 微 博　**http://e.weibo.com/cptcm**
天猫旗舰店网址　**https://zgzyycbs.tmall.com**

如有印装质量问题请与本社出版部联系（010-64405510）

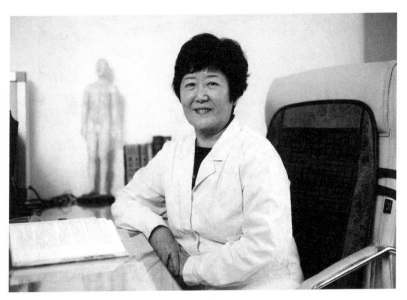

◎ 刘瑞芬教授留影

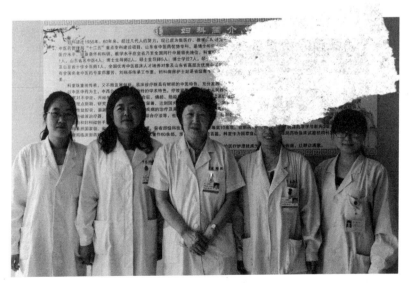

◎ 刘教授与徒弟及研究生在一起

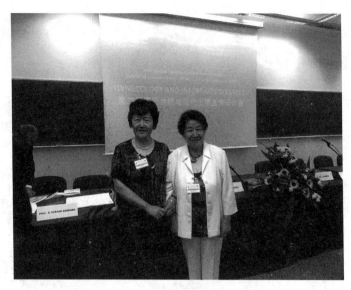

◎ 2012年刘教授在意大利罗马与国医大师刘敏如合影（参加国际传统与现代生殖医学第二次国际学术研讨会）

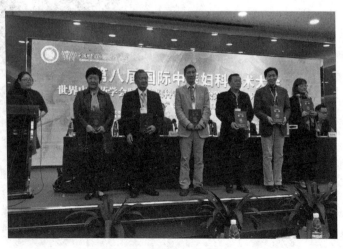

◎ 2017年11月刘教授参加世界中医药学会联合会妇科专业委员会第四届理事会换届选举会议，并连任副会长

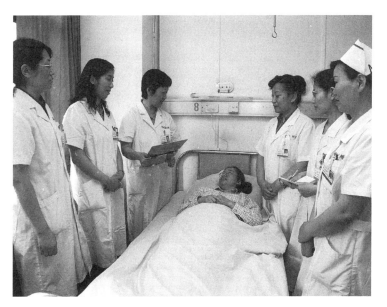

◎ 刘教授在妇科病房查房

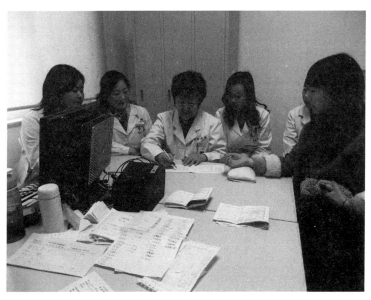

◎ 刘教授在门诊边看病边为徒弟及研究生们讲解病案

序

刘文琼等主编的《刘瑞芬妇科经验集》，首次将刘瑞芬教授的名医之路、学术思想、临证经验、验方介绍及对经方的应用等内容收录于一书。

本书论述了刘瑞芬教授的人生经历，称刘瑞芬教授医学成才之路是基于"临床钻研之路"，并系统地整理了刘瑞芬教授的临证思维及用药特点，阐述了她对不同疾病、不同证候的辨证诊疗思路及经验。刘瑞芬教授临床上主张借助西医的诊疗技术和中医药现代化的研究成果为中医临床服务；运用现代医学手段明确诊断，再以中医学理论遣方用药，并参考药理研究结果辨病组方，据标本缓急，行辨证施治；亦重视移情易性与调畅情志。书中将刘瑞芬教授多年积累的临床经验方及其组成、功用、主治、方解、加减进行了总结。

刘瑞芬教授尤擅长治疗妇科炎症、痛经、月经失调、不孕症、节育措施并发症及副反应、妇产科血证、子宫内膜异位症、围绝经期综合征、子宫肌瘤、各种流产等。特别提出刘瑞芬教授"肾虚血瘀"的学术观点及其在妇科临床上的应用。如慢性盆腔炎以湿、热、寒、毒为其起始病因，瘀血阻滞为其核心病机，初起邪多偏盛而正不甚虚，如调摄治疗不当，则成虚实夹杂之证，以活血补肾为基本治法。子宫内膜异位症以痰瘀互结兼肾虚为本病的发病关键，主张用周期序贯疗法。围绝经期综合征以肾虚为主要病机，瘀血为重要致病因素，立滋肾育阴、舒肝活血之法，自拟知柏更安方治疗，并重视患者的心理疏导。药流后出血以瘀、虚、热为主要病机；立法上活血祛瘀是关键，养血益气是基础，清热是防止本病传变的手段。全书如实地总结了刘瑞芬教授的妇科经验，反映了她临床钻研的成就。

我与刘瑞芬教授认识交往多年。她美丽谦和，但却有一股韧劲。在中医妇科学术、教育、科研、医疗、管理方面的执着耕耘，坚持临床为本，是她成就的元素。我深感本书的价值在于体现了刘瑞芬教授的治学严谨、学术有成和无私传承。刘瑞芬教授将自己以古为托的验方、辨证论治随证加减的丰富内容在本书公开发表，十分可贵，也使本书具有实质性的传承意义。刘瑞芬教授的医品形象，是本书编撰的亮点。

本书作者刘文琼等是刘瑞芬教授的传承弟子，他们收录的有关资料虽不是刘瑞芬教授妇科经验的全貌，但已说明作者对前辈的学术真谛有所感悟，对老师的临床经验基本继承。从撰写的内容到形式，体现了本书普及面宽，着眼点明。在医业环境时有干扰不逮的今天，作者能保持谦逊谨慎、求真务实的态度整理前辈学术经验，甚是难能可贵。这是本书的又一特色，本书的诚信亦在于此，值得借鉴。

谨此，为本书作序并予推荐。

国医大师

成都中医药大学教授　　刘敏如

2018 年 3 月于北京

前　言

　　祖国医学，源远流长，岐黄之术，代不乏人。仲景以来，历代医家解读《内经》，由浅入深，由粗及细，由简至繁，中医学树遂枝开节长，藤蔓叶密。正是一代又一代医学大家不断地实践创新，才将中医学术推向一个更深更广的层次。刘瑞芬教授就是这样一位中医事业的实践者、创新者。

　　刘瑞芬教授出身中医世家，早年就读于山东中医学院，毕业后留校任教，从事临床、科研工作至今。40年辛勤耕耘，终至大成。刘教授既善于遥承经旨，又长于临证发挥，在中医妇科领域取得了一项又一项突破。她率先提出了慢性盆腔炎"血瘀肾虚"学说，并从"活血化瘀、理气止痛、补肾培元"立法，创立了慢性盆腔炎中医综合治疗方案；强调节育措施导致异常子宫出血以祛瘀清热补虚为治疗大法；提出应用补调温通四步分期治疗排卵功能障碍性不孕；认为诸多妇科疾病均与"肾虚血瘀"相关。刘教授主持承担了21项科研课题，其中国家级课题7项；撰写著作16部，其中国家级教材4部；获省部级科技进步奖4项。

　　学术研究多有建树，临床研发更是硕果累累。"调经系列"方剂治疗月经不调，享有盛誉；"宫宁颗粒"治疗异常子宫出血，已获新药证书；"盆腔炎颗粒"扶正化瘀，为治疗盆腔炎提供了新药物；"通用止血方"通涩并用，益气养阴，止血效果满意；"经痛停"治疗痛经、"止痛调血方"治疗子宫腺肌病、"知柏更安方"

前言

1

治疗围绝经期综合征、"补肾安胎方"治疗习惯性流产，均获得了满意的临床疗效。

子夏撰定，论语传焉。系统整理刘瑞芬教授的学术成果与临床经验，对于中医妇科疑难疾病的治疗乃至整个中医妇科学术的发展，将起到重要的推动作用。为此，作为刘瑞芬教授的学生，我们将自己多年跟随刘教授就诊时记录的典型病例进行分类整理，从中选取了百余个最能体现老师学术思想的具体医案和中药方剂合编成书，付梓刊行，希望能为后学者提供借鉴与帮助。

由于水平所限，疏漏错误在所难免，恳请同道读者批评指正。

编者

2018 年 1 月

目　录

名医之路

学术思想

临床经验

临证医案

验方介绍

经方的应用

目
录

名医之路

几十年精研求索路

在刘瑞芬的简历上，她的中医临床科研成果令人瞩目——主持并作为主要参加人员承担科研课题21项，其中国家级课题7项，通过省级以上鉴定及结题12项，国际领先水平8项，国际先进水平4项。发表学术论文70余篇，撰写著作12部，其中国家级教材4部（担任副主编）。曾获省部级科技进步二等奖、三等奖共4项，省中医药科学技术一等奖1项，省医学科技进步一等奖1项，教育部主办的多媒体课件大赛高教医学组三等奖1项。成果转让2项，获国药准字号新药证书1项，临床研究批件1项。目前已培养博士研究生10余人，硕士研究生50余人，带徒弟2名。在临床工作中创制了20余首经验方。在临床诊治中，重视辨病与辨证相结合，临证疗效满意。在她担任妇科主任及教研室主任期间，山东省中医院妇科成为国家中医药管理局及山东省重点学科、山东省中医药优势专科，且被批准成为中医妇科博士授予点，实现了历届科室主任的夙愿。

40余年的医学生涯，硕果累累，每一项成果里都凝聚着她的智慧和心血。

人生在熏陶与学习中根深叶茂

1950年5月，刘瑞芬出生在山东招远县的一个村庄。她的父亲是当地有名的中医大夫。自打记事起，她就跟随父亲出诊，为乡亲们看病。望闻问切，辨证施治，关切询问，无一疏漏。父亲的一言一行就像春雨，润物无声地沁入刘瑞芬幼小的心灵，使她渐渐养成了不急不躁、温和耐心的性格，也使她对中医药学产生了一些初步的感性认识，并由此滋生了浓厚的兴趣。

忙时问诊，闲时教女。父亲有空就让刘瑞芬背诵《黄帝内经》《汤头歌诀》等中医书籍，这就让她在兴趣之余又具备了良好的中医根基。

虽然赶上了"文革"时期，但是刘瑞芬五姊妹并无一人因为时代的动荡不安而辍学，这得归功于刘瑞芬母亲的开明和对知识的尊重。家里八口人，全靠父亲52元的工资维持生计。在外人的眼中，刘瑞芬家里只有上学不挣钱、张嘴要钱的人，但母亲并不以此为难，坚持让五个孩子上学。刘瑞芬上高中时，适逢"文革"，那时候，虽没有正规的授课学习，但跟别人比，看书多、爱写东西这些爱好和习惯，为她奠定了良好的文学功底，以后写材料、编教材，还真是多亏了早年的积淀。在刘瑞芬眼里，逝去的岁月，无论甘苦，总让人感激。那时搞运动，大批判，都要写文章、整材料，很多人视此为单调乏味的事情，刘瑞芬却是绞尽脑汁地写，调动全身心的力量准备。由此养成字斟句酌、严谨细致的习惯，为后来的申报课题、编写教材打下了基础。

1973年，刘瑞芬被推荐进入山东中医学院系统学习中医。"1973年正好高考恢复了文化课考试，我们这一届经过文化课考试，成绩优异的才能被录取。在学校报名时因为父亲是中医，所以就选了中医系。"对当初的选择，刘瑞芬认为是一种必然。

大学期间对《黄帝内经》《伤寒论》《金匮要略》《温病条辨》等中医经典古籍的学习，还有中医基础理论、中医诊断学、中药学、方剂学、中医临床各科以及部分西医课程的学习，一下子点燃了她强烈的求知欲。

三年时间，她如饥似渴地遨游在波澜壮阔的中医药学海洋里，打下了扎实的中医基本功。全面系统的学院式教育拓宽了她的视野，特别是西医课程的学习为她以后在临床上综合运用中西医手段诊疗妇科疾病奠定了基础。

由于学习勤奋认真，成绩优异，1976年毕业时，刘瑞芬留在了山东中医学院任教，并加入了中国共产党。在留校人员中，刘瑞芬是唯一的女性党员。

1977年下半年，刘瑞芬被安排到历城区唐王村去带教知青。在她的印象中，那是一段缺吃少穿的艰苦岁月，一人一间破旧的小屋，上雨旁风，胆小的女青年用凳子顶着门才敢入睡。没吃的，刘瑞芬就带领学生们种菜，边劳动，边学习，生活虽然艰难，但在克服困难的过程中，人的性格也会变得更加坚韧和刚毅。

1978年下半年，刘瑞芬回到省中医院，又积极参加了"四大经典回炉班"，学习中医经典。一年后，她又到济南中心医院进修了一年西医妇产科，具备了一定的西医手术技术基础。

1983年冬天，在儿子4岁时，医院选拔能做手术的大夫到基层做结扎手术，刘瑞芬被选中。在冠县的一个多月里，她每天从早忙到晚，一点儿也不得闲，"十多分钟一个手术，熟练得很。"刘瑞芬不以为苦。1986年，刘瑞芬于上海中医学院参加"全国中医妇科高师班"，学习了由蔡小荪、朱南孙、沈仲理等教授讲述的中医妇科学；广泛涉猎了各流派的学术思想；明确了辨证审因，结合女子生理特点而用药治病的原则，治法视证情转变，用药须根据疾病的不同阶段，灵活应用；拓宽了她治疗妇科相关疾病的临证思路。由此，刘瑞芬教授的学术思想开始萌芽。

1985年至1990年期间，刘瑞芬多次参加全国西医妇产科培训班，受到了苏应宽先生、江森先生等学术思想的熏陶。刘瑞芬认为临床医师应充分发挥中西医优势，不应有门户之见，提倡衷中参西，中西医结合。自此，她更加深入地投身于临床实践中，并不断丰富自身经验，完善自己的中医妇科学术思想，孜孜不倦至今。刘瑞芬以严谨的治学态度、高尚的医德、精湛的医术赢得了患者和同行的赞誉。1994年，她主持了国家计划生育委员会资助的课题"宫宁颗粒剂防治宫内节育器出血副反应的临床及实验研究"。1997年，苏应宽教授、郭志强教授作为该课题鉴定委员会主任委员及副主任委员对该项目进行评价："在同类研究中居国际先进水平。"刘瑞芬教授获得了1998年度山东省科技进步二等奖，同时创制研发了国家准字号新药"宫宁颗粒"。2006年，她主持的课题"盆腔炎颗粒治疗慢性盆腔炎免疫学及上皮细胞生物学的研究"，获山东省科技进步三等奖。2008年，她主持负责的国家自然科学基金课题"宫清颗粒诱导药物流产后出血人绒毛细胞凋亡的研究"结题，证实了宫清颗粒对药流后出血防治机制与其诱导绒毛、蜕膜细胞凋亡的作用有关。2010年，她主持的"十一五"国家科技部支撑计划课题"慢性盆腔炎中医四联疗法的优化及诊疗规范研究——慢性盆腔炎中医综合疗法的优化研究"，明确了慢性盆腔炎综合治疗方案为主的临床治疗方向，创制了慢性盆腔炎中医综合治疗方案。其学术思想逐步走向成熟。刘瑞芬吃苦耐劳的精神、坚韧不拔的个性以及她对中医事业孜孜不倦的探索成就了她的中医事业，形成了她独特的学术思想。

　　勤耕不辍，孜孜以求，始终坚持奋斗在一线的刘瑞芬于1997年被评为硕士研究生导师，2004年被评为博士研究生导师，2012年被评为第五批全国名老中医药专家学术经验继承工作指导老师，2014年被国家中医药管理局批准成立刘瑞芬全国名老中医药专家传承工作室。如今，刘瑞芬已培养学生60余名、徒弟2名，他们每个人都在自己所从事的妇科领域有所成就。授人以鱼不如授人以渔，刘瑞芬用自己精深的学识与医术让更多的中医文化得以薪火相传。

人生在钻研和硕果中熠熠闪光

40余年的行医生涯，刘瑞芬埋首于浩瀚的中医古籍中，默默钻研，终至大成。

她致力于中医药防治慢性盆腔炎、节育措施致异常子宫出血、排卵功能障碍性不孕等病的研究。经过多年的临床反复验证，博采众长，兼收并蓄，同时结合个人临证心得体会，形成了自己独特的学术风格，积累了丰富的经验，取得了显著的成绩，在国内外产生了较大的影响。

她率先提出慢性盆腔炎"血瘀肾虚"学说。以"活血化瘀、理气止痛、补肾培元"立法，创制了有效制剂盆腔炎颗粒和疗效确切的慢性盆腔炎中医综合治疗方案。她强调节育措施致异常子宫出血以祛瘀清热补虚为治疗大法。她应用补调温通四步，分期治疗排卵功能障碍性不孕，疗效显著。她认为诸多妇科疾病均与"肾虚血瘀"相关。在治病的过程中主张辨病与辨证相结合，中西互参。强调分清疾病的标本缓急，急则治其标，缓则治其本，用药精准得当。

她在学术上精研细作，临床研发亦是遍地开花。在山东省中医院，刘瑞芬教授以临证辨证细微、组方严谨、用药精当而闻名，创制了20余首经验方。其中，"调经1号方""调经2号方"治疗月经不调，疗效显著；"宫宁颗粒"治疗放环引起的月经失调，已获国药准字号中药新药证书，并在全国各地医院上市使用，享有盛誉；"宫清颗粒"治疗各种流产、引产引起的异常子宫出血，因其显著的疗效已获国家食品药品监督管理局批准，正在进行新药开发；"盆腔炎颗粒"特点为扶正化瘀，可治疗慢性盆腔炎，预防其复发，现已为医院制剂；"通用止血方"通涩并用，益气养阴并重，止血效果满意；"盆炎消方"为肛肠给药治疗慢性盆腔炎的有效方剂，其药物生物利用度相当于静脉用药；"经痛停"治疗痛经，有"药到病除"之效；"止痛调血方"治疗子宫内膜异位症、子宫肌瘤；"祛瘀种子汤"治疗输卵管阻塞性不孕；"知柏更安方"治疗围绝经期综合征；"补肾安胎方"治疗先兆流产、习惯性流产；"祛斑汤""祛痘汤"治疗面部色斑、痤疮均获良效。刘瑞芬教授重视辨病与辨证相结合，结合现代科学技术的诊疗手段，配合必要的西药及手术治疗，常获得满意的临床疗效。

这就是刘瑞芬。她用累累硕果诠释了自己的追求：全心全意为患者服务，为患者解除疾病困扰。

人生在"鞠躬尽瘁"中厚重无比

刘瑞芬的人生座右铭是"行医一时，鞠躬一生，不求闻达，但求利人"。行医40多载，她用行动实践着这句格言。

作为医生，刘瑞芬已是省内知名的妇科专家，有很多患者慕名而来。为了让患者，特别是外地患者来了能看上病，到了下班时间，若还有外地的患者，就继续看。结果看了一个，再看一个，只为不让他们失望而归，或多费时间和钱财。

因此，刘瑞芬和学生们加班成了家常便饭。大多时候，上午门诊延时到下午一点多，她就和学生到医院旁边一个小店买盒饭或面条。一次，上午门诊又看到一点多，她到洗手间洗洗手准备和学生们一起下楼吃饭，出来时看到又有患者过来找医生，一问是外地的，还没挂号，她就对学生说，人家来一趟不易，先看完再挂号吧。

"我的时间是患者的，我支配不了自己的时间"，当谈到经常加班时，刘瑞芬笑着说。

2013年，她正式退休后被医院返聘，直到现在，她依然像从前一样看门诊、教徒弟，忙得不亦乐乎。

在东院区看门诊，每次当刘瑞芬下班的时候，整个楼上都没人了。夏天早晨她不到8点便上班，下午2点上班，期间随便吃个盒饭，再一直看到下午7点。保安经常过来提醒说："刘主任，整个楼上就你啦，还不下班？"刘瑞芬这才意识到，该下班了。平常回家她走的是医院西边的小门，但这时小门已关了，她只好走正门坐公交车回家。

"40多年，就这么一天一天地忙活着过来了。"她微笑着说。有的老同事退休了，见到她还忙忙活活地上班，就打趣道："还上班？想累死拉倒？"

累吗？累。作为医生，累大多来源于身体和精力的超负荷运转，但刘瑞芬从医40多年，却未觉其苦。她认为，能用一己之长为患者解除痛苦，帮助学生成长，是充实的、快乐的。

如今的刘瑞芬已年过花甲。有人问她到了这个年龄，中午是不是该休息会儿，睡个午觉。"现在哪还有午觉啊，这么多患者，没有时间啊。"她笑着解释，"上周五下午看到6点，全科共220个患者，我看了98个。"

刘瑞芬说，自己是受毛泽东思想教育长大的。为人民服务是一个党员的本色。她感觉自己干的都是平平常常的事情。

这就是一个医者的境界。

刘瑞芬毕业后留校任教，从事中医妇科专业的教学、临床及科研工作40余年，培养的学生有60多名。她对自己的学生，在学术上严格要求。她分管病房时，在每周主任查房前都要求学生做一个小时的学术讲座或病例讨论。她会根据病房病种情况，提前给学生分配任务，学生在接到任务后，需要查阅文献资料，然后进行分析总结，最后在科室里讲。通过这种方式，使学生在获取知识的同时也锻炼了自主学习的能力，形成了浓厚的学术氛围。

如今，刘瑞芬的学生中有些已经在妇科领域内有所成就。她的学生史云现为主任医师、硕士研究生导师，北京中医药大学东直门医院妇科主任，承担多项国家级科研课题；赵瑞华博士为硕士研究生导师，中国中医科学院广安门医院妇科主任，主持多项国家及省部级科研课题；李霞如今已经发表多篇 SCI 文章，2014年还获得了山东省科技进步二等奖；刘静君、王哲、刘文琼、张丽娟、师伟如今都已是硕士研究生导师……她的博士岳恒学被国务院授予"全国自强模范"光荣称号，并在人民大会堂受到了胡锦涛总书记的亲切接见，被世界华人医学联合总会授予"百名推动中华医学走向世界领军人物"的称号和"中华东方国际名医勋章"。

虽已为钟爱的中医事业奉献大半生，刘瑞芬说，她还是舍不下患者，放不下那些弟子，在自己还能发光发热的时候，得继续为患者看病治病，还要多磨炼一下年轻人，让他们变得再扎实些。

弟子、同事眼中的刘瑞芬教授

2003 年，刘瑞芬教授就有了一个思路：利用科研带动科室发展。她认为，学科的发展离不开学术和人才。因此，在她当科主任的 10 年间，从科研入手，带领妇科在临床、科研、教学方面实现了全面发展。

在她担任妇科主任及教研室主任期间，该科室被评为山东省重点学科、山东省中医药优势专科，且被批准成为中医妇科博士授予点，实现了以往几届科室主任的夙愿，并为妇科成为国家中医药管理局重点专科奠定了坚实的基础。在工作上，刘教授秉着公平公正的原则和雷厉风行的工作作风，以身作则，使妇科在临床、教学及科研工作上都上了一个台阶。

"原来的妇科在业内已经有了一定知名度,有了很好的诊疗基础和平台,刘老师上任后,以自己的临床科研带动科室发展,有了自己的硬东西,如教材编写、课题申报等,让妇科在学术角度上站稳了脚跟。"刘瑞芬的弟子师伟说。

刘瑞芬教授是融会贯通的中医大家。她在学术上既重视中医,又学贯中西,既有扎实的中医古籍功底,又不断地了解最新西医研究进展,不愧是一位"与时俱进"的名老中医。

刘教授有一个观点,只要能为患者治好病,不管中医西医,都要吸纳过来。用她的话说,"不管黑猫白猫,逮住老鼠就是好猫"。她中医功底很深厚,但在临床上她并不排斥西医,她经常参加一些中西医的学术会议,为了了解学术前沿和现代科研成果,活到老学到老,随时随地注意学习新东西。在担任科主任期间,她非常注重开展新项目,都是亲自带队学习。如腔镜技术刚开始时,她便带领团队参加了最先进的学术交流活动。听课从早上一直听到天黑,四个手术间每个屏幕操作,她都要看,中间就吃了个盒饭。

在实践中,刘教授的"与时俱进"救了患者。一次,一个不孕症患者在促孕治疗的过程中,卵泡发育很好,但子宫内膜一直很薄,用了中药和补佳乐,还是效果不佳。这时,刘教授想起一次学术会议提到,芬吗通中的雌激素对子宫内膜生长效果很好,她想何不用用试试呢?但刘教授对该药用量还不是很有把握,于是多方查找,终于找到该药的医药代表联系电话,了解了该药用于促进内膜生长的用量。在应用给患者后,果然当月患者便怀孕了。她还将该病例作为一个典型病例在后来的一次学术会议上进行了分享。

刘瑞芬教授是一位亲切随和、乐于助人的师长。无论是对科室同事、弟子还是其他老师的学生，如果需要她，只要是力所能及的，刘瑞芬教授总是给予最无私的帮助。九十年代末，张丽娟（刘瑞芬教授2008届在职博士研究生）在读硕士研究生的时候，为了写硕士论文开题报告，需要查资料。她犯难了，因为那时候查文献不像现在可以在网上查，而是需要到图书馆找中文科技资料目录，然后再查找相关文章，费时且容易遗漏。当时张丽娟仅是一名在校学生，除此之外，没有其他办法。时间紧迫，正当一筹莫展时，她试探着找到当时并不是自己导师的刘瑞芬教授，问有没有什么办法。没想到刘教授很热心地帮助了她，打电话给图书馆馆长，让其帮忙从电脑上查找出相关论文的题目，打印出来给张丽娟，省却了她很多麻烦，为她节省了宝贵的时间。当时张丽娟感激不尽。十几年过去了，这件事她一直记忆犹新。

其实，刘教授对待每一个需要她帮助的人都是这样，给予最无私的帮助，这正是她的人格魅力所在。

学术思想

刘瑞芬教授勤耕杏林 40 余载，既遥承经旨，又善于临证发挥，法古而不拘泥于古，不断进行理论探索及临床实践，在理论上颇有建树。

提出慢性盆腔炎"血瘀肾虚"学说

慢性盆腔炎是妇科常见病、多发病。西医学称之为盆腔炎性疾病后遗症。该病具有病程长、复发率高的特点，多伴有长期下腹疼痛、腰骶酸痛、神经衰弱等症状，是造成异位妊娠、不孕的主要原因之一，严重影响妇女的生活质量。其发病率呈逐年上升趋势，给各国带来日益沉重的经济、社会负担，已成为妇科领域亟待解决的重要课题之一。

刘瑞芬教授认为本病多因急性盆腔炎迁延不愈而成，或无急性发作史，隐匿起病。湿、热、寒、毒为本病的始动病因。外感邪气与气血搏结，或内生邪气阻滞气机导致血瘀。瘀血形成后又影响新血的生成和运行，导致脏腑形体失养，加之治疗不当，攻逐过度，反伤正气，正气愈虚。"五脏之伤，穷必及肾""四脏相移，必归脾肾"。慢性盆腔炎初起多损及胞宫，迁延日久，则损及脏腑，日久必累及于肾，损及肾中精气，导致肾之阴阳失调。肾中精气的充盛，有赖于血液的滋养，若血液停积，不能正常循行，形成瘀血，失去了正常血液的滋润濡养作用，化精乏源，则致肾虚。同时，血的生化有赖于肾中精气的气化，血的循行有赖于肾中元气的推动。肾虚则精血化生不足且推动之力减弱，血行进一步受阻，血瘀之证必有所加重。两者互为因果，增加了疾病的复杂性，加重瘀滞的发展，以致癥积形成。故临床上慢性盆腔炎患者多见下腹坠痛或刺痛，经行腹痛加重，经血色暗有块，舌质暗或有瘀斑瘀点，脉涩等血瘀证的表现，兼见腰骶酸痛、神疲乏力、带下量多、脉沉的肾虚表现。

刘瑞芬教授主持的本病临床流行病学调查结果显示：临床以血瘀肾虚证、湿热瘀结证为多见，其中血瘀肾虚证占33.6%，湿热瘀结证占20.4%，血瘀肾虚证为本病的主要证型之一。她主持的"十一五"国家科技部支撑计划课题"慢性盆腔炎中医四联疗法的优化及诊疗规范研究——慢性盆腔炎中医综合疗法的优化研究"，对本证型的治疗方案进行了多中心大样本临床验证及基层推广。本课题的顺利完成从侧面反映了血瘀肾虚证的普遍性和代表性，补充了以血瘀肾虚型为常见证型的辨证思路，丰富了本病的中医诊疗思路，提高了本病的中医临床诊疗水平。

创制了疗效确切的慢性盆腔炎中医综合治疗方案

在妇科领域中，慢性盆腔炎的防治一直是一项值得重视的问题。中医药治疗本病疗效确切，该病是西医妇产科教材中唯一将中医药治疗列为首选治疗方法的妇科疾病。主要治法包括辨证内服中药汤剂或中成药、中药煎剂灌肠、中药外敷和局部理疗、中药注射液静脉滴注、针灸推拿等。但各种中医药治法繁多、不规范，各种治疗方案之间，缺少严格的随机、对照、盲法、大样本的临床试验对比，难以达到目前循证医学的证据要求，严重制约了中医药治疗本病的认可度和可推广性。针对这一问题，刘瑞芬教授多次对慢性盆腔炎治疗方案进行了优化，根据既往研究基础和方案可行性分析，最终选择了中医综合治疗方案（中药辨证内服法＋灌肠法＋外敷法）治疗本病血瘀肾虚型和湿热瘀结型。经

"十一五"国家科技部支撑计划课题"慢性盆腔炎中医四联疗法的优化及诊疗规范研究——慢性盆腔炎中医综合疗法的优化研究"随机、对照、大样本、多中心临床研究证明，该方案疗效显著、复发率低，可明显消除和缓解下腹疼痛、白带异常、月经失调及局部体征，能明显改善患者生存质量，且相对成本较低，安全性高，明显减轻了患者的病痛和经济负担，适于在基层推广。本研究明确了以慢性盆腔炎综合治疗方案为主的临床治疗方向，规范了本病的临床治疗方法，提高了中医药治疗本病的认可度和推广应用范围。

强调节育措施致异常子宫出血
以祛瘀清热补虚为治疗大法

节育措施致异常子宫出血是指在实施避孕措施及终止妊娠过程中出现的一类异常子宫出血性疾病。目前国内外普遍使用的避孕措施为宫内节育器（IUD），但放置 IUD 后常会出现月经量多、经期延长、点滴出血等病症；药物流产是终止妊娠的主要方法之一，但药流后常会出现出血量多、出血时间延长等病症，并有发生不全流产及潜在大出血的危险。节育措施致异常子宫出血严重影响了妇女的身体健康及对 IUD 避孕方式和药物流产的接受性。

刘瑞芬教授认为本类疾病的病因有外邪、情志因素、生活因素、体质因素等，病位在冲任、胞宫，病机均以瘀、热、虚致冲任不固为核心。瘀血阻滞，冲任不固贯穿病机变化的始终。但二者在病机上各有侧重。宫环出血初期为金刃所伤，瘀阻胞络或瘀热阻滞，血不循经，以实证、热证居多；后期由实转虚，或气血俱损，或气阴两伤，或耗损肾气，以虚证或虚实夹杂证居多。而药流后出血易致胞衣、瘀血浊液残留胞宫，胞脉阻滞，冲任不固，且人为终止妊娠对脏腑、气血、冲任损伤较甚，易致冲任气血虚弱，气不摄血，或运血无力而致瘀，若血室正开，外邪乘虚侵犯胞中，或瘀久化热则可变生他证。病机转归以瘀血阻滞、气血虚弱为主，兼有瘀热互结，以虚实夹杂证居多。

对于本类疾病的治疗，刘瑞芬教授强调以化瘀为重点，祛瘀清热补虚为其治疗大法。对于宫环出血，以祛瘀清热为治疗关键，后期兼顾补益气血，并创制研发了国家准字号新药宫宁颗粒。该制剂具有既止血又活血、标本兼顾、通涩并用的作用。经刘瑞芬教授主持的课题"宫宁颗粒剂防治宫内节育器出血副反应的临床及实验研究"证实总有效率为94%。其作用机制与其具有明显的抗纤溶作用和调整恢复子宫局部前列腺素平衡作用有关。对于药流后出血，刘瑞芬教授以活血化瘀为治疗关键，以养血益气为治疗基础，清热意在防其传变，创制了宫清颗粒。临床研究证明该药防治药流后出血有显著疗效，能明显缩短阴道出血时间，减少阴道出血量，且不影响卵巢的排卵功能及月经恢复，能协同米非司酮抗早孕，促进孕囊排出，提高完全流产率，降低不完全流产率。经刘瑞芬教授主持的国家自然科学基金课题"宫清颗粒诱导药物流产后出血人绒毛细胞凋亡的研究"证实其防治机制与其诱导绒毛、蜕膜细胞凋亡有关。

补调温通四步分期治疗排卵功能障碍性不孕，注重经后补肾气以助排卵

近年来，女性排卵障碍性不孕发病率呈上升趋势，已影响到育龄夫妇的婚姻和家庭，引起社会广泛关注。刘瑞芬教授认为肾气虚衰、血瘀为本病的基本病机，亦可兼有肝郁、脾虚。治疗上，以中医理论为指导，以辨证论治为基点，结合西医学的月经神经

内分泌周期调节理论，模仿月经周期不同时期的生理节律，从补、调、温、通立法，运用中药人工周期疗法，以期恢复"肾－天癸－冲任－胞宫"生殖轴的功能，从而恢复女性的排卵功能。

中医学将月经周期分为行经期、经后期、经间期及经前期四期。西医学将月经周期分为经期、卵泡期、排卵期、黄体期。卵泡期即经后期，传统的中药人工周期疗法认为月经来潮，经血耗伤，血海空虚，故治以滋肾养血为主。而对于排卵功能障碍性不孕症患者，刘瑞芬教授认为在此期应以"补肾气"为主以促进排卵。"肾为先天之本""肾乃生胎之元""肾主生殖，肾气盛，天癸至，任脉通，太冲脉盛，月事以时下，故有子"，是女子孕育的基本条件。若肾气充盛，则卵巢功能正常，精化阳气，阳气内动，冲任相资，由虚至盛，由阴转阳，可促使成熟的卵泡排出而受孕。因此补益肾气是诱发排卵的关键。气分阴阳，互根互用，补益肾气应阴阳并重。滋阴填精不仅可以养阴，使卵泡发育有充盛的物质基础，而且还可推动月经周期的运动；温肾助阳可以启动氤氲之气，促使优势卵泡的竞选，有助于卵泡逐渐发育。同时配以活血药物改善卵巢局部血液循环，促使卵泡发育成熟。

经间期相当于月经周期的排卵期，经前期的阴生阳长，至此时阴已长至"重阴阶段"。"阴长至极，重阴必阳"，便开始了月经周期中的第一次转化，转化的结果导致排卵。此期应注重一个"调"字，以适应阴阳消长，由阴转阳突变的需要。治以调气活血通络为主，以促进卵子的突破排出。

经前期相当于黄体期。此时，阴血由生至化，机体由阴转阳，阳气渐长，月经将至，故此期为"阳长阶段"。其中阳气的旺盛与否直接关系到月经周期的进一步演变。此期应注重一个"温"字。以温肾调经为主，阴中求阳，调理冲任气血为本期治疗的重点。

行经期，阳长至极，重阳必阴，此期为月经周期中阴阳的第二次转化，血海由满而溢，月经来潮，标志着本次月经的结束，新的周期的开始。故"通"是本期的治疗特点。"热则流通，寒则凝滞"，强调禁用或慎用苦寒之药，治当温通，使胞宫排血通畅，冲任经脉气血顺和，达到除旧布新的作用，为新月经周期奠定基础。于是循月经各期的特点，形成了"补、调、温、通"的中药人工周期治疗模式。

谨守病机，补肾活血并用

刘瑞芬教授认为，诸多妇科疾病与"肾虚血瘀"有关。女性的特殊生理现象经、带、胎、产、乳均与肾和血有着密切的关系。《素问·上古天真论》曰："女子七岁，肾气盛，齿更发长；二七而天癸至，任脉通，太冲脉盛，月事以时下，故有子……七七任脉虚，太冲脉衰少，天癸竭，地道不通，故形坏而无子也。"《素问·六节藏象论》曰："肾者主蛰，封藏之本，精之处也。"《傅青主女科》曰："经本于肾。"肾藏精，与女子的生长、发育、生殖有极其密切的关系，月经的潮止以肾为先导，肾精肝血是月经的物质基础。血运行于脉中而循环流注于全身，是构成人体和维持人体生命活动的基本物质。妇人经、孕、产、乳均以血为本。《景岳全书·妇人规》云："女子以血为主，血旺则经调，而子嗣身体之盛衰，无不肇端于此。故治妇人之病，当以经血为先。"肾藏精，肝藏血，精血同源，肾精肝血相互资生，一荣俱荣，一损俱损。女子以肾为本，以血为用。肾为先天之本，生命之根，藏真阴而寓真阳，五脏之阴气非此不能滋，五脏之阳气非此不能发。若肾气不足，其温煦激发脏腑经络等组织器官生理功能的作用减退，脏腑功能低下；肾阳虚，阳气不足，失去温煦推动的功能，血运不畅而致瘀，阳虚阴寒内盛，血脉拘急挛缩促进或加重血瘀；肾阳虚不能温煦脾阳，脾阳虚不能运化水湿，痰浊内生，痰浊阻滞气机影响血运而成瘀血；肾阴虚，则阴液亏虚，血脉不充，脉道滞涩，以致血液运行不畅而瘀滞；肝肾同源，肾阴不足，导致肝阴血不足，肝体阴而用阳，喜条达而恶抑郁，肝血不足，肝用失常，肝气郁结，气滞则血瘀。妇人生理上易郁易怒，影响肝气的条达，导致气滞血瘀；女子在经、带、胎、产的生理过程中，摄生不慎，寒、热、湿邪乘虚而入与血相搏，日久成瘀，瘀血阻滞，又影响肾的生理功能，而加重肾虚，肾虚和血瘀互为因果，形成恶性循环。肾为冲任之本，冲为血海，任主胞胎，肾虚血瘀，冲任损伤，则胞宫、胞脉、胞络受损，由此而引起经、带、胎、产等一系列的妇科疾病。因此，多年来，刘瑞芬教授按"异病同治"的原则，补肾与活血并用治疗妇科病证。根据侧重点的不同，又分为补肾活血法与活血补肾法。补肾活血法是以补肾为主，辅以活血化瘀的一种治法，适用于肾虚血瘀证，即疾病的证候以本虚为主的本虚标实证，如围绝经期综合征、月经后期、月经过少、闭经、多囊卵巢综合征、免疫性不孕、排卵功能障碍性不孕、功能失调性子宫出血等疾病。而活血补肾法则是以活血化瘀为主，兼以补肾的一种治法，适用于血瘀肾虚证，即疾病的本质以标实为主的标实本虚证，如慢性盆腔炎、子宫内膜异位症等疾病。根据具体情况，又酌用舒肝、健脾、利湿、化痰之品。

病证结合，中西互参

刘瑞芬教授从自身的成长史和数十年的临床经验中深刻体会到，诊疗疾病时采用中西医手段相互取长补短，对于认识和治疗疾病大有裨益。她认为，中西医各有所长，各有所短。虽然它们的理论体系截然不同，但都是科学的。其区别在于对疾病认识的方法和治疗手段不同，中医偏重于宏观认识，西医则偏重于微观认识，虽然理论上不可能结合，但两种医学的最终目的都是治病救人，具有很大的互补性。中西医诊疗疾病各有其优势和特点。一方面，中医虽然有着几千年的悠久历史，博大精深，但在其发展过程中受历史条件的限制，使中医对疾病的明确诊断以及治疗方法不能满足和适应现在临床的需要，另一方面，目前西医重视局部、重视微观，对某些疾病的治疗也有一定的局限性，尤其对一些疑难杂症临床疗效欠佳。所以，刘瑞芬教授提倡衷中参西，发挥中西医的优势治疗疾病。她主张，借助西医的诊疗技术和中医药现代化的研究成果共同为中医临床服务，辨病和辨证相结合，宏观和微观相结合，各取所长，相得益彰，从而对整个病情有更为全面的了解，开拓辨证论治、遣方用药的思路。同时用现代医学的手段明确诊断，例如，对闭经的诊治，除辨证用药外，还对患者进行体格检查注意第二性征的发育，以及必要西医检查，如激素测定、影像学检查（B超、CT或磁共振检查）、基础体温（BBT）测定等。除此之外，还可以做孕激素试验、雌孕激素序贯实验、垂体兴奋试验来明确诊断。对先兆流产的患者，除使用中药对证治疗外，还进行血孕酮、雌二醇、绒毛膜促性腺激素的测定，黄体功能不全者加用黄体酮或地屈孕酮治疗。如因恶性肿瘤所致的带下异常或异常子宫出血的患者，则以西医治疗为主，以免延误病情。在痛经的诊治过程中，借助于实验室检查（抗子宫内膜抗体检查、血CA125）、妇科检查以及B超检查等，既可了解病情轻重，又可明确原发性痛经或继发性痛经的诊断。对于功能失调性子宫出血的患者，要结合西医的检查，如血常规、凝血功能的检查、尿妊娠试验、B超、基础体温的测定、诊断性刮宫、宫腔镜检查等，既有助于治疗又利于明确诊断。除了临床中注重中西医的结合，刘瑞芬教授同时强调，中医学理论有其独特的理论体系，重视整体观念。所谓的辨病与辨证相结合，绝非抛开中医理论和辨证论治，按西医的诊断去应用中药，而是取西医之所长，补中医辨证论治之不足，在无证可辨的情况下，通过西医的检查手段发现阳性体征而为中医辨证提供依据。总之，病证结合绝非西化，刘瑞芬教授立足于中医理论，强调辨证论治，借助西医检查手段，能中不西，先中后西，衷中参西。

分清标本缓急，用药精准得当

"急则治其标，缓则治其本"为中医辨证施治的重要原则之一，在妇科领域中亦常崇用。在治疗子宫内膜异位症方面，刘瑞芬教授主张用周期序贯疗法。经期以化瘀止痛为先以治其标，而非经期以活血化瘀、祛痰健脾补肾为主以治其本。崩漏患者血崩暴下之时，常以塞流止血为首务，继而澄源复旧。血止以后以复旧为主兼以澄源。根据女性各个不同的年龄阶段，在辨证论治中有所侧重，刘河间指出："妇人童幼天癸未行之间，皆属少阴；天癸既行，皆属厥阴论之；天癸既绝，乃属太阴经也。"故青春期以益肾为主；育龄期注重调肝益肾；绝经期则以治脾为主，意在健脾益气养血以善其后。按照标本缓急及疾病不同阶段的特点遣方用药，既利于疾病的治疗，又易于提高疗效。

刘瑞芬教授辨证选方用药考究，讲究配伍，对"异病同因""异因同病"以及"复症多因"的复杂病症，能明辨证因，洞悉症结，进而制定寒热并用的治法，使之有反有常，有缓有急，层次井然，可法可从。其处方既能寒热拮抗，又能相辅相成，组成"复方多法"。同时在温补方剂中加寒凉之品又有反佐之意，如刘瑞芬教授在运用滋肾养血、补益肾气的调经1号方时加用丹皮反佐，此与《金匮要略》温经汤中桂枝合丹皮异曲同工。

临床用药精当，贵精而不在多，用药酌之又酌，不轻易滥用一药，力求药力适度，直达病所，中病即止。故每临证取药12味左右，反对杂乱无章，药物堆砌，甚至互相抵消，亦防劫阴、耗气、伤肝碍脾之弊。紫石英的合理运用是刘瑞芬教授的一大特色，对于排卵功能障碍的患者，经后期紫石英常用至30～60g。《神农本草经》载："紫石英，气味甘、温，无毒。主心腹咳逆邪气，补不足，女子风寒在子宫，绝孕十年无子。"且研究发现，紫石英用于排卵功能低下的妇女，可使其雌激素水平升高；用于无排卵型月经的妇女，可使其原基础体温单相型转变为双相型。治疗子宫内膜异位症时，常选用益母草、三七、生牡蛎等活血化瘀的药物而不选用三棱、莪术、水蛭等破血逐瘀的药物，既起到化瘀的作用，又不增加离经之血的血量，可谓一举两得。对输卵管一侧或双侧不通，或通而不畅者，在辨证论治基础上多加用王不留行、路路通、炮山甲、蜈蚣以通经活络，疏通输卵管，临床效果满意。

除辨证选方用药外，刘瑞芬教授还参考药理研究结果来辨病用药，常收到事半功倍之效。如对子宫发育不良者，常选用具有性激素样作用的胎盘粉、鹿角胶等以促进子宫发育；宫缩疼痛者常选用当归、白芍、川芎、香附、延胡索等以抑制子宫收缩而缓解痉挛；子宫收缩不良者常选用马齿苋、益母草等以加强子宫收缩；凝血功能减退者多选用三七、茜草、仙鹤草等以缩短凝血时间，使出血自止；阴道滴虫者常选用苦参、蛇床子等杀灭滴虫。

在兼症的治疗上，刘瑞芬教授善用中成药配合治疗。李杲在《汤液本草·东垣先生用药心法》中指出："大抵汤者，荡也……丸者，缓也，不能速去之，其用药之舒缓而治之意也。"对于中成药的应用：一方面，可以加强汤药的作用；另一方面，由于妇科疾病多虚实夹杂，用中成药对兼病、兼症有良好的治疗效果，还可以达到丸药缓图的目的。

移情易性重视调畅情志

七情内伤致病是七情学说的重要内容之一，重视精神因素与脏腑功能活动以及形体变化之间的关系，是中医"身心统一观"的具体体现，是中医心理学的基础。七情内伤致病的病机如《灵枢·寿夭刚柔》认为："忧恐愤怒伤气，气伤脏，乃病脏。"《素问·阴阳应象大论》还指出了脏腑与情志之间的特殊联系："喜伤心，悲伤肺，恐伤肾……"《灵枢·百病始生》云："喜怒不节则伤脏，脏伤则病。"情志异常伤及脏腑，主要影响脏腑气机，使气机升降失常，气血功能紊乱，进一步影响冲任督带、胞宫、胞脉的功能以及生殖轴调控失常，则发生妇产科疾病。如月经失调、经行头痛、经行乳胀、经行情志异常、闭经、不孕等。《妇人秘传》指出"七情过极，肝气横逆，木强土弱，脾失健运，因而带下绵绵，色黄或赤。"《傅青主女科》更全面地论述了七情内伤，导致经、孕、产、乳、杂病，这些认识至今为中医学所沿用。对于七情内伤致病，除药物调理外更重要的是精神上的抚慰，即心理调治，《素问·宝命全形论》曰："一曰治神，二曰养身，三曰知毒药为真……"治神，即精神上的治疗，这对于七情所伤之病尤为重要，故放在首位。医生应向患者进行言语开导，使患者能从多方面配合，以增进疗效。

随着社会的发展，社会心理因素引起的各种刺激对人的精神和身体造成的危害也日益增多，而良好的心理素质和平和的心理状态在疾病的发生、发展和转归上的积极作用也越来越为人们所认识，中医七情学说阐明了心身统一的整体观，并较客观地、科学地反映了精神情志与心身的辨证关系及情志致病的相对性和个体差异。由于七情内伤可使人致病，或使病情反复甚至加重恶化，尤其是妇人易为情所伤，所以刘瑞芬教授注重"善医者，必先医其心，而后医其身"，指出七情所致之妇科疾病，精神心理调治比药物治疗更为重要。治疗上除了运用舒肝解郁的柴胡类方剂外，还应运用以情移情、以情激情等心理疗法。

以情移情：清代吴师机在《理瀹骈文》中说："七情之病也，看花解闷，听曲消愁，有胜于服药者矣。"《棣香斋丛书》亦说："病时烦躁，急难解释，唯弦索之声可以悦耳，可以引睡，或盲妇、歌女轻拨琵琶，浅度一曲，亦弛病之一助也。"依照此理，刘瑞芬教授常嘱患者摒弃时刻惦念自己病情的习惯，有意识地将思想集中在工作、生活的其他方面，达到调节情志、忘却病痛、改善心身的目的。

以情激情：在临床诊疗过程中，刘瑞芬教授常对患者详细讲解病情，循循善诱，导之以行，激发患者体内"自我调节、自我维持、自我改善"系统的能动作用，并以成功病案鼓励患者树立信心，消除患者的焦虑、恐惧、依赖等心理障碍，使治疗和康复相互促进，发挥最佳的生理效应和心理效应。

注重脾胃，辨证用药以顾护脾胃为先

在长期的医疗实践中形成的脾胃学说是中医学理论的重要组成部分。《素问·灵兰秘典论》云："脾胃者，仓廪之本，五味出焉。""脾胃为后天之本，气血生化之源""四季脾旺不受邪""脾胃内伤，百病由生"，脾胃在饮食物受纳腐熟以及水谷精微的吸收、输布等生理过程中起着重要的作用。五脏六腑皆受气于胃，方能发挥其正常作用，脾胃之强弱与人体之盛衰、生命之寿夭关系甚为密切。《景岳全书·脾胃》中云："土为万物之源，胃气为养生之主。胃强则强，胃弱则弱，有胃则生，无胃则死，是以养生家当以脾胃为先。"脾胃健旺，水谷精微化源充足，精气充盛，脏腑功能强盛，形健神旺，脾胃为气机升降的枢纽，可促进和调节机体的新陈代谢，保证生命活动的正常进行。刘瑞芬教授在治病时注重对脾胃的养护，用药首当注意升降，次当防过偏，勿过用寒凉之品以免伤胃；不可过用香燥之品，以免伤津耗液，影响气血生化；补肾不可过用滋腻碍胃之物，以免造成胃气呆滞。

《黄帝内经》强调"人以胃气为本"，张仲景在《伤寒杂病论》中虽然没有对脾胃学说作专门论述，在立法方药上始终贯穿顾护脾胃的学术思想，李东垣强调"土为万物之母"。受历代医家"保胃气存津液"思想的影响，刘教授撷取众家之长，融会贯通，冶于一炉，逐渐形成了"注重脾胃，临床用药以顾护脾胃为先"的学术思想。

刘瑞芬教授结合女子的生理特点，强调治病要未病先防，先安未受邪之地。"见肝之病，知肝传脾，当先实脾。"肝病及脾或乘胃，在内科病症中较常见，逍遥散即是培土疏木的典型代表方剂。《傅青主女科》也颇为重视肝郁乘脾之证，对于该证作过明确的论治。现代社会竞争激烈，来自各方面的压力较大，女性情感脆弱、细腻，易忧郁、思虑，导致气机郁结，肝郁乘脾，则见经行泄泻等；肝郁化火，夹冲气上逆，则见经行吐衄、妊娠恶阻等症。刘教授主张在治疗妇科疾病时要配合益气扶脾、舒肝解郁之品。

刘瑞芬教授深谙调理脾胃在临床中的重要意义，不管是立法组方，还是服药方法；不管是攻逐邪气，还是补虚扶正，在治疗疾病时都重视顾护脾胃。脾胃充则能充养四肢百骸。脾胃健运，气血充足，血海满盈，胞宫按时溢泄，则经候正常。刘教授经常使用的健脾药首推白术，白术，甘、苦、温，归脾、胃经，擅长补气健脾，又能去除脾湿。此外，茯苓、炒薏苡仁、砂仁、炒麦芽、鸡内金、炒谷芽、炒稻芽等都是刘教授临床经常配伍使用的顾护脾胃的药物。白术、茯苓自古以来就是中医治疗脾胃病证的常用药对，炒麦芽和鸡内金可以醒脾开胃，促进脾胃运化。在使用调经 1 号方时，刘教授常加炒谷芽、炒稻芽、砂仁、山药等，以防滋腻碍胃。对于素体脾胃虚弱的患者，药量宜轻，"宁可再剂，不可重剂，用之欲速不达，反伤中气。"

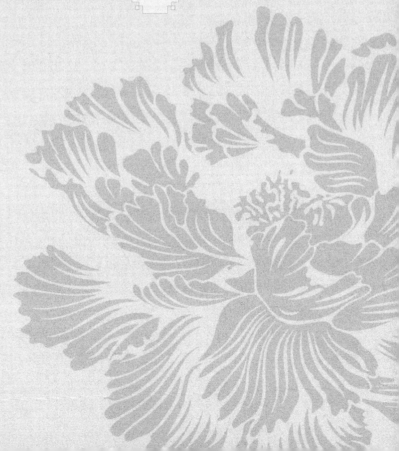

临床经验

慢性盆腔炎的临床经验

慢性盆腔炎是常见的妇科疾病，具有病程长、易复发的特点，也是导致不孕或异位妊娠的一个主要原因。严重影响患者的身心健康，增加患者的经济负担。中医辨证治疗本病具有明显优势。刘瑞芬教授对本病的诊治有其独到的见解，创制了中医综合治疗方案，临床疗效显著。

一、湿、热、寒、毒多为本病的起始病因

刘瑞芬教授认为本病多由急性盆腔炎治疗不当或治疗不及时迁延不愈转化而来。急性盆腔炎发病急，病情重，病势凶险。病因以热毒为主，兼有湿、瘀，如治疗不及时或不彻底，或患者素体虚弱，无力驱邪外出，致余邪未尽，湿、热、毒邪残留，与冲任之气血搏结，日久成瘀，瘀血阻滞胞脉而发为本病。临床上亦可见部分患者无急性盆腔炎发作病史，起病缓慢，病情顽固，反复不愈。多因患者经期产后，瘀血未尽，加之摄生不慎，风寒湿热之邪或虫毒乘虚而入，与血相搏，蕴积于胞宫，加之素体虚弱，或肾气不足，或素体脾虚，无力驱邪外出，正邪交争不剧烈，反复进退，耗伤气血，虚实错杂，缠绵难愈。

因此，不论本病为急性盆腔炎久治不愈迁延而成，还是无急性发作史隐匿起病，均与湿、热、寒、毒等邪气密切相关。湿、热、寒、毒作为本病的始动因素，对本病的发生起着决定性作用。

二、瘀血阻滞为本病的核心病机

刘瑞芬教授从事科研工作多年，对慢性盆腔炎与体质因素的关系做了大量流行病学调查，发现瘀血质、湿热质患者居多，是慢性盆腔炎的易感体质。刘教授认为血瘀是其核心病机，或因风寒湿热之邪乘虚而入与气血搏结，日久成瘀；或因七情内伤，情志不畅，肝气郁结，气滞血瘀；或因产后瘀血浊液留滞胞宫，阻滞胞脉；或长期使用苦寒之品，损伤阳气，加之素体阳虚，阴寒内盛，寒凝血瘀；或素体虚弱，或久病不愈，正气内伤，气虚不能行血，致气虚血瘀。瘀血形成之后阻滞于局部，影响气机运行，气机不畅，气不行则湿不易去而热不易清，久病入络，久病多瘀，正因为瘀血的存在，才导致本病缠绵难愈，反复发作。

三、虚实夹杂为本病迁延不愈的必然结局

刘教授认为本病初起邪多偏盛而正不甚虚，如调摄不慎，治疗不当，则病情进展，日久正气必耗，邪盛正衰，反复进退，终成虚实夹杂之证。湿邪久困，必伤脾气，热邪久蕴，必伤阴血，故湿热久蕴不去，必致气血之不足。瘀血阻于脉中影响新血的生成和运行，脏腑形体失养，五脏所化正气不足，加之治疗不当，攻逐过度，祛邪不利反伤正气，而加重正虚之候。"五脏之伤，穷必及肾""久病及肾"，慢性盆腔炎迁延不愈，反复发作，必伤于肾，精血同源，肾中精气的充盛有赖于血液的滋养，若血液停滞而形成瘀血，便失去了正常血液的滋润濡养作用，化精乏源，久则成肾虚。肾虚和血瘀互为因果，形成恶性循环，增加了本病病机的复杂性，加重瘀滞的发展，以致癥积形成。

四、立活血化瘀、理气止痛、补肾培元之法

刘瑞芬教授在多年的临床实践中发现，本病以血瘀为本，肾虚是疾病发展的结局，是以实证为主的虚实夹杂证，因此立活血化瘀、理气止痛、补肾培元之法。

《素问·至真要大论》记载："疏其血气，令其调达，而致和平"，初步形成了活血化瘀的思想，成为后世活血化瘀治则的基础。刘瑞芬教授认为活血化瘀为治疗本病的关键。活血化瘀药能改善血液的浓、黏、凝、滞状态，促进盆腔血液流变学和微循环，加强卵巢和子宫的供血，促进炎症吸收，松解粘连，加速组织修复与再生。同时活血化瘀药对体液免疫及细胞免疫都有一定的调节作用，对免疫功能呈双向影响，既有免疫抑制作用，又有免疫增强作用。

本病的主要临床表现为小腹疼痛，或刺痛，或胀痛，或坠痛，多由湿热瘀阻或气滞血瘀引起。瘀血形成后，又反过来影响局部乃至全身的气血运行，加剧疾病的发展或产生其他病变，形成新的致病因素。故临证时重视理气止痛以提高活血化瘀的疗效。气行则血行，瘀血得化则有助于气机调畅，行气与活血相辅相成，气血调畅，通则不痛，有效消除慢性盆腔炎患者最常见的小腹、少腹疼痛的症状。现代研究证实，理气药有明显的镇痛作用，能对抗渗出性炎症及增生性炎症，抑制结缔组织增生，增强机体非特异性免疫功能，改善微循环。

慢性盆腔炎迁延日久，气血中最易伤气，脏腑中最易伤肾，肾虚胞宫、胞脉失于温养，不荣则痛，因此治疗时补气或益肾以扶正祛邪是常用的治法。一方面通过扶助正气补充本病迁延不愈、反复发作对机体正气的消耗，改善一系列虚弱的证候；另一方面也可以使正气旺盛，抗邪力强，则病邪难以侵入，"正气存内，邪不可干"，扶助正气以防止本病的复发，并且可以推动血液的正常

运行，对活血化瘀也起到一定的促进作用。

根据以上治法，刘瑞芬教授凝聚几十载临床经验，创制了盆腔炎方，该方由当归、白芍、赤芍、连翘、丹参、延胡索、香附、皂角刺、鸡内金、蒲黄、五灵脂、菟丝子、续断、炙甘草等组成。其中以当归、丹参、皂角刺活血祛瘀，赤芍活血化瘀又能清热凉血，连翘清解血中之余毒，合鸡内金能清热散结。蒲黄、五灵脂相须为用，蕴含失笑散之意，祛瘀止痛。菟丝子、续断补益肝肾。香附、延胡索疏肝理气，行气活血止痛。芍药、甘草缓急止痛。诸药合用，活血化瘀、理气止痛、补肾培元。尤其适用于本病迁延日久不愈、虚实夹杂之血瘀肾虚之证，临床疗效卓著。

五、随症加减，综合诸法治疗慢性盆腔炎

以活血补肾为基本治法，刘瑞芬教授切合临床实际、随症加减，总结出了活血补肾清热法、活血补肾祛湿法、活血补肾止血法、活血补肾通络法、活血补肾散结法、活血补肾通经法及活血补肾滋阴法来治疗慢性盆腔炎及其兼夹证。

活血补肾清热法：此法用于慢性盆腔炎患者热象较明显者，症见低热起伏，白带量多、色黄，口干口苦，便干、尿黄，舌质暗红，苔黄，脉数。活血补肾时，多选用药性偏于寒凉者，如丹参、益母草、郁金、赤芍、女贞子、桑椹子、墨旱莲等，以防温燥之品助热化火，同时配合清热药，如败酱草、红藤、黄柏、金银花、黄芩、丹皮等。

活血补肾祛湿法：适用于慢性盆腔炎患者湿象较明显者，症见小腹重坠疼痛，白带量多、黏腻，纳差，舌苔白腻，脉滑。B超显示有囊性包块或有盆腔积液。治法为活血补肾、淡渗利湿。用药酌选活血利水之品，如泽兰、益母草、马鞭草等，或加用淡渗利湿药，如茯苓、薏苡仁、车前子、泽泻等。

活血补肾止血法：用于慢性盆腔炎兼不规则阴道出血患者。症见经期延长，崩漏，经血量多或伴见经间期出血。活血祛瘀时忌用三棱、莪术等破血之品，以免经血量多或淋漓不止，可用化瘀止血药，如三七、益母草、生蒲黄、茜草等。

活血补肾通络法：用于慢性盆腔炎导致输卵管阻塞造成不孕症的患者。多有流产病史，子宫输卵管造影示：输卵管不通或通而不畅。治以活血补肾、祛瘀通络，酌加通络药，如皂角刺、穿山甲、路路通、丝瓜络、王不留行、蜈蚣等。

活血补肾散结法：此法用于慢性盆腔炎伴有炎性包块或伴有子宫肌瘤或有子宫内膜异位症者。治疗以活血补肾为主兼以软坚散结，选用药物如鳖甲、浙贝母、牡蛎、莪术、昆布、海藻等。

活血补肾通经法：用于慢性盆腔炎伴有月经后期或月经量少者。治以活血补肾，处方时可加活血通经药，如桃仁、红花、川牛膝、益母草、刘寄奴、鸡血藤等。

活血补肾滋阴法：此法适用于慢性盆腔炎见月经量少，五心烦热、盗汗、口干咽燥等症者。治疗时在活血补肾的同时兼以滋阴，可选用天冬、麦冬、生地黄、沙参、熟地黄等。

另外，刘瑞芬教授临证时注重采用综合治疗以提高疗效。刘瑞芬教授多次对慢性盆腔炎的治疗方案进行优化，最终根据既往研究基础和方案进行可行性分析，选择了中医综合治疗方案（中药辨证内服法＋灌肠法＋外敷法）治疗本病血瘀肾虚型和湿热瘀结型。经"十一五"国家科技部支撑计划课题"慢性盆腔炎中医四联疗法的优化及诊疗规范研究——慢性盆腔炎中医综合疗法的优化研究"随机、对照、大样本、多中心临床研究证明，中医综合治疗方案疗效显著、复发率低，可明显消除和缓解下腹疼痛、白带异常、月经失调及局部体征；能明显改善患者生存质量；且相对成本较低，安全性高，明显减轻了患者的病痛和经济负担，适于基层推广。本研究明确了慢性盆腔炎综合治疗方案为主的临床治疗方向，规范了本病的临床治疗方案，提高了中医药治疗本病的认可度和推广应用范围。

六、典型病案

病案 1

葛某，女，35 岁。初诊时间 2012 年 10 月 9 日。

主诉：小腹痛 1 个月，B 超发现盆腔包块 2 天。

初诊：患者近 1 个月自觉小腹疼痛，呈持续性，无发热恶寒，于当地医院静脉点滴抗生素后，腹痛减轻。现仍感小腹隐痛，时作时止，劳累后加重，偶感腰痛，白带色黄，有异味，大便正常。两天前 B 超发现盆腔包块，遂来诊。1 年前因盆腔脓肿于当地医院行盆腔脓肿切开引流术，月经 7/25 ~ 26 天，量中，色暗红，有血块。2012 年行无痛人工流产术后，月经 3 ~ 5/35 天，量、色、质同前。末次月经（LMP）：2012 年 10 月 1 日。$G_4P_1L_1A_3$，工具避孕，纳眠可，二便调。舌淡暗，有瘀点，苔薄黄腻，脉细涩。妇科检查：外阴正常；阴道通畅，见中等量黄色分泌物，宫颈轻度糜烂，触血（+）。宫体后位，大小正常，活动可，伴轻度压痛。附件：左侧附件区触及约 4cm×3cm 大小的包块，活动度差，边界不清，压痛明显，右侧附件轻度增厚压痛。检查 B 超示：宫体左侧探及一 4.3cm×3.5cm 大小的非均质性包块反射，子宫直肠陷凹内探及 4.5cm×3.0cm 的液性暗区。结论：①盆腔包块（炎性）；②盆腔积液。女性肿瘤系列各项均正常。

中医诊断：慢性盆腔炎、癥瘕。

西医诊断：慢性盆腔炎；盆腔炎性包块。

辨证分型：湿热瘀阻。

治法：活血散结，清热利湿。

处方：①丹参 30g，当归 12g，连翘 12g，赤芍 12g，白芍 12g，香附 12g，益母草 18g，皂角刺 12g，败酱草 18g，鸡内金 12g，冬瓜仁 12g，茯苓 15g，薏苡仁 15g，浙贝母 12g，牡蛎 30g（先煎），制鳖甲 12g（先煎），炙甘草 6g。14 剂，水煎服，日 1 剂。药渣外敷小腹部加神灯理疗，30 分钟，每日 2 次。②连翘 15g，丹参 30g，赤芍 15g，皂角刺 12g，红藤 30g，败酱草 18g，制乳香 12g，制没药 12g，延胡索 18g，透骨草 12g。10 剂，水煎浓缩至 150mL，保留灌肠，每日 1 次，10 日为 1 疗程。

二诊（2012 年 10 月 23 日）：用药后，腹痛明显减轻，偶有小腹刺痛，白带正常，腰痛，纳眠可，二便调。舌淡暗，有瘀点，苔薄黄腻，脉细涩。

处方：上方加车前草 12g，生山楂 15g。14 剂，水煎服，日 1 剂，经期停服。继用药渣外敷加神灯理疗，30 分钟，每日 2 次。灌肠方继用，经期停用。

三诊（2012 年 11 月 17 日）：小腹疼痛已愈，白带正常，仍腰痛，纳眠可，二便调。舌淡暗，有瘀点，脉细涩。LMP：2012 年 10 月 30 日，量、色、质同前。今日检查 B 超示盆腔包块（2.8cm×2.2cm）。

处方：二诊方加玄参 12g。14 剂，水煎服，日 1 剂。继用药渣外敷加神灯理疗，30 分钟，每日 2 次。灌肠方继用，经期停用。

四诊（2012 年 12 月 29 日）：患者因工作繁忙未就诊，自行按 11 月 17 日治疗方案用药 30 天，经期停用。现无腹痛，无腰痛，白带正常，纳眠可，二便调。LMP：2012 年 11 月 30 日，量、色、质同前。舌淡暗，有瘀点，脉细涩。今日检查 B 超示：子宫附件无异常。后随访 1 年，未复发。

按：慢性盆腔炎、癥瘕是妇科常见病。常见的病因病机有气滞血瘀、痰湿凝滞。本患者的病机为湿热瘀阻。患者素体脾虚，或饮食不节损伤脾胃，脾失健运、湿浊内停，加之经期产后，瘀血未尽之时，感受湿热之邪，湿热与血搏结，湿热瘀结，日久而成癥瘕。瘀阻冲任，不通则痛，故见腹痛。湿热下注，带脉失约，故带下量多，色黄，有异味。以丹参、赤芍为君药，并重用丹参，取其活血祛瘀之力，疏通冲任气血之功，祛除本病瘀血阻滞胞络之下腹胀痛或刺痛。赤芍能清热凉血，可泄肝火、清血热，对瘀久化热可以起到预防及治疗的作用。连翘、皂角刺、败酱草、冬瓜仁、薏苡仁、茯苓共为臣药。连翘，味淡，微苦，性凉，功善清热解毒，消肿利湿。制鳖甲、生牡蛎、浙贝母、鸡内金软坚散结。气为血之帅，气行则血行，气滞则血瘀，故又以香附疏肝理气，以增强活血祛瘀之力。白芍缓急止痛。益母草、当归活血化瘀，软坚散结。以上诸药，共为佐药。炙甘草益气健脾，调和诸药，为使药。诸药合用，平补阴阳，气血同治，寒热平调，攻补兼施，充分体现扶正而不敛邪，祛瘀而不伤正，虚实、气血兼顾的配伍特点。二诊加车前草清热利湿，山楂活血化瘀。三诊加玄参，合生牡蛎、浙贝母软坚散结。

病案2

王某，女，56岁。初诊时间2014年5月5日。

主诉：右下腹隐痛1个月余。

初诊：近1个多月感右下腹隐痛，无腰痛，白带不多，无其他不适。绝经6年，无阴道流血及排液。纳眠可，小便调，大便干。舌暗红，苔薄腻，脉沉涩。妇科检查：外阴正常，阴道通畅，宫颈萎缩，宫体前位，略小，活动可，伴轻度压痛；右侧附件区触及一约7cm×8cm大小的包块，活动度差，边界不清，压痛明显，左侧附件未及明显异常。2008年因附件囊肿于齐鲁医院行"右侧输卵管＋左侧输卵管系膜内结节切除术"，术后病理：左侧输卵管系膜符合副中肾管囊肿，右侧输卵管系膜符合卵巢冠中肾小管囊肿，右输卵管轻度充血及慢性炎症。2014 年 3 月 27 日 B 超检查示：宫体后方探及一囊性暗区，形态不规则，无包膜，大小约 10.6cm×7.2cm×4.2cm，内透声好。超声诊断：盆腔包块，建议盆腔 CT 进一步检查。肿瘤系列示：各项均正常；2014 年 4 月 1 日于山东省立医院检查盆腔 CT 示：符合子宫右后方包裹性积液，并慢性炎症。

中医诊断：慢性盆腔炎；癥瘕。

西医诊断：慢性盆腔炎；盆腔包块。

辨证分型：痰瘀互结。

治法：活血散结，化痰利湿。

处方：①益母草 15g，茯苓 18g，海藻 12g，赤芍 9g，醋鳖甲 12g（先煎），蒲黄 15g（包煎），五灵脂 12g（包煎），龙骨 30g（先煎），牡蛎 30g（先煎），党参 18g，炙黄芪 18g，炒白术 12g，醋香附 9g，陈皮 9g，丹参 18g，生薏苡仁 18g，皂角刺 9g，车前草 12g，延胡索 18g。14 剂，水煎服，日 1 剂。②中成药予康妇消炎栓。

二诊（2014 年 5 月 21 日）：右下腹隐痛较前减轻，偶感小腹阵发性抽掣样疼痛。纳眠可，尿液中有泡沫，大便调。舌暗红，苔薄腻，脉沉涩。尿常规：潜血（++），2014 年 3 月双肾 B 超：未见明显异常（未见单）。

处方：上方去丹参，加三七粉 3g（冲服），制没药 6g，白茅根 15g。28 剂，水煎服，日 1 剂。

三诊（2014 年 6 月 20 日）：现无小腹痛，尿中泡沫减少。纳眠可，二便调。舌暗红，苔薄腻，脉沉涩。检查 B 超：宫体后方探及一囊性包块，大小约 5.7cm×4.2cm×2.0cm，边界清，内透声好。

处方：上方生薏苡仁改为 30g，炒白术改为 18g。28 剂，水煎服，日1剂。

四诊（2014年7月18日）：现小腹无不适。纳眠可，二便调。舌暗红，苔薄腻，脉沉涩。尿常规：潜血（+）。

处方：上方去制没药，白茅根改为18g。28剂，水煎服，日1剂。

五诊（2014年8月18日）：服药后，偶感小腹坠胀。纳眠可，二便调。舌暗红，苔薄腻，脉沉涩。今日检查B超：宫体后方探及一囊性包块，大小约2.2cm×1.5cm×1.0cm，边界清，内透声好。

处方：上方加泽泻12g。28剂，水煎服，日1剂。

六诊（2014年9月16日）：服药后无不适。纳眠可，二便调。舌暗红，苔薄白，脉沉涩。尿常规：潜血（-）。

处方：上方加当归12g，川芎12g。28剂，水煎服，日1剂。

七诊（2014年10月15日）：服药后无不适。纳眠可，二便调。舌暗红，苔薄白，脉沉涩。检查B超示：子宫及双侧附件未见明显异常。

处方：上方继服。14剂，水煎服，日1剂。半年后行B超检查示：子宫及双侧附件未见明显异常。

按：瘀血阻滞是慢性盆腔炎的核心病机。瘀血停蓄体内，引发一系列的病理演变。瘀血留滞于体内，必然影响局部气血运行，气机的升降出入紊乱，水液代谢障碍，水液停蓄凝聚而成痰饮，痰瘀互结，凝聚坚结，终成癥瘕。本患者辨证为痰瘀互结。益母草为君药，辛、苦，微寒，归肝、心、膀胱经，能活血调经，利水消肿，清热解毒。《本草汇言》曰："益母草，行血养血，行血而不伤新血……诚为血家之圣药也。"茯苓、牡蛎、龙骨、醋鳖甲、海藻为臣药。茯苓甘、淡，微寒，入脾、胃、肺经，能化痰祛湿，健脾以除坚积，《用药心法》云："茯苓，淡能利窍，甘以助阳，除湿之圣药也。"茯苓亦可宁其心，安其神。龙骨入心，以镇心安神见长。牡蛎，咸、涩，微寒，能化瘀散结，清热益阴，潜阳，固涩，直入血室。醋鳖甲"主心腹癥瘕坚积"，入肝脾血分，通血脉，散结，消癥，有滋阴潜阳、软坚散结之效。海藻活血散结。赤芍、失笑散、香附、延胡索、丹参、陈皮、生薏苡仁、皂角刺、车前草为佐药。失笑散为祛瘀止痛之圣方，具有改善血液流变学及收缩子宫的作用。香附为血中气药，能舒肝理气止痛。又加以陈皮行气止痛，与香附共为佐药，气行则血行。延胡索理气止痛。丹参活血祛瘀，疏通冲任气血。生薏苡仁、车前草清热利湿。皂角刺活血排脓。党参、黄芪、白术益气健脾，合茯苓有四君子汤之义，以治其本虚，并有"养正积自除"之意。诸药合用，以达活血化瘀、化痰祛湿于软坚散结之中，兼具定痛之功。二诊加三七粉祛瘀止血，白茅根凉血止血，制没药活血止血。三诊加薏苡仁、白术健脾利湿。五诊加泽泻利水消肿。六诊加当归、川芎活血利水。

病案3

梁某，女，32岁。初诊时间2013年2月17日。

主诉：右下腹隐痛1个月，未避孕未再孕2年。

初诊：患者近1个月感右下腹隐痛，时作时止，夫妇同居，性生活正常，未避孕未再孕2年。既往月经5～7/30天，量中，色红，有血块。LMP：2013年2月10日，量、色、质同前。现感腰痛、乏力。纳眠可，二便调。舌暗红，苔薄白，脉沉涩。2008年于孕40天时行药物流产，2个月后因腹痛发热诊断为急性盆腔炎，给予抗生素治疗1周。2010年3月因异位妊娠于齐鲁医院行保守治疗。2013年1月16日于齐鲁医院行子宫输卵管造影示：子宫形态正常，右侧输卵管迂曲上举，造影剂弥散欠佳，左侧输卵管上举，弥散欠佳。结论：双侧输卵管通而不畅。2013年1月24

日齐鲁医院B超监测排卵：卵泡2.0cm×1.8cm。抗体五项正常。优生四项正常。男方精液常规正常。妇科检查：外阴正常；阴道通畅；宫颈光滑；宫体后位，大小正常，压痛（+）；附件：右侧增厚，压痛（+），左侧触及条索，无压痛。

中医诊断：慢性盆腔炎；不孕症。

西医诊断：慢性盆腔炎；继发性不孕症。

辨证分型：血瘀肾虚证。

治法：活血化瘀通络，兼以补肾。

处方：①当归12g，赤芍12g，白芍12g，连翘12g，香附15g，延胡索18g，丹参30g，皂角刺12g，鸡内金12g，王不留行12g，蜈蚣1条（研末冲服），穿山甲3g（冲服），路路通12g，柴胡12g，蒲黄12g（包煎），败酱草18g，续断18g，木香12g，菟丝子15g，炙甘草6g。14剂，水煎服，日1剂。②药渣外敷小腹部加神灯理疗，30分钟，每日2次。③连翘15g，丹参30g，赤芍15g，皂角刺12g，红藤30g，败酱草18g，制乳香12g，制没药12g，延胡索18g，透骨草12g，10剂，水煎浓缩至150mL灌肠，每日1次。10日为1疗程，经期停用。

二诊（2013年3月4日）：用药后，腰痛明显减轻。纳眠可，二便调。舌暗红，苔薄白，脉沉涩。

处方：上方加三棱6g，莪术6g。14剂，水煎服，日1剂，经期停服。继用药渣外敷加神灯理疗，30分钟，每日2次。灌肠方10剂继用，经期停用。

三诊（2013年3月23日）：小腹疼痛已愈，白带正常。纳眠可，二便调。LMP：2013年3月13日，量中，色红，无血块，无经行不适。舌暗红，苔薄白，脉沉涩。

处方：①上方继用，加党参15g。20剂，水煎服，日1剂。继用药渣外敷加神灯理疗，30分钟，每日2次。②灌肠方10剂继用，经期停用。

四诊（2013年4月18日）：现无腹痛，白带正常。纳眠可，二便调。LMP：2013年4月12日，量、色、质同前，无经行不适。舌暗红，苔薄白，脉沉涩。

处方：①上方继用，20剂。水煎服，日1剂。继用药渣外敷加神灯理疗，30分钟，每日2次。②灌肠方10剂继用。③下次月经干净3～7天行子宫输卵管造影术。

五诊（2013年5月24日）：停经43天，自查尿HCG（＋），检查B超示：早孕（符合5孕周）。后经随访，于2014年1月22日剖宫产一女婴。

按：患者多因经行产后摄生不慎，外邪乘虚而入，与血相搏，日久成瘀，瘀阻胞脉，不通则痛，故见腹痛；胞脉瘀阻，精卵不能结合，故发为不孕；流产伤肾，加之久病及肾，肾虚则腰痛。治以活血化瘀通络，兼以补肾。慢性盆腔炎采用中药综合疗法，效果较单一疗法好。中药保留灌肠，药物直接进入直肠后，经静脉丛吸收，可提高盆腔中的血药浓度，也可直接作用于病灶局部，从而解除粘连和促进炎症吸收。方中丹参、赤芍、炮山甲为君药，活血化瘀，通利经络，调畅冲任气血；且赤芍能清热凉血，防瘀久化热。当归补血行血，菟丝子、川断平补肝肾，连翘、皂角刺、败酱草解毒消肿、清利湿热、清解血中之余毒。以上六味为臣药，取扶正祛邪、活血补肾之效。王不留行、路路通、生蒲黄、蜈蚣通经络，利血脉，增强活血化瘀之力，醋香附、柴胡、白芍、醋延胡索疏肝理气、柔肝止痛，木香、炒鸡内金理气和胃，皆为佐药。炙甘草调和诸药，为使药。二诊口服方加三棱、莪术以加强活血化瘀之功。三诊加党参以防化瘀药物久服伤气。

病案4

王某，女，34岁。初诊时间2014年4月4日。

主诉：小腹隐痛、未避孕未孕 8 年。

初诊：患者近 8 年来小腹部隐痛，有冷感，腰部酸坠。夫妇同居，未避孕未孕 8 年。既往月经规律，3 ~ 5/28 ~ 30 天，量少，色暗，经行腹部隐痛。LMP：2014 年 3 月 28 日，量、色、质同前。现偶感小腹部隐痛，腰骶冷痛。纳可，眠一般，小便频，大便调。舌暗红，苔白腻，脉沉迟。G0。男方精液常规正常。2010 年 7 ~ 8 月有两次体外受精－胚胎移植（IVF-ET）失败史。2012 年 10 月因双侧输卵管积水于当地医院行腹腔镜下盆腔粘连松解＋子宫输卵管通液术，术后示：双侧输卵管通畅，优生四项、生殖抗体等化验结果未见明显异常。患者欲求中医药调理后，酌定下次 IVF-ET。妇科检查：外阴正常；阴道通畅；宫颈光滑；宫体前位，大小正常，活动可，压痛不明显；附件：右侧附件区未及明显异常，左侧附件略增厚压痛。检查 B 超示：子宫及双附件未见明显异常。

中医诊断：慢性盆腔炎；不孕症。

西医诊断：慢性盆腔炎；原发性不孕症。

辨证分型：寒湿凝滞兼肾虚证。

治法：祛寒除湿，补肾活血止痛。

处方：①当归 12g，赤芍 12g，白芍 12g，延胡索 15g，茯苓 12g，香附 12g，皂角刺 12g，苍术 12g，乌药 6g，鸡内金 12g，丹参 30g，皂角刺 12g，菟丝子 15g，川断 30g，王不留行 12g，路路通 12g，百合 12g，炙甘草 6g。10 剂，水煎服，日 1 剂。药渣外敷小腹部加神灯理疗，30 分钟，每日 2 次。②连翘 15g，丹参 30g，赤芍 15g，皂角刺 12g，乌药 3g，制乳香 12g，制没药 12g，延胡索 18g，透骨草 12g。10 剂，水煎浓缩至 150mL 保留灌肠。每日 1 次，10 日为 1 个疗程。上方案经期均停药。

二诊（2014 年 4 月 17 日）：服药后，腹部冷痛较前减轻。纳眠可，二便调。舌暗红，苔白腻，脉沉迟。处方：①上方加制鳖甲 12g（先煎），薏苡仁 18g，茯苓改为 18g。14 剂，水煎服，日 1 剂。②灌肠方 10 剂，继用。

三诊（2014 年 5 月 1 日）：服药后，小腹冷痛减轻。LMP：2014 年 4 月 27 日，5 天净，量较以前增多，色略暗红，质可，经行腹痛较前减轻。舌暗红，苔白腻，脉沉迟。上方去薏苡仁，加川牛膝 18g，阿胶 11g（烊化），鹿角胶 12g（烊化），胎盘粉 3g（冲服）。继服 7 剂。

四诊（2014 年 6 月 3 日）：停经 37 天，尿妊娠试验阳性。嘱患者注意饮食、休息，慎重养其胎。

按：患者素体阳虚，下焦失于温煦，水湿不化，日久湿从寒化，则寒湿内结，阻滞气血，寒凝瘀滞胞宫胞脉，不通则痛，冲任虚寒，胞宫失煦，且肾主生殖，肾虚致其不孕。寒凝血滞，故月经量少，色暗；寒伤阳气，阳气不振，腰为肾之府，肾虚腰府失荣则腰骶冷痛、小便频数。患者通过多次 IVF-ET 治疗，非但没有妊娠，反而加重了病情，在多次超促排的情况下，干预正常的排卵、孕育功能，损伤了人体元气、阴精，导致肾中精气亏虚，出现小腹隐痛、有冷感等一系列症状。在身体极度虚弱的状况下，先天之本难以维系，气虚无力推动血液运行，血行瘀滞，阻于胞宫、胞络，加之心理上的失望忧愁，使肝气不舒，气滞于内，心气闭阻，气血运行失常，瘀于胞脉，致使胎孕难成。对于此类不孕症患者，可酌情应用血肉有情之品，如阿胶、鹿角胶、胎盘粉等，通补奇经以助子宫内膜发育。方中路路通可增强活血通络之功，可促排卵以助孕。方中丹参、赤芍为君药，活血化瘀，疏通冲任气血，且赤芍能清热凉血，防瘀久化热。当归补血行血；菟丝子、川断平补肾气；连翘、皂角刺、乌药活血散结，温肾散寒，行气止痛。以上皆为臣药，具扶正祛邪、活血补肾之效。王不留行、路路通通经络，利血脉，可增强活血化瘀之力；醋香附、白芍、醋延胡索疏肝理气、柔肝止痛；茯苓健脾利湿；百合滋阴宁心安神；炒鸡内金理气和胃，诸药皆为佐药。炙甘草调和诸药为使药。二诊加鳖甲、薏苡仁以滋阴潜阳，健脾利湿且有通利之性。三诊加阿胶、鹿角胶、胎盘粉、川牛膝以加强活血通络、引药下行之功，促进子宫内膜生长和卵泡发育。

病案 5

李某，女，30 岁。初诊时间 2013 年 8 月 29 日。

主诉：小腹胀痛 2 月余。

初诊：患者 2013 年 6 月因右侧输卵管妊娠行腹腔镜下"右输卵管开窗取胚术"，术后至今小腹胀痛，生气、劳累后加重。既往月经不规律，13 岁初潮，8 ~ 12/28 ~ 30 天，量多，色红，有血块，伴经行腹痛。LMP：2013 年 8 月 12 日，10 天净，量、色、质同前。患者平素情志抑郁，乳房胀痛。$G_2P_1L_1A_1$，工具避孕。纳眠可，二便调。舌暗红，苔薄，脉弦涩。妇科检查：外阴正常；阴道通畅，见中等量白带；宫颈光滑；宫体后位，大小正常，活动可，轻度压痛；附件：左侧附件区未及明显异常，右侧附件轻度压痛。检查 B 超示：子宫及双附件未见明显异常。

中医诊断：慢性盆腔炎；经期延长。

西医诊断：慢性盆腔炎。

辨证分型：气滞血瘀证。

治法：活血化瘀，理气止痛。

处方：①当归 12g，连翘 12g，赤芍 12g，白芍 12g，延胡索 15g，香附 12g，益母草 18g，皂角刺 12g，败酱草 18g，鸡内金 12g，三七粉 3g（冲服），茜草 12g，生蒲黄 15g（包煎），炙甘草 6g。14 剂，水煎服，日 1 剂。药渣外敷小腹部加神灯理疗，30 分钟，每日 2 次。②连翘 15g，丹参 30g，赤芍 15g，皂角刺 12g，红藤 30g，败酱草 18g，制乳香 12g，制没药 12g，延胡索 18g，透骨草12g。10剂，水煎浓缩至150mL灌肠，每日1次，10日为1个疗程。

二诊（2013年9月20日）：用药后，小腹胀痛较前减轻，白带正常，腰痛。纳眠可，二便调。舌暗红，苔薄，脉弦涩。LMP：2013年9月10日，7天净，量较前略减少，色质可，经行腹痛较前略减轻。

处方：①上方加菟丝子15g，续断18g。14剂，水煎服，日1剂，经期停服。继用药渣外敷加神灯理疗，30分钟，每日2次。②灌肠方10剂，继用。

三诊（2012年12月17日）：患者因工作繁忙未就诊，自行按2013年9月20日治疗方案用药20天，经期停用。LMP：2013年12月6日，6天净，量、色、质可，小腹偶隐痛。现患者平素无腹痛，无腰痛，白带正常。纳眠可，二便调。舌暗红，苔薄，脉弦涩。今日妇科检查示：外阴正常；阴道通畅；宫颈光滑；宫体后位，大小正常，活动可，无压痛；附件：左侧附件区未及明显异常，右侧附件略增厚无压痛。2013年9月20日治疗方案继用30天，经期停用。后随访1年，无复发。

按：慢性盆腔炎、经期延长是妇科常见病。本患者的病机为气滞血瘀。患者素多抑郁，肝气郁结，气滞则血瘀，瘀阻冲任、胞宫，脉络不通，不通则痛，从而引发本病。经行气血变化急剧，瘀滞更甚，故经行疼痛加重；瘀血阻滞，血不循经，故经期延长、量多；肝脉不舒，气机不利，则乳房胀痛，情志抑郁。方中当归、赤芍为君。连翘、益母草、延胡索，香附为臣，化瘀行气止痛；三七、生蒲黄、茜草化瘀止血；鸡内金、败酱草、皂角刺清热利湿，散结排脓；白芍缓急止痛，共为佐药。炙甘草为使药，调和诸药。久病及肾，腰为肾之府，故腰酸，加菟丝子、续断补肝肾、强腰脊。

子宫内膜异位症的临床经验

子宫内膜异位症是妇科的常见病、多发病，发病率呈逐年上升趋势，严重影响育龄妇女的健康及生育。主要表现为痛经、盆腔疼痛、月经异常、不孕等，其中50%的患者伴有不孕，80%患者伴有盆腔疼痛，具有侵袭性和复发性。本病在中医文献中没有相应的病名，但在"癥瘕""不孕""月经不调""痛经"等病的有关内容中，可以找到类似于子宫内膜异位症的散在记载。

一、痰瘀互结兼肾虚是本病的发病关键

子宫内膜异位症的发生与"瘀"密切相关，瘀血阻滞是其一系列症状和体征的主要原因。瘀血停蓄体内，引发一系列的病理演变，瘀血留滞于体内，必然影响局部气血运行，气机的升降出入紊乱，水液代谢障碍，水液停蓄凝聚而成痰饮，痰瘀互结，凝聚坚结，终成癥瘕。瘀血、气滞、痰湿之间互为因果，瘀血停蓄是其病理基础，气机郁滞，痰湿内生，又是形成病理过程中的重要环节。另外，瘀血是子宫内膜异位症的病理基础，瘀血的形成往往与机体气血不和、脏腑功能失调有关；其次，子宫内膜异位症发病后，瘀血停滞，癥瘕形成，日久必然进一步影响气血的运行，影响脏腑的功能，久病及肾，肾虚也是子宫内膜异位症的主要病机之一。

总之，瘀血、痰湿、肾虚三者互为因果，形成恶性循环，导致子宫内膜异位症的发生。

二、谨守病机，分期施治，注重心理调摄

刘瑞芬教授主张用周期序贯疗法治疗子宫内膜异位症。非经

期用药以活血化瘀、祛痰健脾为主，兼以补肾；经期则以化瘀止痛为大法，正所谓"必伏其所主而先其所因"。

非经期以治本为主，常采用止痛调血方（由益母草、生牡蛎、茯苓、制鳖甲、海藻、延胡索、生蒲黄、香附、连翘、杜仲、续断等药物组成），治法为活血化瘀、祛痰散结兼以补肾。方中益母草为君，辛、苦、微寒，归肝、心、膀胱经，能活血调经、利水消肿、清热解毒。《本草汇言》："益母草，行血养血，行血而不伤新血……诚为血家之圣药也。"茯苓甘淡微寒，入脾、胃、肺经，能化痰祛湿、健脾以除坚积。《用药心法》云："茯苓，淡能利窍，甘以助阳，除湿之圣药也。"生牡蛎，咸，涩，微寒，能化瘀散结，清热益阴，潜阳，固涩，直入血室，与茯苓共为臣药。鳖甲、海藻、连翘活血化瘀，软坚散结；香附、延胡索、蒲黄、赤芍、白芍行气化瘀止痛；续断、杜仲补肾强腰，以治其本虚，并有"养正积自除"之意，共为佐药。诸药合用，共奏祛瘀止痛、化痰散结，并兼具补肾之功。

经前 5 天及经期前 2 天以经痛停方加减温经散寒、活血止痛。子宫内膜异位症所引起的痛经具有疼痛剧烈，进行性加重的特点。刘瑞芬教授主张经前当温经散寒、祛瘀止痛，以治标为主，用经痛停方治疗本病效果明显。方中桃红四物汤去熟地黄养血活血；吴茱萸、干姜、小茴香、肉桂温经散寒；延胡索、香附疏肝理气；蒲黄、五灵脂为失笑散祛瘀止痛；白芥子能祛皮里膜外之痰，温经散寒止痛；龙血竭能活血止痛，为专治血瘀之药。《本草纲目》载："散滞血诸痛，妇人血气。"刘河间云："血竭除血痛，为和血之圣药是也。"芍药配甘草缓急止痛，取芍药甘草汤之意。诸药合用，则寒散瘀祛，气血调畅，疼痛自止。

刘教授强调由本病引起的不孕患者来自家庭、社会的压力较大，多年不孕，情志抑郁，肝气不舒，治疗时可酌加疏肝理气之品，同时配合心理疏导，消除患者的焦虑情绪，更利于受孕。

三、随症加减，用药灵活

刘瑞芬教授对子宫内膜异位症的治疗，颇具特色，主要体现为非经期时，所用止痛调血方中选用益母草、生牡蛎等活血化瘀、软坚散结的药物，而不选用三棱、莪术、水蛭等破血逐瘀的药物。益母草、生牡蛎既能化瘀，又不增加离经之血的血量。子宫内膜异位症能导致输卵管通而不畅，可在止痛调血方的基础上加用炮山甲、路路通、皂角刺、蜈蚣、丝瓜络等，以增强化瘀通络之效。刘瑞芬教授常嘱患者将炮山甲研末冲服或装胶囊服用，效果更佳。另外，子宫内膜异位症患者的主要病机虽为痰瘀互结，但久病及肾，"四脏相移必归脾肾"，常见症状如腰痛、形寒肢冷、小便清长、不孕症等，此时可加重续断的用量，亦可随症加用桑寄生、菟丝子、巴戟天、牛膝等补肝肾的药物。有研究显示：补肾药既可促进卵泡发育，又可提高人体的免疫功能，改善腹腔内微环境，形成不利于异位的子宫内膜生长的微环境。对于偏气滞者，可加木香、柴胡、枳壳、郁金等；下焦虚寒者，可加仙灵脾、肉桂、炮姜等；下焦湿热者，可加丹皮、红藤、败酱草等；月经先期者，可加茜草、女贞子、墨旱莲等；若兼有巧克力囊肿者，刘瑞芬教授从利湿着眼，常加茯苓、薏苡仁、泽兰等淡渗利湿药，或加用鸡内金、浙贝母、海藻等以软坚散结。

经期在应用经痛停方的基础上，亦可加入制乳香、制没药各6g，延胡索可用至18g，以加强定痛之功。呕吐甚者，亦可加竹茹12g、姜半夏9g，并嘱患者在经期及经前忌生冷之品，并注意避寒，忌食辛辣厚味。

四、典型病案

病案 1

李某，女，35 岁。初诊时间 2012 年 6 月 27 日。

主诉：经行小腹坠痛，进行性加重 1 年。

初诊：患者近 1 年经期小腹疼痛，进行性加重，伴体倦乏力，未予治疗。既往月经 3/30 天，3 天净，量少，色暗红，有血块，伴小腹坠痛，痛甚见恶心呕吐，进行性加重。LMP：2012 年 5 月 26 日，量、色、质同前，伴小腹坠痛，恶心呕吐。白带量中，色淡黄。纳眠可，二便调，舌暗红，苔薄白，脉细涩。$G_1P_1L_1A_0$，工具避孕。2012 年 6 月 15 日检查 B 超示：子宫腺肌病；宫颈腺体囊肿（0.8cm×0.3cm）；盆腔积液（4.1cm×1.3cm）；内膜厚 1.07cm。妇科检查：外阴正常；阴道通畅；宫颈肥大；宫体前位，大小正常，活动可，无压痛；附件：双侧附件未及异常。

中医诊断：痛经；癥瘕。

西医诊断：继发性痛经；子宫腺肌病。

辨证分型：痰瘀互结兼肾虚证。

治法：祛瘀散结，化痰行气，兼以补肾。

处方：香附 9g，益母草 15g，茯苓 12g，牡蛎 18g（先煎），鳖甲 12g（先煎），蒲黄 12g（包煎），赤芍 12g，白芍 12g，续断 18g，连翘 12g，杜仲 12g，生薏苡仁 18g，黄芩 9g，炒白术 12g，徐长卿 18g，柴胡 12g，延胡索 18g，海藻 12g。6 剂，水煎服，日 1 剂。

二诊（2012 年 10 月 5 日）：上药未坚持服用。LMP：2012 年 9 月 28 日，4 天净，量少，色暗，小腹疼痛，服芬必得缓解。现月经周期第 8 天，左下腹坠痛。白带正常。纳欠佳，眠可，二便调。舌暗红，苔薄白，脉细涩。

处方：上方去黄芩、徐长卿，加莪术 9g，鸡内金 12g，浙贝母 12g，玄参 15g。7 剂，水煎服，日 1 剂。

三诊（2012 年 10 月 15 日）：纳眠可，大便略稀，日 1 次，小便调。舌暗红，苔薄白，脉细涩。

处方：上方加三七粉 3g（冲服）。7 剂，水煎服，日 1 剂。

四诊（2012 年 10 月 22 日）：纳眠可，二便调。舌暗红，苔薄白，脉细涩。TCT：轻度炎症。

处方：①肉桂 6g，川芎 15g，吴茱萸 9g，炮姜 6g，乌药 12g，炒小茴香 12g，蒲黄 12g（包煎），没药 6g，白芥子 12g，白芷 12g，延胡索 18g，当归 15g，炒白芍 18g，柴胡 12g，香附 12g，木香 12g，炙甘草 6g。7 剂，水煎服，日 1 剂。②神阙贴外用。③2012 年 10 月 15 日方茯苓改为 18g。7 剂，水煎服，日 1 剂。

五诊（2012 年 10 月 29 日）：LMP：2012 年 10 月 26 日。现行经第 4 天，量少，色正常，小腹疼痛较前明显减轻。白带正常。纳眠可，二便调。舌暗红，苔薄白，脉细涩。

处方：上方继服，7 剂，水煎服，日 1 剂。

六诊（2012 年 11 月 5 日）：纳眠可，二便调。舌暗红，苔薄白，脉细涩。

处方：上方去玄参，加白芥子 12g。14 剂，水煎服，日 1 剂。

七诊（2012 年 11 月 19 日）：昨日起小腹正中偶有坠痛。纳眠可，二便调。舌暗红，苔薄白，脉细涩。

处方：上方加乌药 9g。14 剂，水煎服，日 1 剂。

八诊（2012 年 12 月 3 日）：LMP：2012 年 11 月 28 日，3 天净，量少，日用巾 3～4 片，色可，有少量血块。服中药后小腹坠痛已缓解，余无不适。纳眠可，二便调。舌暗红，苔薄白，脉细涩。B 超：子宫肌层回声欠均匀，内膜厚 6mm。患者痛经症状已经缓解，检查 B 超示子宫腺肌病也明显改善，疗效显著。继续用中药祛瘀散结，以善其后。

处方：上方去乌药，加沙参15g，玄参15g。7剂，水煎服，日1剂。

按：子宫腺肌病好发于育龄期妇女，由于异位内膜随着卵巢性激素的周期性变化而发生周期性出血，离经之血瘀积于子宫肌层，形成结节、包块、囊肿。瘀血阻滞，影响气机，从而形成血瘀气滞，冲任阻滞，不通则痛。临床常见痛经、少腹胀痛，或伴有月经过多、不孕等症状。对于这类患者，刘教授常采用平时调血、经期止痛、标本兼治的中医治疗方法，疗效较为满意。平时活血化瘀，理气散结，方中益母草为君药，活血行气，利水消肿，清热解毒。茯苓化痰祛湿、健脾消积，薏苡仁、白术健脾利湿，生牡蛎化瘀散结、清热益阴、潜阳、固涩，与茯苓共为臣药。制鳖甲、海藻、连翘活血化瘀、软坚散结，延胡索、香附、柴胡理气止痛，生蒲黄、赤芍、白芍活血化瘀、散结止痛，徐长卿活血止痛，杜仲、川断补肝肾、强腰膝，以治其本虚，共为佐药。炙甘草调和诸药为使。二诊加莪术、鸡内金、浙贝母、玄参以增强活血化瘀、软坚散结之功。三诊加三七粉化瘀活血以防活血太过。六诊加白芥子以豁痰利气，散结消肿。七诊加乌药以行气温中止痛。

病案2

周某，女，35岁。初诊时间2011年10月2日。

主诉：经期小腹坠痛进行性加重2年。

初诊：患者近2年每逢经前、经期均小腹坠痛，且逐渐加重。腰膝酸软，头晕恶心，大汗淋漓，大便稀，自服延胡索止痛片，效果欠佳。既往月经规律：13岁初潮，7/30天，量中，色红，质可，无痛经。近2年月经7/30天，量多，色暗红，有血块，小腹坠痛，需服用止痛药，痛剧伴头晕恶心。LMP：2011年9月8日，量、色、质同前，小腹坠痛较前加重，腰酸，自服延胡索止痛片疼痛未缓解。白带量多，色淡黄，质可。$G_4P_1L_1A_3$，两次胚胎停育史。纳眠一般，二便调。舌暗红，苔薄白，脉沉涩。今日检查B超示：子宫腺肌瘤。妇科检查：外阴正常；阴道通畅；宫颈轻度糜烂；宫体前位，如孕两月大，质中，活动一般，压痛；附件：双侧未及明显异常。

中医诊断：痛经；癥瘕。

西医诊断：继发性痛经；子宫腺肌瘤。

辨证分型：血瘀兼肾虚证。

治法：平时补肾益气，活血化瘀；经前、经期活血化瘀，温经止痛。

处方：本患者正处于经前期，故用药：吴茱萸12g，干姜6g，小茴香12g，肉桂6g，延胡索18g，木香12g，香附15g，蒲黄12g（包煎），五灵脂12g，白芥子12g，芍药18g，柴胡12g，当归15g，川芎15g，甘草6g。7剂，水煎服，日1剂。

二诊（2011年10月15日）：LMP：2011年10月6日，量多，较以前无明显变化，色红，血块减少，经行腹痛较前明显改善。现经净2天，欲求继续调理。舌暗红，苔薄白，脉沉涩。

处方：①香附15g，益母草15g，牡蛎18g（先煎），鳖甲12g（先煎），蒲黄18g（包煎），木香12g，赤芍12g，白芍12g，续断18g，连翘12g，杜仲12g，延胡索18g，海藻12g，三七粉3g（冲服）。14剂，水煎服，日1剂。②吴茱萸12g，干姜6g，小茴香12g，肉桂6g，延胡索18g，木香12g，香附15g，蒲黄12g（包煎），五灵脂12g，白芥子12g，芍药18g，柴胡12g，当归15g，川芎15g，制乳香、制没药各6g，三七粉3g（冲服），甘草6g。7剂，水煎服，经前5天及经期前2天服用。

三诊（2011年11月13日）：LMP：2011年11月4日，量较

以前减少 1/4，色红，血块减少，经行腹痛较前明显改善。纳眠可，二便调。舌暗红，苔薄白，脉沉涩。

处方：上①方继用 21 剂，水煎服，日 1 剂。上②方加白芷 12g。7 剂，水煎服，日 1 剂。服用时间及方法同前。

四诊（2011 年 12 月 13 日）：LMP：2011 年 12 月 10 日，量中，色红，无血块，轻微腹痛。纳眠可，二便调。舌暗红，苔薄白，脉沉涩。

处方：上①方继用 21 剂，水煎服，日 1 剂。上②方继用 7 剂，水煎服，日 1 剂。服用时间及方法同前。

五诊（2012 年 2 月 26 日）：LMP：2012 年 1 月 13 日。现停经 45 天，5 天前自测尿 HCG 阳性。右侧小腹略胀痛，停经 30 天时阴道有少许咖啡色分泌物。现无阴道流血，偶腰酸，无腹痛腹胀，无恶心呕吐，白带正常。纳差，眠差，多梦，二便调。舌暗红，苔薄白，脉沉涩。检查 B 超示：宫内早孕，孕囊位置偏低，建议观察。因患者有两次不良妊娠病史，遂收入院保胎治疗。

按：患者肾气亏虚，无力推动血行，则血行迟滞，故经前经期腹痛；腰为肾之府，肾虚故见腰膝酸软。瘀血阻滞，影响气机，从而形成血瘀气滞，冲任阻滞，不通则痛。采用平时调血、经期止痛、标本兼治的中医治疗方法。平时补肾益气，活血化瘀。方中肉桂、川芎共为君药，共奏温经散寒，化瘀止痛之功。吴茱萸、炮姜、炒小茴香温经散寒；蒲黄、五灵脂活血化瘀止痛，共为臣药。白芥子能祛皮里膜外之痰，温经散寒止痛；延胡索通络散寒止痛；当归、炒白芍活血养血，缓急止痛；香附、柴胡、木香舒肝解郁，诸药为佐。炙甘草调和诸药为使药。二诊予止痛调血方，活血化瘀、软坚散结兼以补肾。经前予经痛停方加乳香、没药化瘀止痛，三七粉活血止痛。三诊加白芷散寒止痛。

病案3

高某，女，24 岁。初诊时间 2010 年 3 月 12 日。

主诉：经行腹痛 6 年。

初诊：患者既往月经规律，14 岁初潮，5 ~ 6/30 ~ 32 天，量、色、质可，无经行腹痛。近 6 年，月经来潮前 2 天即有小腹疼痛，畏寒，得温痛减。月经血开始色暗红，量中等，有血块，2 天后腹痛消失，经血逐渐变为鲜红色，经期共 6 天。每次经前、经期都有腹痛，且逐渐加重，服用芬必得后疼痛稍有缓解。现患者经前 4 天小腹开始疼痛，逐渐加重，至行经 3 天疼痛缓解，服用芬必得止痛效果不明显，故来诊。就诊时经期将近，正值腹痛发作，怕冷。舌有瘀点，苔白，脉沉弦。妇科检查：未及明显异常。检查 B 超示：子宫内膜异位症。

中医诊断：痛经；癥瘕。

西医诊断：继发性痛经；子宫内膜异位症。

辨证分型：寒凝血瘀证。

治法：温经活血，行气止痛。

处方：当归 12g，川芎 12g，炒白芍 12g，肉桂 6g，炮姜 6g，炒小茴香 12g，吴茱萸 12g，香附 12g，延胡索 12g，生蒲黄 12g（包煎），五灵脂 12g，白芥子 12g，血竭 2g，甘草 6g。6 剂，水煎服，日 1 剂，同时嘱患者放松精神。

二诊（2010 年 3 月 17 日）：服药后 2 天，月经来潮，腹痛较前明显减轻，血量稍多，血块减少。现血量减少，无腹痛。纳眠可，二便调。舌有瘀点，苔白，脉沉弦。

处方：①益母草 30g，生牡蛎 18g（先煎），制鳖甲 18g（先煎），赤芍 12g，白芍 12g，连翘 12g，香附 12g，延胡索 12g，川断 30g，海藻 12g，生蒲黄 12g（包煎），五灵脂 12g，杜仲 30g，菟丝子 15g。15 剂，水煎服，日 1 剂，并嘱少食冷、凉之物。②

下次月经前5天开始服用经痛停方。日1剂，连服8剂。如此循环。

三诊（2010年6月18日）：服药3个周期后，腹痛基本消失，月经量、色、质正常。舌有瘀点，苔白，脉沉弦。嘱其再服用上方3个周期巩固疗效，2010年3月17日方可停用。2010年12月20日来电：半年来无痛经，月经正常。

按：患者平素过食寒凉生冷，经期复感寒邪，寒客冲任，与血相搏，瘀阻冲任，气血失畅，经前、经期气血下注冲任，子宫气血更加壅滞，"不通则痛"，发为痛经。患者就诊时经期将届，正值腹痛发作，怕冷，故予经痛停方加减温经散寒、活血止痛。子宫内膜异位症所引起的痛经具有疼痛剧烈、进行性加重的特点，故本患者经前、经期当温经散寒、祛瘀止痛，以治标为主，用经痛停方治疗，效果明显。非经期以治本为主，采用止痛调血方加重杜仲用量，并加菟丝子温肾散寒、祛瘀散结。如此用周期序贯疗法治疗子宫内膜异位症，疗效显著。

病案4

靳某，女，39岁。初诊时间2013年4月10日。

主诉：经行腹痛伴月经量多5年。

初诊：患者既往月经规律：12岁初潮，7/30天，量中，色红，质可，无痛经。近5年月经7/30天，量多（1～2小时用巾1片），色暗淡，质稀。小腹坠痛，神疲乏力，少气懒言。LMP：2013年3月29日，量、色、质同前。白带量、色、质可，$G_1P_1L_1A_0$，工具避孕。纳、眠一般，小便调，大便溏。舌淡胖，舌尖有瘀点，苔薄白，脉沉涩。2012年4月17日检查B超示：子宫腺肌症。2013年4月5日血常规示：血红蛋白77g/L。

中医诊断：痛经；癥瘕；月经过多。

西医诊断：继发性痛经；子宫腺肌症；继发性贫血。

辨证分型：气虚血瘀证。

治法：益气活血，化瘀止痛。

处方：①益母草 15g，连翘 12g，赤芍 12g，白芍 12g，醋鳖甲 12g（先煎），牡蛎 18g（先煎），海藻 12g，醋延胡索 18g，醋香附 15g，盐杜仲 12g，续断 18g，蒲黄 18g（包煎），木香 12g，三七粉 3g（冲服），炙黄芪 30g，党参 30g，当归 6g，炙甘草 6g。12 剂，水煎服，日 1 剂（非经期服用）。②生血宁片，2 片，每日 3 次，口服。

二诊（2013 年 4 月 24 日）：现月经周期第 27 天。余无明显不适，舌淡胖，舌尖有瘀点，苔薄白，脉沉涩。

处方：①当归 15g，川芎 15g，炒白芍 18g，肉桂 6g，炮姜 6g，制吴茱萸 12g，盐小茴香 12g，生蒲黄 12g（包煎），炒芥子 12g，醋香附 15g，醋没药 6g，木香 12g，乌药 12g，白芷 12g，柴胡 12g，醋延胡索 18g，三七粉 3g（冲服），炙甘草 6g。7 剂（经前 5 天与行经前 2 天服用），水煎服，日 1 剂。②龙血竭片 4 片，口服，每日 3 次。③生血宁片继用。

三诊（2013 年 5 月 8 日）：LMP：2013 年 4 月 28，量较以前略减少，色暗，腹痛略减轻。舌淡胖，舌尖有瘀点，苔薄白，脉沉涩。

处方：2013 年 4 月 10 日方加茜草 12g，海螵蛸 18g。14 剂，水煎服，日 1 剂。

四诊（2013 年 5 月 21 日）：LMP：2013 年 4 月 28 日。现月经周期第 24 天，神疲乏力、少气懒言明显减轻，余无明显不适。舌淡胖，舌尖有瘀点，苔薄白，脉沉涩。

处方：①上方加墨旱莲 18g。14 剂，水煎服，日 1 剂。② 2013 年 4 月 24 日方，7 剂，水煎服。服药时间同前。③其他中成药继用。

五诊（2013 年 9 月 8 日）：由于工作繁忙，未及时就诊，自述在当地循环服用上两方 3 个月经周期。LMP：2013 年 8 月 24 日，量较以前减少 1/3，色红，偶有血块，腹痛明显减轻。2013 年 9 月 8 日血常规示：血红蛋白 102g/L，求继续调理。建议继服 2013 年 5 月 21 日①方 3 个周期。后随访，经期偶有腹痛，余无明显不适。

按：患者素体脾肾虚弱、气血不足，气虚运血无力，血行迟滞而致血瘀，血瘀而致离经之血，日久又加重气血虚弱，最终形成气虚血瘀。非经期以治本为主，采用止痛调血方加减益气活血、化瘀散结。于止痛调血方基础上加炙黄芪、党参、当归益气养血以扶正；三七粉既能化瘀，又能益气止血而不加重离经之血。经期则以化瘀止痛为大法，方选经痛停方加减，另三七粉加强益气化瘀止血之功。三诊加茜草、海螵蛸以加强化瘀收涩止血之功，四诊正值经前，去制鳖甲、连翘，加墨旱莲凉血化瘀止血以减少血量。

病案 5

王艳萍，女，28 岁。初诊时间 2013 年 5 月 31 日。

主诉：查体发现"右卵巢巧克力囊肿"半个月。

初诊：患者 2012 年 1 月行腹腔镜下右卵巢巧克力囊肿剥离术，半个月前查体发现右侧卵巢巧克力囊肿。平素腰痛。CA125 10.43U/mL（2013 年 4 月 30 日），复查 B 超（2013 年 5 月 18 日）示：右卵巢不均质回声光团（2.4cm×1.5cm，巧克力囊肿可能性大，畸胎瘤待排），左侧卵巢正常。患者既往月经规律，13 岁初潮，5/25 天，量中，色红，质可，经行轻微小腹坠痛，腰酸痛。LMP：2013 年 5 月 7 日，量中，色红，有血块，伴小腹疼痛，腰酸。白带量、色、质正常。G_1A_1。纳可，眠欠佳，二便调。舌暗红，苔薄白，脉沉涩。

中医诊断：癥瘕。

西医诊断：右卵巢巧克力囊肿。

辨证分型：痰瘀互结兼肾虚证。

治法：活血化瘀，祛痰散结兼补肾。

处方：益母草15g，连翘12g，白芍12g，醋鳖甲12g（先煎），牡蛎18g（先煎），醋延胡索18g，醋香附15g，续断18g，盐杜仲12g，蒲黄18g（包煎），木香12g，三七粉3g（冲服），茜草15g，海螵蛸18g，薏苡仁18g，茯苓18g。7剂，水煎服，日1剂。

二诊（2013年6月12日）：LMP：2013年6月3日，量中，色红，有血块，无腹痛及腰酸。现月经周期第10天，白带量、色、质正常，纳可，多梦，二便调。舌暗红，苔薄白，脉沉涩。2013年6月12日山东大学齐鲁医院检查B超示：左侧卵巢正常；右卵巢内见2.4cm×1.3cm的囊性回声，内充满细密光点回声，内部分回声偏强，未见血流信号；右附件区另见1.6cm×1.2cm的偏强回声，内未探及明显血流信号，与卵巢相邻。超声提示：右侧卵巢囊性回声（巧克力囊肿可能性大）；右附件区偏强回声。

处方：上方加皂角刺9g。21剂，水煎服，日1剂。

三诊（2013年7月10日）：LMP：2013年7月3日，量中，色红，有血块，5天净。白带量、色、质正常。纳可，眠欠佳，二便调。舌暗红，苔薄白，脉沉涩。

处方：上方加炒枣仁18g。21剂，水煎服，日1剂。

四诊（2013年8月12日）：LMP：2013年8月3日，量、色、质同前，5天净。白带量、色、质正常。纳可，眠欠佳，二便调。舌暗红，苔薄白，脉沉涩。

处方：上方去茜草、海螵蛸。21剂，水煎服，日1剂。

五诊（2013年9月12日）：LMP：2013年9月3日，量、色、质同前，5天净。白带量、色、质正常。纳可，多梦，二便调。舌暗红，苔薄白，脉沉涩。

处方：上方继服，21 剂，水煎服，日 1 剂。

六诊（2013 年 10 月 9 日）：LMP：2013 年 10 月 2 日，量中，色红，有少许血块，5 天净。纳、眠可，二便调。舌暗红，苔薄白，脉沉涩。

处方：上方继服。21 剂，水煎服，日 1 剂。

按：子宫内膜异位症的发生与"瘀"密切相关，瘀血阻滞是其一系列症状和体征的主要原因。瘀血停蓄体内，引发一系列的病理演变。治法为活血化瘀，祛痰散结兼以补肾。方选加减止痛调血方。方中益母草为君药，活血行气，利水消肿，清热解毒。生牡蛎化瘀散结，清热益阴，潜阳，固涩，直入血室，为臣药。制鳖甲、连翘活血化瘀，软坚散结；延胡索、香附、木香、生蒲黄、白芍活血化瘀，散结止痛；杜仲、川断补肝肾强腰膝，以治其本虚，并有"养正积自除"之意；三七粉既能化瘀，又能益气止血不加重离经之血，另加薏苡仁、茯苓加强健脾化痰祛湿之功；茜草凉血止血；海螵蛸收涩止血，共为佐药。二诊加皂角刺化瘀排脓散结，三诊加炒枣仁养心安神。

病案 6

王某，女，38 岁。初诊时间 2012 年 8 月 17 日。

主诉：经行小腹胀痛 7 年。

初诊：患者 2005 年查体发现"子宫内膜异位症"，经前、经期小腹胀痛呈渐进性加重，伴恶心，干呕。近 3 年需肌内注射布桂嗪或吗啡缓解疼痛。现欲求调理，计划妊娠。既往月经规律，13 岁初潮，6/28 ～ 29 天，量中，色暗红，质可，无痛经。LMP：2012 年 8 月 7 日，量中，色可，少量血块，余同上。白带量、色、质正常。G_1A_1（未避孕未再孕 10 年，曾在 2006 年、2009 年两次试管均未成功）。纳可，失眠，多梦，二便调。舌暗红，苔薄白，脉细涩。2011 年 1 月检查性激素（月经第 3 天）示：T 0.47ng/mL，

FSH 6.24mIU/mL，LH 18.91mIU/mL，PRL 291.25ng/mL。今日检查 B 超示：子宫腺肌瘤。

中医诊断：痛经；不孕症。

西医诊断：继发性痛经；子宫腺肌瘤；继发性不孕症。

辨证分型：气滞血瘀证。

治法：温经活血，行气止痛。

处方：①益母草 15g，连翘 12g，赤芍 12g，白芍 12g，醋鳖甲 12g（先煎），牡蛎 18g（先煎），醋延胡索 18g，醋香附 15g，盐杜仲 12g，续断 18g，蒲黄 18g(包煎)，木香 12g，三七粉 3g(冲服)，柴胡 12g。12 剂，水煎服，日 1 剂。②当归 15g，川芎 15g，炒白芍 18g，肉桂 6g，炮姜 6g，制吴茱萸 12g，盐小茴香 12g，生蒲黄 12g（包煎），炒芥子 12g，醋香附 15g，醋没药 6g，木香 12g，乌药 12g，白芷 12g，柴胡 12g，醋延胡索 18g，三七粉 3g（冲服），竹茹 12g，炙甘草 6g。7 剂，水煎服，日 1 剂。③中成药龙血竭片 4 片，口服，每日 3 次。

二诊（2012 年 10 月 5 日）：LMP：2012 年 9 月 29 日，量中，色红，腹痛较前减轻，白带量、色、质可。纳可，眠差，二便调。舌暗红，苔薄白，脉细涩。2012 年 10 月 2 日性激素（月经第 4 天）：FSH 3.73mIU/mL，LH 3.19mIU/mL，PRL 12.73ng/mL，E_2 207.95pg/mL，P 0.31ng/mL。

处方：上①方加山药 18g，路路通 12g，百合 12g，紫石英 30g（先煎）。14 剂，水煎服，日 1 剂。上②方加细辛 2g。7 剂，水煎服，日 1 剂。

三诊（2012 年 12 月 11 日）：LMP：2012 年 10 月 20 日，量、色可，腹痛较前减轻。现停经 53 天，2012 年 12 月 4 日自测尿 HCG（+），2012 年 12 月 9 日无明显诱因出现阴道少量流血，小腹略胀，无腹痛、腰酸，恶心，无呕吐，于当地行保胎治疗。纳可，眠差，二便调。舌暗红，苔薄白，脉细涩。2012年12月8日B超：①早孕；②子宫后壁不均质包块，不排除腺肌症合并腺肌瘤；③建议复查（滕州市妇幼保健院）。2012年12月10日早孕三项：P 15.8ng/mL，E_2 467.2pg/mL，β-HCG 8376mIU/mL。

处方：①黄体酮注射液40mg，肌内注射，每日1次。②黄体酮胶囊0.1g，口服，每日2次。③菟丝子18g，盐续断18g，桑寄生15g，盐杜仲12g，枸杞子12g，炒山药18g，党参30g，炙黄芪30g，炒白术12g，茯苓12g，炒白芍15g，黄芩12g，麦冬12g，木香9g，砂仁9g（后下），柏子仁12g，百合12g，苎麻根18g，香附9g，党参30g，炙黄芪30g，炙甘草6g。7剂，水煎服，日1剂。④明日复查早孕三项。

四诊（2012年12月21日）：停经63天，阴道少量流血，小腹隐痛，无腰酸，恶心，呕吐。纳、眠一般，二便调。舌暗红，苔薄白，脉细涩。2012年12月18日早孕三项：P 25.8ng/mL，E_2 571pg/mL，β-HCG 69082mIU/mL（滕州市妇幼保健院）。今日检查B超示：早孕（符合7.7孕周）；子宫腺肌瘤。

处方：收入院行保胎治疗。

随访：2013年7剖宫产一女婴，现体健。

按： 本病按经前、经期和平时分期用药。经前、经期以温经活血、行气止痛为法，在少腹逐瘀汤的基础上自拟经痛停方温经活血、行气止痛。寒邪除，瘀血去，经络通，冲任、子宫气血调和流畅，自无疼痛之虞。平时也注意调理气血，治以活血祛瘀、柔肝补肾、行气止痛，予止痛调血方。本患者经调理后受孕，受孕后予补肾安胎方积极保胎治疗，予黄体酮胶囊以补充黄体功能。

围绝经期综合征的临床经验

围绝经期综合征是绝经前后妇女的常见病、多发病，属于中医学经断前后诸证的范畴。本病发病率达75％，其中25％的患者症状明显，需要治疗。刘瑞芬教授运用滋肾育阴、舒肝活血法治疗围绝经期综合征，自拟知柏更安方，组方严谨，疗效确切。

一、肾虚是本病发生的主要病机

古代医籍对本病无专篇记载，多散见于"年老血崩""脏躁""百合病"等病证中。中医学认为，本病的发生与绝经前后的生理特点密切相关。中医学对本病的认识，早在《黄帝内经》中就有记载，《素问·上古天真论》中云："女子七岁，肾气盛，齿更发长；二七而天癸至，任脉通，太冲脉盛，月事以时下，故有子……七七任脉虚，太冲脉衰少，天癸竭，地道不通，故形坏而无子也。"这段论述明确地指出了女性从生长到衰老的自然规律，是肾中精气由盛到衰的自然变化过程。多数妇女可以顺利渡过，但部分妇女由于体质、产育、疾病、营养、劳逸、社会环境、精神因素等方面的原因，不能很好地调节这一生理变化，使得阴阳平衡失调而致本病。本病的主要病机以肾虚为主，常见肾阴虚、肾阳虚和肾阴阳俱虚。《素问·阴阳应象大论》云："年四十而阴气自半也，起居衰矣。"本病以肾阴虚者居多。肾阴阳失调常涉及其他脏腑，其中尤以心、肝、脾为主。若肾阴不足，不能上济心火，则心火偏亢，热扰心神，神明不安；乙癸同源，肾阴不足，精亏不能化血，导致肝肾阴虚，肝失柔养，肝阳上亢；肝藏血，主疏泄，其性条达，体阴而用阳，素性抑郁，肝气郁结，气为血之帅，气行则血行，气滞则血瘀。肾与脾先后天互相充养，肾阳虚，脾阳无以温煦，导致脾肾阳虚，而易出现水湿、瘀血、气滞等兼夹证。

二、瘀血是贯穿始终的一个重要致病因素

血液，是行于脉中的，循环流注于全身的具有营养和滋润全身脏腑组织作用的红色液体。它是机体生命活动和精神活动的物质基础，是由水谷精微所化。人体只有在气血充盛、血脉调和的前提下，才能产生充沛而舒畅的精神情志活动。妇女更是以血为用，一生的经、孕、产、乳等生理特点，都与血液的盛衰及运行的畅滞密切相关。若血液运行不畅，停滞积聚则形成血瘀。血瘀是五脏六腑气血功能失调的病理产物，导致瘀血形成的原因很多。就本病的发生主要有以下几个方面。一是肾虚致瘀，妇人绝经前后，肾中精气逐渐衰弱，必定会失去对人体脏腑、组织、经络及气血的温煦和滋养，气血亦随之减少，功能日趋紊乱，气弱血行不利，瘀血由此形成，故曰"瘀血之本，本于肾虚"。肾虚是致病之本，而瘀血是致病之标，瘀血既是病理产物，又成为新的致病因素。刘教授认为本病之瘀血，虚中夹瘀者居多，临证施治时应注意辨别。二是气滞血瘀，绝经前后女性情绪波动较大，肝气不舒，气郁为病，气滞则血行不畅而致瘀。三是脾虚致瘀，脾为气血生化之源，血为气之母，气为血之帅，若脾虚，则气血化源不足，气虚无力推动血行，血行缓慢甚至停滞，导致血瘀。所以血瘀在本病的发生发展过程中贯穿始终，常因虚致瘀，反过来血瘀又影响肝脾肾的功能活动。

三、立滋肾育阴，舒肝活血之法

刘教授认为本病发生的基本病机是肾虚，同时与肝、脾功能失调及血瘀密切相关。由此归纳总结出自己的特色治疗方法，自

拟方剂知柏更安方，治法以补肾为主，辅以舒肝活血。根据患者的具体病情，必要时配合心理疏导，临床取得很好的疗效。

方中熟地黄为君，质润入肾，善滋补肾阴，古人云其"大补五脏真阴""大补真水"，为补肾阴之要药。山药甘、平，双补脾肾，既养脾阴，又固肾精；山茱萸，酸、微温、质润，其性温而不燥，补而不峻，能补益肝肾，又能涩精，共为臣药。泽泻利湿泄浊，可防熟地黄之滋腻；丹皮清泄相火；茯苓健脾利湿，此三药合用，即所谓"三泻"，泻湿浊而降相火；知母、黄柏滋阴降火；生地黄滋阴凉血，清心火；龟甲、石决明滋阴潜阳；续断、仙灵脾温补肾阳，配入补阴方中有"阳中求阴"之义；柴胡疏肝理气；丹参活血化瘀，共为佐药。甘草调和诸药为使药。诸药合用，补而不滞，泄而不伤，共奏滋肾育阴、舒肝活血之功。偏于肾阳虚者去龟甲、石决明，加巴戟天、仙茅；失眠者加夜交藤、酸枣仁。

四、重视心理疏导

刘教授根据多年治疗围绝经期综合征的临床经验，认识到情志因素对本病的影响越来越突出。不同的脏腑可受损于不同的情志变化，而产生不同的病理变化，使脏腑之间的平衡关系受到破坏，使人体代谢功能异常，最终导致疾病的发生。因此刘教授在用药治疗本病的同时，针对患者身心同病、易怒、多忧的临床特征，常配合心理治疗。首先，了解患者的心理活动，耐心听取患者的陈述，了解其家庭背景、亲子关系、人际关系、所遭遇的挫折、病情的发生发展以及治疗情况。其次，针对患者对本病的错误甚至歪曲的认识，以便于理解的语言，向患者耐心的宣教，使其认识到围绝经期是每个妇女都会经历的正常的生理阶段，消除其思想顾虑，使其积极配合治疗。最后，在患者复诊时，对患者取得的每个进展给予肯定，以巩固治疗效果。总之，要建立良好的医患关系，取得患者的信任，使其主动积极地配合治疗，保持愉快的心情，常常会取得事半功倍的效果。

五、典型病案

病案 1

李某，女，50 岁，已婚。初诊时间 2015 年 1 月 12 日。

主诉：潮热汗出 6 个月。

初诊：患者近半年来感潮热汗出，每日 10 次以上。汗出后怕冷，伴五心烦热，烦躁易怒，心悸失眠，头痛头晕，口干。纳可，二便调。既往月经 5/30 天，量中，色红，有血块，伴经前乳房胀痛。近半年月经周期 5/21 天，量少，色红，有血块，伴经前乳房胀痛。LMP：2015 年 1 月 3 日。舌红少苔，脉细数。

中医诊断：绝经前后诸证。

西医诊断：围绝经期综合征。

辨证分型：肾阴不足兼气滞血瘀证。

治法：滋肾育阴，舒肝活血。

处方：知母 12g，盐黄柏 9g，熟地黄 12g，生地黄 12g，茯苓 12g，丹皮 12g，山药 12g，酒萸肉 12g，续断 15g，淫羊藿 12g，石决明 30g（先煎），柴胡 12g，丹参 18g，醋龟甲 12g，酒五味子 12g，浮小麦 30g，泽泻 9g，陈皮 9g，炙甘草 6g。7 剂，水煎服，日 1 剂。

二诊（2015 年 1 月 9 日）：服药后，诸症好转，烘热汗出每日发作 3 次，无头痛。纳、眠可，二便调。舌红，苔少，脉细数。

处方：上方去石决明，加合欢皮 30g。7 剂，水煎服，日 1 剂。

三诊（2015 年 1 月 26 日）：现偶有烘热汗出，五心烦热明显减轻，其他症状已无。纳、眠可，二便调。舌红，苔少，脉细数。

处方：上方去合欢皮、陈皮。14 剂，水煎服，日 1 剂。以巩固疗效。

按：因妇女一生经、孕、产、乳数伤于血，易处于"阴常不足，阳常有余"的状态，经断前后，肾气虚衰，天癸将竭，临床以肾阴虚证居多。本患者以肝肾阴虚为主，兼有气滞血瘀。方选知柏地黄汤补肝肾清虚热，善补阴者必于阳中求阴，阴得阳助则泉源不竭。方中熟地黄入肝、肾经，养血滋阴，填精益髓为君。山萸肉养肝涩精；山药补脾固精，共为臣药，合君药以滋阴、养肝、补脾。泽泻清泻肾火，并防熟地黄之滋腻；丹皮清泻肝火，并制山萸肉之性温；茯苓渗湿健脾，以助山药之健脾；知母、黄柏清热滋阴；生地黄清热凉血、养阴生津；仙灵脾、续断温补肾阳；柴胡、陈皮疏肝理气；龟甲、石决明滋阴潜阳；丹参活血化瘀；浮小麦、五味子敛汗；炙甘草调和诸药，共为佐使。二诊头痛愈，故去石决明，加合欢皮以舒肝解郁安神。

病案 2

王某，女，52 岁，已婚。初诊时间 2011 年 11 月 11 日。

主诉：烘热汗出 4 个月。

初诊：患者既往月经规律，12 岁初潮，5 ~ 7/28 ~ 30 天，量中，色红，质可。近 2 年，月经 3 ~ 5 天 /2 ~ 3 个月，经量减少至原来的 1/3，色紫黑，质稀，有小血块。LMP：2011 年 6 月中旬，3 天净，量少，总用卫生巾不足 5 片，色、质同前。现停经 4 个月余，自觉烘热汗出，夜间盗汗，心烦失眠，腰膝酸软无力。舌红，有瘀斑瘀点，苔薄白，脉沉细。妇科检查无异常。检查 B 超示子宫内膜厚 0.5cm，未见其他器质性病变。

中医诊断：绝经前后诸证。

西医诊断：围绝经期综合征。

辨证分型：肾虚血瘀证。

治法：滋肾育阴，舒肝活血。

处方：知母12g，黄柏9g，熟地黄12g，桑椹子18g，茯苓12g，丹皮12g，山药12g，酒萸肉12g，续断18g，仙灵脾15g，石决明30g（先煎），柴胡12g，丹参18g，制龟甲30g（先煎），炒枣仁30g，五味子12g，甘草6g。6剂，水煎服，日1剂。

二诊（2011年11月18日）：服药6剂后，烘热汗出及夜间盗汗现象明显减轻，心烦失眠、腰膝无力等症状有所好转。舌红，有瘀斑瘀点，苔薄白，脉沉细。

处方：上方去五味子，加百合12g，陈皮12g。6剂，水煎服，日1剂。

三诊（2011年11月28日）：继服6剂后，症状均明显改善，自觉身心舒畅。舌红，有瘀斑瘀点，苔薄白，脉沉细。

处方：①中成药平素调理：坤泰胶囊，3粒，每日3次，口服；②血府逐瘀口服液，1支，每日2次，口服。2个月后随访，自述未觉烘热汗出等症状复现。

按：肾藏精，为先天之本，天癸由肾中精气所化生，藏之于肾，随肾气的生理消长而变化。妇女绝经前后，肾气渐衰，冲任失调，天癸渐竭，肾阴便见不足，则虚热内生，从而出现烘热汗出。予知柏地黄汤，配以续断、仙灵脾阳中求阴，阴阳双补；桑椹子滋肾阴，养精血；柴胡疏肝理气；龟甲、石决明滋阴潜阳；酸枣仁养心安神；五味子敛汗益阴。二诊时烘热汗出、盗汗症状减轻，上方去五味子，加百合清心安神；陈皮理气行滞。三诊时症状明显改善，予坤泰胶囊滋阴清热、安神除烦，血府逐瘀口服液以调理善后。

病案3

刘某，女，40岁。初诊时间2011年11月26日。

主诉：绝经2年，失眠1年余。

初诊：2009年绝经。自去年开始失眠，入睡困难，烦躁易怒，伴烘热汗出，日1次。纳食后胃部胀满不舒，服用褪黑素片、佐匹克隆片、珍宝丸，睡眠改善不明显。自述2009年咽部有胀感，后消失。既往月经规律，5～6/25～26天，量、色、质正常，经期无明显不适。$G_4P_1L_1A_3$（人工流产3次，取环半年），2010年3月阴道流血1次，量、色、质同既往月经。纳食可，眠差，二便调。舌暗红，苔薄白，脉沉细。

中医诊断：绝经前后诸证。

西医诊断：围绝经期综合征。

辨证分型：肾阴不足，心肾不交证。

治法：滋养肾阴，交通心肾。

处方：熟地黄12g，知母12g，黄芩9g，柴胡12g，香附12g，山萸肉12g，山药15g，茯苓15g，丹皮9g，川断18g，菟丝子15g，仙灵脾15g，丹参18g，石决明30g（先煎），制鳖甲12g（先煎），生牡蛎18g（先煎），炒酸枣仁30g，柏子仁12g，五味子12g，远志12g，砂仁9g（后下），炙甘草6g。6剂，水煎服，日1剂。

二诊（2011年12月3日）：服药后，诸症改善，近4天无须服镇静药物。纳可，大便干，小便调。舌暗红，苔薄白，脉沉细。

处方：上方加麦冬12g，鸡内金12g，枸杞子12g。6剂，水煎服，日1剂。

三诊（2011年12月10日）：服上药后，诸症改善明显，纳食后胃脘部胀满不舒无明显改善，偶尔觉耳鸣，余无不适。纳、眠可，大便干，小便调。舌暗红，苔薄白，脉沉细。

处方：上方生牡蛎改为30g，加地骨皮12g。12剂，水煎服，日 1 剂。

四诊（2011 年 12 月 24 日）：服药后，睡眠改善，嗝气减轻，仍有潮热汗出，胃脘不适。白带量少。纳可，二便调。舌暗红，苔薄白，脉沉细。

处方：熟地黄 12g，知母 12g，黄芩 12g，柴胡 12g，香附 12g，山萸肉 12g，山药 15g，茯苓 15g，丹皮 12g，川断 18g，菟丝子 15g，仙灵脾 15g，丹参 18g，石决明 30g（先煎），制鳖甲 12g（先煎），生牡蛎 18g（先煎），炒酸枣仁 30g，柏子仁 12g，五味子 12g，远志 12g，砂仁 12g（后下），麦冬 12g，鸡内金 12g，枸杞子 12g，浮小麦 18g，麻黄根 12g，木香 12g，炙甘草 6g。6 剂，水煎服，日 1 剂。

五诊（2011 年 12 月 26 日）：服药后，睡眠明显改善，嗝气减轻，潮热减轻，汗出不明显，胃脘部不适，白带量少。纳可，二便调。舌暗红，苔薄白，脉沉细。

处方：上方去鸡内金，加川芎 15g。6 剂，水煎服，日 1 剂。

六诊（2012 年 1 月 7 日）：服药后仍有嗝气，大便不畅，日 1 次。近几日咽痛、咳嗽、白痰，无流涕，白带量少。纳、眠可，小便调。舌暗红，苔薄白，脉沉细。

处方：上方加百合 12g，黄芩改为 9g。6 剂，水煎服，日 1 剂。

七诊（2012 年 1 月 14 日）：服药后偶有汗出，汗出后易感冒，白带量少。纳、眠可，二便调。舌暗红，苔薄白，脉沉细。

处方：上方去川芎，加炙黄芪 18g。6 剂，水煎服，日 1 剂。

按：本病的主要病机以肾虚为主，《素问·阴阳应象大论》云："年四十而阴气自半也，起居衰矣。"本病以肾阴虚者居多。若肾阴不足，不能上济心火，则心火偏亢，热扰心神，神明不安，表现为失眠多梦、入睡困难，甚至情志异常等。肾与脾先后天互相充养，肾阳虚，脾阳无以温煦，导致脾肾阳虚，而易出现气滞等兼夹证，可表现为胃脘部胀满不舒等。

故本病在知柏更安方的基础上加砂仁、木香理气和胃，以防熟地黄滋腻碍胃；酸枣仁、柏子仁养心安神，交通心肾；生牡蛎重镇安神；远志、五味子宁心安神。知柏更安方中知柏地黄丸滋肾阴、清虚火，肾水充足，则能上济心火，心火自平，心神得安，故失眠得愈。

药物流产后异常子宫出血的临床经验

刘瑞芬教授从事中医妇科临床 40 余年，具有丰富的临床经验。尤其对药物流产后恶露不绝的治疗有独到的见解，认为本病病机离不开瘀、虚、热三个方面，故在立法上活血祛瘀是关键，养血益气是基础，清热是防止本病传变的手段。宫清方是治疗本病的有效方剂。

一、中医学对本病的认识

中医学虽无此病名记载，但究其临床表现，当属中医学"堕胎""产后恶露不绝"的范畴。堕胎之名最早见于《黄帝内经》，早在《灵枢·邪气脏腑病形》中就载有"有所堕胎，恶肉留内"的记载。《诸病源候论》中有"妊娠堕胎后血不止候"。产后恶露不绝最早见于《金匮要略》"产后七八日，无太阳证，少腹坚痛，此恶露不尽"，《诸病源候论》指出本病可由"虚损"或"内有瘀血"所致。《外台秘要》首称"恶露不绝"。《千金翼方》列别名甚多，如"恶露不尽""余血不尽""子血不尽""留血不尽"等，列方十八首，主治因虚、瘀、热所致的不同证候。《妇人大全良方》认为本病是"因伤经血，或内有冷气，而脏腑不调故也。"《校注妇人良方》进一步提出"脾气虚而不能摄血"，"肝经怒火而血妄行"，对"瘀血"所致者，未明确论述，但已有"恶露腹痛或淋漓，用返魂丹（一名益母草丸）当归酒化下"之活血化瘀法。《胎产心法》对其病因病机论述较全面，云"产后恶露不止……由于产时伤其经血，虚损不足，不能收摄，或恶血不尽，则好血难安，相并而下，日久不止。"又云"或过甚太暖，或因年离火壮，而饮食药饵大补过度，致火动病热，下血日久不止，此产后间有之实证。"即有气虚、血热、血瘀三方面的病因，并指出本病之治，"不可轻用固涩之剂，致败血聚为癥瘕，反成终身之害。"《医宗金鉴·妇科心法要诀》中指出本病的辨证"当审其血色，或污浊不明，或浅淡不鲜，或臭，或腥，或秽，辨其为实、为虚而攻补之。"《傅青主女科》立加减生化汤为治。

二、瘀、虚、热为本病的主要病机

刘教授认为药物流产后与足月妊娠分娩后恶露不绝的病机有所不同。明代薛立斋指出"小产重于大产，盖大产如栗熟自脱；小产有如生采，破其皮壳，伤其根蒂也。"人为终止妊娠对脏腑、气血、冲任的损伤较甚。冲为血海，任主胞胎，血源于脏腑，注于冲任二脉。妊娠时期，阴血下注胞宫以养胎；而药物流产后阴血骤虚，气不摄血，或因胎堕不全，余血留滞胞宫，瘀血不去，新血难安，或因外邪乘袭，蕴而化热，热伤血络，或三者相互交错，虚实并存，以致恶露不净。刘瑞芬教授对本病病因病机的认识有如下几个方面。

1. 冲任受损，气虚血瘀

药物流产乃人为终止妊娠，似青藤摘瓜，对脏腑、气血、冲任损伤较甚，胞胎系于肾，药流易损伤肾气，气虚无力行血而致瘀。《医林改错》曰："元气既虚，必不能达于血管，血管无力，血液在血管中运行势必迟缓乃至滞阻。"

2. 瘀阻胞络，血不归经

《血证论》云："瘀血不去，新血难安。"药物流产后瘀血浊液停留，阻滞胞中；或胞衣残留阻滞气血运行及胞宫闭缩复原，瘀血阻滞，新血难安，故阴道下血不止。

3. 热扰冲任，迫血妄行

药物流产后阴血骤虚，阴血虚则虚热内生，热扰冲任，迫血妄行；或因产后瘀血未去，血室正开，热邪乘虚而入，与血相搏，瘀热蕴结，阻滞冲任，血不归经，而下血不止。

4. 情志不畅，气滞血瘀

药物流产后，冲任被扰，加之情怀不畅，肝郁气滞，气滞血瘀，瘀血不去，新血难安，故出血不止。

三、立法上活血祛瘀是关键，养血益气是基础，清热是防止本病传变的手段

1. 活血祛瘀是关键

药物流产后胞脉空虚，寒邪乘虚而入，与血相搏，血为寒凝而成瘀；药物流产损伤肾气，元气本虚，若因劳倦，气虚无力运血，败血滞留成瘀；或因七情郁结，气滞而血瘀；或胞衣残留，阻滞冲任，以致恶血不去，新血难安，恶露淋漓不止。正如《诸病源候论·妇人产后病诸候上·产后血露不尽候》云："至于产时……或新产而取风凉，皆令风冷搏于血，致使血不宣消，蓄积在内，则有时血露淋漓下不尽。"《血证论》云："故凡血证，总以祛瘀为要。"产后多瘀，瘀血阻滞，血不循经而妄行，治当通因通用，活血止血。在治疗本病过程中，活血祛瘀是关键，但亦应遵循辨证论治的原则，有瘀当祛瘀，无瘀者不可妄用。

2. 养血益气、兼以补肾

肾能系胎，血能养胎，气能载胎，药物流产乃人为终止妊娠，

刘瑞芬妇科经验集

似青藤摘瓜，损伤脏腑、气血、冲任。冲为血海，任主胞胎，药物流产损伤冲任，致使胞脉空虚，气血虚弱，故本病的治疗当佐以养血益气兼补肾。正如《宋氏妇科秘书》云："夫小产重于大产，将息当过十倍，大产如粟熟自脱，小产如采生栗，破其皮壳，断其根蒂，非自然耳。盖胎脏损伤，胞系腐烂，然后堕胎，岂不过于大产……大抵小产宜补血生肌肉，养脏气，生新血，祛瘀血为妙。"《女科正宗》云："产后气血大损，诸事必须谨慎保证……故治产后证，先以大补气血为主，虽有他证，以末治之，或欲去邪，必兼补剂为当。不宜专用峻厉，再损血气。"治疗时用宫清方谨守病机，标本兼顾，并佐以养血益气、补肾之品以扶正祛瘀，治病而不忘产后。

3. 清热是防止本病传变的手段

流产后胞宫空虚，易感邪毒，或瘀血未去，血室正开，热毒或湿热之邪乘犯胞中、阴中，或因流产后瘀血浊液停留，瘀久化热，宫清方本着"未病先防"的原则配伍清热解毒、凉血活血之品，以防流血日久变生他证。

四、宫清方是治疗本病的有效方剂

益母草辛、苦、微寒，善走散，有活血通经、祛瘀生新之效，为君药。《本草蒙筌》中载益母草"去生胎，安死胎，行瘀血，生新血"。《本草纲目》中载益母草"活血破血，调经解毒，治胎漏，产难，胞衣不下"。张景岳云："益母草，性滑而利，善调女人胎产诸证，故有益母之号。然惟血热血滞及胎产艰涩者宜之。"

马齿苋性寒滑利而入血分，善清热解毒，又能凉血止血。《本草纲目》中载马齿苋能"散血消肿，利肠滑胎，解毒通淋"。《素问玄机原病式》载"马齿苋辛寒能凉血散热，故主癥结，痈疮疔肿……"蒲黄辛甘性凉，善凉血活血止血。《日华子本草》中载蒲黄"治……月候不均，血气心腹痛，妊孕人下血堕胎，血运血癥，儿枕急痛……"二药合用，共奏活血祛瘀、清热止血之效。牛膝活血祛瘀通经，并能引血下行，兼能补益肝肾，《本草述钩元》中载牛膝"君当归、地黄能下死胎，加朴硝，立下胞衣"。以上三味共为臣药。

当归补血和血，调经止痛。《本草正》载："当归，其味甘而重，故专能补血，其气轻而辛，故又能行血，补中有动，行中有补，诚血中之气药，亦血中之圣药也……若妇人经期血滞，临产催生，及产后儿枕作痛，具当以此为君。"《本草再新》载当归"治浑身肿胀，血脉不和……安生胎，堕死胎"。失血易伤气，用党参健脾益气，使"有形之血生于无形之气"，二药合用养血和血、健脾益气为佐药。甘草调和诸药为使药。诸药合用，标本兼顾，攻补兼施，行中有补，补中有行，祛瘀而不伤正气，止血而不留瘀，共奏活血祛瘀、清热止血、养血益气之功。

五、典型病案

病案 1

王某，女，30 岁。初诊时间 2013 年 2 月 26 日。

主诉：药物流产后阴道流血淋漓不尽 20 天。

初诊：患者 2013 年 2 月 6 日于我院计生门诊行药物流产术，服用米索前列醇 3 小时后见孕囊排出，见部分蜕膜样组织。始阴道流血量多同月经量，3 天后量减少，色红，有血块，无腹痛，淋漓不尽至今。现阴道流血量少，色暗红，无血块，伴腰酸乏力，无腹痛。纳、眠可，二便调。舌暗红，苔薄黄，脉细涩。检查 B 超示：宫腔内探及 2.4cm×2.1cm 的非均质性反射。

中医诊断：药物流产后恶露不绝。

西医诊断：不全流产。

辨证分型：瘀热互结阻滞胞络兼有气虚证。

治法：活血祛瘀，清热止血，养血益气。

处方：益母草30g，马齿苋30g，当归15g，川芎12g，川牛膝18g，炒枳壳18g，生蒲黄18g（包煎），仙鹤草15g，党参30g，炙甘草6g。6剂，水煎服，日1剂。

二诊（2013年3月4日）：服药后，阴道流血量多，有大血块排出，见烂肉样组织，大血块排出后阴道流血量少。现阴道流血量少，色暗，无血块，无腹痛，腰酸乏力。纳、眠可，二便调。舌暗红，苔薄黄，脉细涩。检查B超示：子宫附件未见异常。

处方：上方去川牛膝、炒枳壳，加川断15g，菟丝子15g，三七粉3g（冲服），茜草炭12g，海螵蛸18g。7剂，水煎服，日1剂。

三诊（2013年3月11日）：阴道流血已止5天，无腰酸，仍感乏力。纳、眠可，二便调。舌暗红，苔薄黄，脉细涩。

处方：八珍颗粒6g，每日3次，口服。

按：根据产后"多虚多瘀"的特点，药物流产后的病机特点以瘀、虚、热为主。患者药物流产后瘀血浊液停留，瘀久化热；或阴道流血日久，邪热乘虚而入，与血相搏，瘀血阻滞新血不得归经，故阴道流血淋漓不断；血能载气，出血日久则气虚，加之流产伤肾，故腰痛乏力。初以活血化瘀、清热止血、养血益气立法，瘀血浊液排出后则以活血止血、养血益气补肾为法，以善其后。故初诊以宫清方活血化瘀、清热养血。方中益母草活血祛瘀，调经为君药。蒲黄、马齿苋、仙鹤草活血祛瘀，清热止血；川牛膝配伍川芎、枳壳行气活血，引瘀血下行以排出。以上六味共为臣药。当归补血和血，调经止痛；失血易伤气，用党参健脾益气，以补气生血。二药合用，养血和血、健脾益气为佐药。甘草调和诸药，为使药。诸药合用，使瘀血得化，邪热得清，血能归经，共奏活血祛瘀、益气清热之功。待宫内残留物排出后，二诊加川断、菟丝子补肾；加三七粉祛瘀活血；茜草、海螵蛸以凉血活血。三诊予八珍颗粒补气养血，以善其后。

病案 2

于某，女，32 岁。初诊时间 2009 年 10 月 30 日。

主诉：药物流产后阴道流血 8 日未净。

初诊：2009 年 10 月 22 日行药物流产术。术后阴道流血至今，量时多时少，色暗，有血块，神疲懒言，四肢无力，小腹坠胀，时口燥咽干，纳眠可，二便调，舌暗有瘀点，苔薄黄，脉细涩。尿 HCG（+）；检查 B 超示：宫腔残留（4.3cm×2.1cm）。

中医诊断：药物流产后恶露不绝。

西医诊断：不全流产。

辨证分型：气虚血瘀兼血热证。

治法：活血化瘀，益气养血，清热止血。

处方：益母草 30g，马齿苋 30g，生蒲黄 18g（包煎），川牛膝 18g，当归 9g，党参 18g，川芎 9g，枳壳 18g，仙鹤草 15g，甘草 6g。6 剂，水煎服，日 1 剂。

二诊（2009 年 11 月 6 日）：服上药 2 剂后，阴道有 2 个约 1.0cm×2.0cm 血块排出，色黑，质硬。现阴道流血量较前增多，色暗，余症同前。舌暗，有瘀点，苔薄黄，脉细涩。检查 B 超示：宫腔残留（3.8cm×1.6cm）。

处方：上方益母草改为 45g，马齿苋改为 45g。5 剂，水煎服，日 1 剂。

三诊（2009 年 11 月 11 日）：患者述 3 天前阴道先后排出 1.0cm×2.0cm 三块烂肉样组织物后，流血量明显减少，色暗，质可，无小腹坠胀。舌红，苔薄白，脉沉细。检查 B 超示：子宫及双侧附件未及明显异常，内膜厚 0.7cm。

处方：上方加炒川断 18g，炒山药 15g，陈棕炭 15g。3 剂，水煎服，日 1 剂。

按：药物流产后胞络损伤，又因瘀血阻滞，以致新血不得归经，且瘀久又易化热，致本病发生。初诊药物流产后阴道流血不止，量时多时少，色稍暗，有小血块，乃因瘀血阻滞胞络、子宫、新血不得归经；神疲懒言，四肢无力，乃气虚中阳不振；有时觉口燥咽干，乃为阴虚有热，阴液不足，津不上乘；小腹坠胀乃气虚下陷，气机阻滞；舌脉乃瘀血之征。本患者不是单纯的虚、热、瘀，而是三者相互交错，虚实并存。根据患者特点，辨证论治用宫清方。二诊阴道流血量稍增多，色暗，仍感小腹坠胀，故加大益母草、马齿苋用量，以加强活血化瘀、清热凉血止血之功。三诊无小腹坠胀，阴道仍有少量流血，检查 B 超示子宫及双侧附件未及明显异常。胞脉者系于肾，药物流产后伤肾，冲任损伤，故宫清方加炒川断以补肝肾、固冲任；炒山药益气养阴、补脾肺肾；陈棕炭加强仙鹤草收敛止血之功。

宫内节育器出血副反应的临床经验

育龄妇女子宫放置节育器后，节育器位置正常，而出现以月经过多或经期延长、非经期阴道流血等异常子宫出血为主症的疾病，现代中医妇科学称之为宫环出血病，即西医学的宫内节育器（IUD）出血副反应。

一、"环卧胞宫""金刃所伤"为本病的关键病因

"环卧胞宫""金刃所伤"是本病的关键病因，其诱因或责之于素体因素，或责之于外邪，或与 IUD 在宫腔的位置、型号与宫腔是否相匹配等诱发因素有关。素体因素如：素体阳盛，或素性

抑郁，或阴虚内热，或素体正气虚弱等；感受外邪如：置器术中、术后消毒不严，或调摄失慎，感受寒、热、湿之邪等。

二、"瘀阻脉络，冲任不固"为本病的核心病机

宫环出血的总体病机是"环卧胞宫"，胞脉、胞络为金刃所伤，脉络瘀阻受损，冲任不固，经血从胞宫非时而妄行。其病位在子宫，血瘀为其核心病机。其病机转归多责之于瘀、热、虚，瘀血阻滞贯穿于疾病的始终。本病以实证、虚实夹杂证多见，纯虚者少；热证多而寒证少，尤以瘀热证为多见。就其阶段性病机而言，本病初期为金刃所伤，瘀阻胞络或瘀热阻滞，血不循经而非时下血，以实证居多；后期由实转虚，出血既久，或气血俱损，或气阴两伤，或耗损肾气，属虚证或虚实夹杂证居多，常累及肝、脾、肾三脏。

三、体质因素对本病的发生起重要作用

在"环卧胞宫"的特殊情况下，经血得以保持正常，必要条件乃是冲任通盛，气血和调，脏腑功能正常。《妇人良方大全》指出："冲为血海，任主胞胎，二脉流通，经血渐盈，应时而下。"冲任二脉通盛，气血和调，脏腑功能正常，经候尚能如常，这也是不少妇女置器后月经仍然正常的最重要的内在因素。因此，先、后天形成的体质因素在本病的启动过程中起到了至关重要的作用，同时也决定了术后感邪的性质和从化过程。

四、审症求因，辨证施治，注重治疗时点

本病的临床表现以月经量多，或经期延长，或周期提前，或不规则阴道出血等为特点。刘瑞芬教授在查阅大量文献资料后归纳得出，本病应从以下四个方面辨证施治。

1. 从瘀论治

症见阴道出血量多，或淋漓不断，色紫暗，有块，伴小腹疼痛拒按，块下痛减，舌质暗，有瘀斑、瘀点，苔薄白，脉沉弦涩。治当活血化瘀，调经止血。方用桃红四物汤合失笑散加减，或用桂枝茯苓丸加减。

2. 从热论治

症见经量多，或持续时间长，或月经提前，色深红或紫红，质黏稠，口渴，烦热，大便秘结，小便短黄，舌红，苔黄，脉滑数。治宜清热凉血，止血调经。方选清热固经汤、保阴煎、解毒四物汤加减化裁。若证兼胸胁乳房少腹胀痛，心烦易怒，脉弦的肝热证，治宜清肝泄热，止血调经，方选丹栀逍遥散加减。

3. 从郁论治

症见月经先后无定期，或周期紊乱，月经量或多或少，血色暗红，有块，胸胁、乳房、少腹胀痛，舌淡，苔薄白，或薄黄，脉弦。治宜调肝止血。方用小柴胡汤、逍遥散、柴胡舒肝散加减。

4. 从虚论治

气虚证者症见月经量多，持续时间长，经色淡，质稀薄，头晕心悸，气短懒言，乏力，舌淡，苔薄白，脉缓，或沉而无力。治当补气摄血。方用补中益气汤、举元煎、归脾汤、固冲汤加减。

肾阳虚证者症见月经量多，或经期时间长，色淡质稀，少腹冷痛，喜温喜按，或畏寒肢冷，面色晦暗，腰腿酸软，大便溏薄，舌淡，苔薄白，脉沉迟无力。治当温肾固冲，止血调经。方用右归丸加减。

肝肾亏损证者症见月经量多，或经期淋漓不净，或月经周期紊乱，血色鲜红，质稠，伴头晕，腰膝酸软，手足心热，面色萎黄，舌红，苔少，脉沉细而数。治宜滋阴养肝，止血调经。方用左归丸合二至丸加减。

刘瑞芬教授强调宫环出血经期或出血期治疗以辨证止血为主，应结合病证加用相应的止血药物，其常用的止血方法及药物如下。

祛瘀止血：三七、生蒲黄、茜草、血余炭等；

清热凉血止血：黄芩、生地黄、地榆、小蓟、焦栀子、败酱草、苎麻根、大黄炭等；

调肝止血：柴胡、白芍、香附等；

益肾温经止血：炒川断、菟丝子、桑寄生、炒杜仲、鹿角胶、炮姜炭、艾叶炭等；

益气止血：党参、白术、黄芪、炙甘草等；

养血滋阴止血：女贞子、墨旱莲、阿胶、生地黄、熟地黄、麦冬、龟甲、白芍等；

固涩止血：海螵蛸、仙鹤草、陈棕炭、煅龙骨、煅牡蛎、芥穗炭等。

本病在辨证求因治疗的基础上，注重通过细化用药时点，以提高疗效。具体用药时点有：月经先期者，以平时服药为主；月经过多者，于经前3天开始服药，服至血止；经期延长者，于经期第3天服药，服至血止；经间期出血者，于经后服药，服至血止后2天（无出血者服至既往出血时间后2天）；崩漏患者，于出血期辨证用药，血止后行中药人工周期疗法。

五、创制并研发了国家准字号新药"宫宁颗粒"

刘瑞芬教授主持负责的临床流行病学调查研究结果提示，瘀热互结证为本病最常见的证候。以"凡治血者，必先以化瘀为要"为原则，立祛瘀清热、止血调经之法，治疗瘀热互结证，创制并研发了国家准字号新药"宫宁颗粒"，临证收到满意效果。该制剂由茜草、蒲黄、三七、黄芩、党参、白芍、甘草诸药组成。具有既止血又活血、标本兼顾、通涩并用的功能。方中茜草、蒲黄共为君药。茜草性寒味苦，凉血止血，活血化瘀。《珍珠囊》载本品"去诸死血"；《本草汇言》谓"茜草治血，能行能止"。历代医家把它用于治疗胞宫不规则出血，无论虚实皆可用之。蒲黄性平味甘，凉血止血，行血消瘀。《神农本草经》载其"止血，消瘀血"。《药性论》谓之"通经脉，止女子崩中不住"。《本草汇言》言其"性凉而利，血之滞者可行，血之行者可止"。两药合用，祛瘀清热、凉血止血。方中三七、黄芩共为臣药。三七性温，苦甘，止血祛瘀，消肿止痛，《本草纲目》载其"止血散血，定痛……亦主崩中，经水不止"；黄芩性寒味苦，清热、燥湿、止血，《滇南本草》谓本品"女子暴崩，调经清热"。方中党参、白术共为佐药。子宫出血，每伤气耗血，故用党参健脾益气，以补气生血摄血；白芍敛阴养血，配甘草缓急止痛。二药合用，益气摄血，养血敛阴。甘草调和诸药，为使药。诸药合用，使瘀血得化，邪热得清，气阴两虚之虑得除，终使胞宫胞脉通畅，冲任乃固，血能循经。

六、典型病案

病案 1

刘某，女，32 岁。初诊时间 2012 年 10 月 7 日。

主诉：阴道流血 10 天。

初诊：患者既往月经规律 12 岁，6 ~ 7/28 ~ 30 天，量、色、质可。2012 年 3 月顺产一男婴，现体健。2012 年 6 月 13 日放置宫内节育器，放环后月经 10 ~ 13/30 天，量多，色暗，有块，伴体倦乏力。LMP：2012 年 9 月 28 日，量多，色暗，有血块。平素神疲懒言，四肢无力，小腹坠胀，时口燥咽干，纳眠可，小便调，大便干。舌暗有瘀点，苔薄黄，脉细涩。检查 B 超示：子宫及附件未及明显异常；宫内节育器位置正常。

中医诊断：经期延长。

西医诊断：宫内节育器出血副反应。

辨证分型：瘀热互结证。

治法：活血化瘀，清热止血。

处方：茜草 15g，蒲黄 15g（包煎），三七粉 3g（冲服），黄芩 9g，党参 18g，仙鹤草 30g，海螵蛸 30g，白芍 15g，地榆 30g，甘草 6g。7 剂，水煎服，日 1 剂。

二诊（2012 年 10 月 25 日）：服上药 2 剂后，阴道流血量明显减少，服 5 剂后血止，又巩固 2 剂。LMP：2012 年 10 月 22 日。现行经第 4 天，量多，色暗有血块，神疲懒言，乏力伴腰酸，纳眠可，二便调。舌暗有瘀点，苔薄黄，脉细涩。

处方：上方加棕榈炭 15g，生地黄 12g，续断 18g。7 剂，水煎服，日 1 剂。

三诊（2013 年 2 月 20 日）：服上药 4 剂后血止，余 3 剂继续巩固治疗。2012 年 11 月及 12 月分别于行经第 3 天（行经第 1～2 天量可）服上方 3 剂血止，巩固 2 天。本月及上月未服药，月经正常。

按：患者素体阳盛，又因调摄失慎，感受热邪，环卧胞宫，胞脉、胞络为金刃所伤，脉络瘀阻受损，致瘀热互结，冲任不固，经血从胞宫非时而妄行。宫宁方具有活血化瘀、标本兼治、通涩并用的显著疗效。方中茜草、蒲黄、仙鹤草、地榆祛瘀清热，凉血止血。三七、黄芩清热止血。党参、白术益气摄血，养血敛阴。又白芍配甘草缓急止痛。甘草调和诸药，为使药。诸药合用，使瘀血得化，邪热得清，气阴两虚之虑得除，终使胞宫胞脉通畅，冲任乃固，血能循经。棕榈炭、海螵蛸、生地黄可加强益气养阴、化瘀止血之功。

病案 2

赵某，女，38 岁。初诊时间 2009 年 12 月 3 日。

主诉：经行 10 余天方净 2 年余。

初诊：患者既往月经规律，13 岁初潮，5 ~ 6/28 ~ 30 天，量中，色红，质可，无痛经。近 2 年放 IUD 后月经 10$^+$/30 天，量中，色红，质可，偶伴下腹痛。LMP：2009 年 11 月 6 日，11 月 14 日阴道少量流血，12 天净（服阿胶后）。白带量、色、质正常，$G_5P_2L_2A_3$（IUD2$^+$ 年），纳眠可，二便调。舌暗红，苔薄白，脉沉细。

中医诊断：经期延长。

西医诊断：宫内节育器出血副反应。

辨证分型：瘀热互结，气阴两虚证。

治法：清热化瘀，益气养阴。

处方：茜草 12g，太子参 30g，制黄精 12g，连翘 12g，黄芩 9g，川断 18g，生地黄 12g，山萸肉 12g，炒白芍 15g，茯苓 12g，五味子 12g，沙参 15g，女贞子 15g，墨旱莲 18g，炒杜仲 12g，甘草 6g。7 剂，水煎服，日 1 剂。

二诊（2010 年 5 月 20 日）：LMP：2010 年 4 月 14 日，17 天净，经行第 11 ~ 13 天量多，色暗红，质可，偶伴下腹痛，余时量少。5 月 10 日又出现间歇性咖啡色分泌物，持续至今，伴小腹不适，纳眠可，二便调。舌暗有瘀点，苔薄黄，脉细涩。妇科检查：外阴略充血；阴道通畅，见多量咖啡色分泌物来自宫腔；宫颈肥大，轻度糜烂，见节育器尾丝；宫体、附件未及明显异常。

处方：①上方茜草改茜草炭 15g，川断改炒川断 18g，加海螵蛸 30g，覆盆子 15g，地榆 18g。7 剂，水煎服。②中成药予宫宁颗粒 1 袋，口服，每日 3 次。

三诊（2010 年 5 月 27 日）：LMP：2010 年 5 月 22 日，5 天净，量多如注，色稍暗，有血块，经前小腹隐隐不适，余无明显不适。纳眠可，二便调。舌暗有瘀点，苔薄黄，脉细涩。

处方：党参30g，酒黄精12g，北沙参18g，麦冬12g，黄芩9g，白芍15g，丹皮9g，牡蛎18g（先煎），酒萸肉12g，生地黄12g，茯苓12g，炒川断18g，女贞子18g，墨旱莲30g，茜草12g，海螵蛸18g，甘草6g。7剂，水煎服，日1剂。

四诊（2010年6月3日）：现月经周期第13天，近期无不适，白带量、色、质可，纳眠可，二便调。舌淡红，苔薄白，脉沉涩。

处方：上方加覆盆子15g。7剂，水煎服，日1剂。

五诊（2010年6月10日）：现月经周期第20天，近期无不适，白带量、色、质可，纳眠可，二便调。舌淡红，苔薄白，脉沉涩。

处方：上方加地榆18g、仙鹤草18g，茜草改茜草炭15g。7剂，水煎服，日1剂。

按：本患者初期为金刃所伤，瘀热阻滞，血不循经而非时下血，以实证居多；后期由实转虚，出血既久，气阴两伤，属虚实夹杂证。辨证为瘀热互结兼气阴两虚。方中茜草、连翘、黄芩、女贞子、墨旱莲清热凉血化瘀；太子参、制黄精、沙参、五味子、生地黄、茯苓、炒白芍益气养阴；久病及肾，故予川断、山萸肉、炒杜仲以补肾。全方共奏清热化瘀、益气养阴之功。

病案3

侯某，女，43岁。初诊时间2012年11月9日。

主诉：月经20天左右1行2年。

初诊：患者近2年月经20天左右1行，6天净，量中，色质可，无痛经。LMP：2012年11月8日（周期20天），现月经周期第2天。PMP：2012年10月19日，6天净，量、色、质同前，经净1天后，阴道出现少量流血，色红，6天后血净。既往月经6～7/20天，量、色、质可，平素乏力，五心烦热，偶有头晕耳鸣，$G_2P_1L_1A_1$（IUD避孕），白带量、色、质可，无阴痒，纳眠可，二便调。舌暗红，苔薄黄，脉沉。

中医诊断：月经先期。

西医诊断：宫内节育器出血副反应。

辨证分型：瘀热互结兼气阴两虚证。

治法：清热化瘀，益气养阴。

处方：党参30g，酒黄精12g，北沙参18g，麦冬12g，黄芩9g，白芍9g，丹皮9g，牡蛎18g（先煎），酒萸肉12g，生地黄12g，茯苓12g，炒川断18g，女贞子15g，墨旱莲18g，茜草12g，海螵蛸18g，覆盆子12g，生薏苡仁18g。12剂，水煎服，日1剂，早晚分服。

二诊（2012年12月5日）：LMP：2012年11月30日，量中，色可，无血块，经行无明显不适，现月经周期第6天。11月20日至11月22日，白带夹血丝，纳眠可，大便稀，日1次，小便调。舌暗红，苔薄黄，脉沉。2012年11月23日于定陶县中医院检查B超示：①宫内节育器；②宫颈囊肿；③盆腔少量积液。

处方：上方加炒白术15g，白花蛇舌草12g，板蓝根15g，白芍18g，山药改为30g。12剂，水煎服，日1剂，早晚分服。

三诊（2013年1月1日）：LMP：2012年12月21日，7天净，量中，色可，无腹痛，现月经周期第12天，白带正常，纳眠可，大便稀，小便调。舌暗红，苔薄黄，脉沉。

处方：当归12g，熟地黄15g，川芎12g，白芍18g，党参30g，炙黄芪30g，茯苓12g，炒白术12g，桑椹18g，续断18g，淫羊藿18g，紫石英30g（先煎），陈皮12g，醋香附15g，女贞子18g，墨旱莲30g，茜草12g，海螵蛸18g，五味子9g，板蓝根15g，炙甘草6g。12剂，水煎服，日1剂，早晚分服。

四诊（2013年1月25日）：LMP：2013年1月15日，8天净，量中，色可，无腹痛，现月经周期第11天，平素耳鸣，白带正常，纳可，眠欠佳，二便调。舌暗红，苔薄黄，脉沉。

处方：上方茯苓改 18g，加生薏苡仁 18g，山药 30g。12 剂，水煎服，日 1 剂，早晚分服。半年后电话随访，月经正常。

按：本患者初为金刃所伤，瘀热互结，日久伤及阴血，损及肾气，累及肝、脾、肾三脏。首诊选用调经 2 号方加减治疗，疗效不佳，后虑及患者日久阴损及阳，改用调经 3 号方后效显。方中党参、炙黄芪、当归、紫石英为君药，益气养血，补肾健脾。熟地黄、白芍、桑椹、五味子滋阴养血，益肾填精；淫羊藿温肾阳；续断平补肾阴、肾阳；炒白术、茯苓健脾祛湿；女贞子、墨旱莲为二至，滋养肝肾止血；茜草凉血止血；海螵蛸收涩止血，与茜草合用称"四海螵蛸一蘆茹丸"，二药相配，既能行血通经，又能止血固经；以上诸药共为臣药。川芎、红花、丹参、丹皮养血活血调经，又清血中郁热；香附、柴胡调畅气机，使诸药补而不滞；陈皮、木香、砂仁理气和胃；莲子心养心安神，合麦冬滋阴清热，板蓝根清热凉血；共为佐药。炙甘草调和诸药，为使药。

崩漏的临床经验

崩漏，为中医病名，是月经的周期、经期、经量发生严重失常的病证。其发病急骤，暴下如注，大量出血者为"崩"；病势缓，出血量少，淋漓不绝者为"漏"。可发生在月经初潮至绝经期的任何年龄，影响生育，危害健康。属妇科常见病，也是疑难急重病证，相当于西医学的异常子宫出血。刘瑞芬教授临床经验丰富，对于崩漏的治疗独具特色，在临床上每获良效。

一、虚、瘀、热是崩漏的核心病机

本病的病因主要是肾－天癸－冲任－胞宫轴的严重失调。冲任损伤,不能制约经血,使子宫藏泻失常。本病最早见于《素问·阴阳别论》:"阴虚阳搏谓之崩。"明确指出了崩漏是阴虚阳亢的发病机制。《丹溪心法》云:"崩中由脏腑损伤,冲任二脉气血俱虚故也。"如《万氏女科·崩漏》云:"女人崩中之病,皆因中气虚不能收敛其血。"《沈氏女科辑要笺正·血崩》:"崩中一证,因火者多,因寒者少,然即属热,亦是虚火,非实热可比。"李东垣在《兰室秘藏》一书中明确指出:"妇人血崩,是肾水阴虚,不能镇守包络相火,故血走而崩也。"为后世医家提出"滋阴固气止崩"奠定了理论基础。刘教授受此观点影响,认为崩漏气阴两虚是本,经水出诸肾;脾统血,为气血生化之源;肝藏血,主疏泄;三脏气衰,统摄失司,冲任不固,经血非时而下,可成崩漏之疾。阴虚生热,扰动血海,迫血妄行;崩漏失血后,阴血骤虚,气随血耗,气阴两虚之象更显。因此,刘教授认为崩漏病机是气阴两虚,阴虚有热,与肝、脾、肾三脏关系密切。

1. 脾肾亏虚,血失统摄

素体脾肾亏虚,或饮食不节、房劳多产等损伤肾气,都可以导致气血失于统摄,遂成崩漏。

2. 瘀阻胞络,血不归经

情志内伤,气结血停,外感寒、热之邪,寒邪阻遏阳气,凝滞致瘀,热灼致瘀,瘀阻胞络,血不归经,发为崩漏。

3. 热扰冲任,迫血妄行

七情内伤,郁而化热,或过食辛辣炙煿之品,或感受外邪,或素体阳盛,都能导致热扰冲任,迫血妄行,非时而下,导致崩漏。

综上所述,气阴两虚兼有瘀热是崩漏的根本病机。本病是典型的以本虚为主的本虚标实证,虚、热、瘀相互影响,使疾病错综复杂,缠绵难愈。故临床治疗时当标本兼顾,益气养阴与化瘀清热并行。

二、补气养阴兼化瘀清热是崩漏的治疗大法

刘教授根据《景岳全书·妇人规》："治崩淋经漏之法，若阴虚血热妄行者，宜保阴煎、加减一阴煎……若脾气虚陷，不能收摄而脱血者……再甚者，举元煎。"根据崩漏气阴两虚兼有瘀热的病机，将益气健脾固脱、养阴清热治法合而用之，以治其本。自拟通用止血方：党参、炙黄芪、熟地黄、益母草、马齿苋、蒲黄、三七粉、生地榆、茜草炭、贯众炭、仙鹤草、陈棕炭、赤石脂、海螵蛸、煅龙骨、煅牡蛎、续断、炙甘草。

刘教授擅用参药补虚固脱。脾气虚用党参；气随血脱，元气大虚者当选用人参；阴虚明显时用太子参，太子参除补气之外还有养阴清热作用，并配以黄芪、白术补气健脾。在滋阴补肾时，常用熟地黄以滋阴养血，正如《傅青主女科》中论述固本止崩汤云"于滋阴之中行止崩之法"，使血生配气能涵阳，冲脉得固，血崩自止。二至丸中滋阴补肾之女贞子、墨旱莲之属可补肝肾，益冲任。《医方集解》云："冬青子即女贞子，冬至日采，不拘多少，阴干，蜜酒拌蒸，过一夜，粗袋擦去皮，晒干为末……墨旱莲夏至日采，不拘多少，捣汁为膏，和前药为丸……"本方以二药采集时间命名，故名"二至丸"。服之可以补益肝肾，从而使"阴水充足而虚火自平"。续断味苦、辛，性微温，具有补肝肾、行血脉的功能。盐续断咸以入肾，能引药下行，增强补肾强腰的作用，又有较强的止血作用，而无滑利之性；又因其性味苦温，又能在止血的同时而不留瘀。《名医别录》曰："（续断）疗妇人崩中漏血。"气阴双补的治法体现了"补脾胃以资血之源，养肾气以安血之室"的思想。

在活血化瘀方面的特点是：重用益母草，可活血调经、止血

止痛、祛瘀生新。《本草求真》曰："益母草，消水行血，去瘀生新……是以血崩诸症，服此皆能去瘀生新。"药理研究表明益母草的有效成分为益母草碱，可使子宫平滑肌兴奋性增加，使子宫收缩幅度、频率及张力明显增强，缩短出血时间，加速血液凝固。益母草还可用于治疗导致崩漏的子宫内膜增殖症、子宫内膜息肉、子宫黏膜下肌瘤等子宫良性病变。

三七粉味甘，微苦，性温，入肝经血分，功善止血，又能化瘀生新，有止血不留瘀、化瘀不伤正的特点。《本草新编》："三七根，止血之神药也。无论上、中、下之血，凡有外越者，一味独用亦效。"《医学衷中参西录》："善化瘀血，又善止血妄行，病愈后不至瘀血留于经络，证变虚劳（凡用药强止其血者，恒至血瘀经络成血痹虚劳）。女子血崩，止血而不留瘀。"黄元御在《玉揪药解》中称："和营止血，通脉行瘀，行瘀血而敛新血。"所以三七有止血和活血化瘀双重调节作用。三七中的成分三七素能缩短凝血时间、凝血酶原时间和凝血酶时间，同时增加血小板数量，提高血小板的黏附性。三七中原人参三醇型皂苷可使血小板内 cAMP 含量增加，减少血栓素 AZ（TXA_2）的生成，因此三七还具有明显的抗凝、抑制血小板聚集的作用，可以防止血液黏度增加。蒲黄有化瘀止血而不留瘀之功效。《本草汇言》："蒲黄，血分行止之药也，主诸家失血。凡生用则性凉，行血而兼消；炒用则味涩，调血而兼止也。"临证时崩中下血量多者常选用蒲黄炭，量少者则选用生蒲黄。伴有下血小腹刺痛者，常加血竭，入血分，具有散瘀定痛止血之功。

阴虚、血瘀皆可导致血热，伴见有血热者，当清热凉血止血，临床常应用生地榆。地榆炒炭后其中鞣质含量降低，并且随着温度的升高、时间的延长，其止血作用逐渐减低。地榆的止血作用与其鞣质含量有一定的关系，所以刘教授认为地榆用于止血时，用生品为好。贯众炭、马齿苋清热凉血止血，可以加强子宫平滑肌的收缩，进而促进止血。阴虚火旺虚热者亦可选用地骨皮。

在临证时亦可见阴虚及阳者。肾中阴阳互根互用，肾阴虚及阳，阳不摄阴，封藏失司，冲任不固，可见出血量多或淋漓不尽、血色浅淡、畏寒肢冷等肾阳不足之征。可选用艾叶炭、炮姜炭等温经固冲止血的药物。

三、血止后澄源、复旧阶段，注重补肾益气，养阴清热恢复排卵功能

崩漏患者出血较多或出血持续时间较长，故血止后阴虚血热兼气虚征象明显。阴精亏虚，气虚，则不能化生阳气，一则化生乏源，一则化生无力，阴精不足，阳气不及，阴阳平衡失调，冲任二脉功能失常，卵泡不能正常发育。故治疗侧重在卵泡期从补肾养阴清热益气立法，调整肾－天癸－冲任－胞宫生殖轴，调整月经周期，恢复排卵功能。刘瑞芬教授凝聚几十载临床经验，创制了调经 2 号方。该方中生地黄、熟地黄、太子参、沙参、麦冬、山萸肉可滋阴清热、补肾益气，使"水盛而火自平"；生牡蛎性寒质重，入血室，功善清热养阴潜阳；白芍养阴敛血；茯苓行水泄热；炒川断补肝肾之不足，且能固冲止血，甘草调和诸药。诸药合用，共奏滋阴清热、补肾益气之功。阴损及阳，阳气不足者，可改用调经 3 号方。

四、典型病案

病案 1

段某，女，52 岁。初诊时间 2011 年 3 月 18 日。

主诉：月经淋漓不尽 20 余天。

初诊：既往月经 7/25 天，量中，色红，有血块，经行无不适。

LMP：2011 年 2 月 25 日（周期 20 天），始量多如注，7 天后量少，淋沥不尽至今。现感头晕乏力，无腹痛腹胀，纳可，嗜睡，口干，二便调。舌暗淡，苔薄白，脉沉细。$G_5P_2L_2A_3$（工具避孕）。2011 年 3 月 4 日于外院查血常规示：HGB 80g/L；妇科彩超未见异常。尿 HCG 阴性。妇科检查：外阴正常；阴道见少量褐色血液，来自宫腔；宫颈光滑；宫体后位，大小正常，活动可，无压痛；双附件区未触及异常。

中医诊断：崩漏。

西医诊断：异常子宫出血（AUB-O）；继发性贫血（中度）。

辨证分型：气阴两虚证兼有瘀热证。

治法：益气健脾，养阴清热止血。

处方：①益母草 30g，马齿苋 30g，党参 30g，炙黄芪 30g，熟地黄 18g，炒川断 18g，蒲黄 18g（包煎），三七粉 3g（冲服），生地榆 30g，茜草炭 15g，贯众炭 30g，仙鹤草 30g，陈棕炭 15g，赤石脂 12g，海螵蛸 30g，煅龙骨 30g（先煎），煅牡蛎 30g（先煎），栀子 12g，墨旱莲 15g，炙甘草 6g。7 剂，水煎服，日 1 剂。②复方硫酸亚铁叶酸片生 4 片，每日 3 次，口服。

二诊（2011 年 3 月 25 日）：服上方 3 剂后血止，头晕乏力减轻，口干，纳眠可，二便调。舌淡红，苔薄白，脉沉细。

处方：①黄精 12g，党参 30g，沙参 18g，麦冬 12g，生地黄 12g，白芍 9g，牡蛎 18g（先煎），酒萸肉 12g，黄芩 9g，丹皮 9g，茯苓 12g，炙甘草 6g，当归 6g，炙黄芪 30g，茜草 12g，海螵蛸 18g，炒川断 18g，益母草 12g，炒谷芽 9g，炒稻芽 9g。14 剂，水煎服，日 1 剂。经期停服。②复方硫酸亚铁叶酸片 4 片，每日 3 次，口服。

三诊（2011 年 5 月 29 日）：服药后头晕乏力明显减轻。LMP：2011 年 4 月 27 日，量中，色红，5 天净。经净后自当地医院取药

临床经验

服上方 14 剂后，LMP：2011 年 5 月 24 日，量中，色红，有血块，已干净 1 天，无腹痛腹胀，纳眠可，小便调，大便稍干。舌淡红，苔薄白，脉沉细。

处方：上方去黄芩，生地黄改为 15g。半年后电话随诊，月经正常。

按：气阴两虚兼有瘀热是崩漏的根本病机。本病是典型的以本虚为主的本虚标实证，虚、热、瘀相互影响，使疾病错综复杂，缠绵难愈。故临床治疗时当标本兼顾，益气养阴与化瘀清热并用。本患者素体脾虚，或饮食不节，损伤脾胃，脾虚血失统摄，冲任不固，不能制约经血。气虚日久，经血流失过多致阴虚，阴虚血热，热灼致瘀，加之气虚无力推动血行，血行迟滞致瘀，瘀阻冲任。故初用通用止血方止血塞流，方中益母草、马齿苋活血调经，清热凉血止血，塞流澄源，共为君药；党参、熟地黄、黄芪益气养阴，于养阴之中行止崩之法；续断补肾培元，共为臣药；蒲黄、三七粉化瘀止血；生地黄、茜草炭、贯众炭凉血止血；仙鹤草、陈棕炭、赤石脂、海螵蛸、煅龙骨、煅牡蛎收敛止血，共为佐药；炙甘草调和诸药，为使药。血止后用调经 2 号方以澄源复旧，方中党参、黄芪、黄精、沙参、麦冬、生地黄气阴双补；当归、益母草活血化瘀；丹皮清热凉血；茜草、海螵蛸止血；白芍、甘草缓急。

病案 2

梁某，女，48 岁。初诊时间 2007 年 6 月 20 日。

主诉：阴道不规则流血 36 天。

初诊：既往月经 5/25 天，量偏多，色红，有血块，经行无不适。LMP：2007 年 4 月 25 日，量、色同前，7 天净。36 天前（5 月 15 日）见阴道流血，量如同以往，后渐减少，淋漓未净。20 天前于当地医院行诊断性刮宫术，术后阴道流血当日净，病理结果显示子宫内膜单纯性增生。13 天前复见阴道流血，始量少，淋漓不断。3 天前阴道流血增多，多于既往月经量，色红，有血块，伴头晕乏力、心慌。现阴道流血量多，感头晕乏力，心慌，纳眠可，二便调。舌暗红，苔少，脉沉细。G₃P₁L₁A₂，工具避孕。B 超：子宫及双附件未见明显异常，内膜 0.8cm。今日本院查血常规：HGB 121g/L；血型：A 型 Rh（＋）；凝血功能未见异常。妇科检查：外阴正常；阴道通畅，见多量红色血液，来自宫腔；宫颈光滑。宫体、附件未查。

中医诊断：崩漏。

西医诊断：异常子宫出血。

辨证分型：气阴两虚证。

治法：益气养阴，固冲止血。

处方：益母草 30g，马齿苋 30g，党参 30g，炙黄芪 30g，熟地黄 18g，蒲黄 18g（包煎），三七粉 3g（冲服），生地榆 30g，茜草炭 15g，贯众炭 30g，仙鹤草 30g，陈棕炭 15g，赤石脂 12g，海螵蛸 30g，煅龙骨 30g（先煎）、煅牡蛎 30g（先煎），炒川断 18g，木香 12g，连翘 12g，炙甘草 6g。7 剂，水煎服，日 1 剂。

二诊（2007 年 7 月 13 日）：患者经治疗后，现血止已 9 天。目前阴道无流血，阴道有灼热感，感腰部酸胀，乳房胀痛，无腹痛腹胀，纳眠可，二便调。舌暗红，苔少，脉沉细。

处方：知母 12g，黄柏 9g，生地黄 12g，熟地黄 12g，山药 12g，山萸肉 12g，茯苓 12g，丹皮 9g，川断 18g，茜草 12g，生牡蛎 18g（先煎），砂仁 6g（后下），麦冬 12g，夏枯草 15g，柴胡 12g。14 剂，水煎服，日 1 剂。

三诊（2007 年 8 月 4 日）：现阴道无流血，乳房胀痛较前减轻，仍感阴道有灼热感，易打嗝、心烦，近 2 日较前加重，感下腹部坠胀不适，纳眠差，大便调，小便黄，无尿频、尿急、尿痛。

舌暗红，苔少，脉沉细。妇科检查：外阴正常；阴道通畅，见少量白色分泌物；宫颈光滑；宫体前位，略大，活动可，无压痛；双附件区未触及异常。

处方：上方砂仁改为9g，川断改为30g，生牡蛎改为30g，加木香12g，鸡内金9g。7剂，水煎服，日1剂。

四诊（2007年8月17日）：服药后无乳房胀痛。现阴道无流血，仍感阴道有灼热感，感腰部不适，纳可，眠差，二便调。舌暗红，苔少，脉沉细。今日行妇科彩超示：子宫及双附件未见明显异常，子宫内膜厚约1.2cm。

处方：当归12g，川芎12g，白芍9g，桃仁9g，红花12g，香附12g，川牛膝15g，川断18g，木香12g，菟丝子15g，茯苓12g，陈皮9g，肉桂6g，麦冬9g，炙甘草6g。7剂，水煎服，日1剂，非经期服用。

五诊（2007年8月28日）：服药后阴道无灼热感，月经来潮。LMP：2007年8月22日，量中，色暗红，有血块，无腰酸腹痛，4天净。现无阴道流血，阴道无灼热感，无腰酸腹痛，纳可，眠差，二便调。舌暗红，苔少，脉沉细。

处方：二诊方加苦参18g。14剂，水煎服，日1剂。

六诊（2007年9月19日）：服药后无不适。LMP：2007年9月13日，量中，色暗红，有血块，伴腰酸，无腹痛，5天净。现无阴道流血，阴道无灼热感，无腰酸腹痛，纳可，眠差，二便调。舌暗红，苔少，脉沉细。

处方：上方去熟地黄，柴胡改为9g，茯苓改为18g，苦参改为15g，加海螵蛸18g。7剂，水煎服，日1剂。继续服用上方加减3个月经周期，后随访1年，无复发。

按：崩漏的病机无外乎为虚、热、瘀三个方面，治疗大法主要有"塞流""澄源""复旧"。塞流、止血、澄源就是求因治本，复旧乃调理脾肾以善后。但是刘教授根据其多年的临床经验，不断创新，丰富发展了崩漏治疗大法的内涵。对于"塞流"，不能单纯地来止血。对于因瘀引起的出血，也要酌情运用通因通用之理论，活中求止。血止后可以脾肾心同补，"经水出诸肾"，肾气盛是经血按时来潮的必要条件；脾为先天之本，水谷化生之源，且脾主统血，也是治崩的关键；心主血藏神，为五脏六腑之大主，流血过多，则心失所养，神无所依，可致精神虚性亢奋，烦躁失眠，所以养心也是治疗崩漏的不可忽略的重要治则。刘教授根据患者的现状，辨证论治，遂开上方。《医方考》"熟地黄、山萸肉，味厚者也，味厚为阴中之阴，故足以补肾间之阴血；山药、茯苓，甘淡者也，甘能制湿，淡能渗湿，故足以去肾虚之阴湿；丹皮，咸寒者也，咸能润下，寒能胜热，故足以去肾间之湿热；知母、黄柏，苦润者也，润能滋阴，苦能泻火，故足以服龙雷之相火。夫去其灼阴之火，滋其济火之水。"茜草凉血活血，祛瘀，通经；牡蛎质重能镇，有安神、滋阴潜阳、收敛固涩之功。黄芪健脾利湿，益气升提；川断补肾填精；柴胡、夏枯草疏肝理气；砂仁和胃；麦冬养心安神；炙甘草为使药，调和诸药。诸药合用，标本兼顾，攻补兼施，行中有补，祛瘀不伤正，止血不留瘀。

病案 3

张某，女，40 岁。初诊时间 2010 年 2 月 5 日。

主诉：月经失调 1 年，阴道不规则流血 20 余天。

初诊：患者既往月经规律，7/27 天，量中，色暗红，经行无不适。自 2009 年 5 月行人工流产术后，月经紊乱，5～20/60～90 天，量时多时少，2009 年 10 月 23 日起出现阴道少量流血，11 月 1 日起口服黄体酮 7 天，11 月 10 阴道流血量增多，11 月 15 日血止。1 月 6 日因"停经 2 个月"查尿 HCG 阴性，自服桂枝茯苓胶囊 5 天后月经来潮，LMP：2010 年 1 月 11 日，始月经量多，为正常月经量的 2 倍，7 天后血少，色红，有血块淋漓不断至今。现轻微腰痛，体倦乏力，偶小腹胀，无乳胀，纳眠可，小便调，大便干。舌暗红，苔薄白，脉沉细。$G_3P_1L_1A_2$。

中医诊断：崩漏。

西医诊断：异常子宫出血。

辨证分型：气阴两虚兼血瘀证。

治法：补气养阴，化瘀止血。

处方：益母草 30g，马齿苋 30g，党参 30g，炙黄芪 30g，熟地黄 18g，蒲黄 18g（包煎），三七粉 3g（冲服），生地榆 30g，茜草炭 15g，贯众炭 30g，仙鹤草 30g，陈棕炭 15g，赤石脂 12g，海螵蛸 30g，煅龙骨 30g（先煎），煅牡蛎 30g（先煎），炒川断 18g，炙甘草 6g。7 剂，水煎服，日 1 剂。

二诊（2010 年 2 月 23 日）：服药 5 天后，血止。平素腰酸，劳累后加重，无腹痛，白带量中，色白，无异味及阴痒。舌暗红，舌体胖，苔白，脉沉细。

处方：酒黄精 12g，沙参 15g，麦冬 15g，生地黄 12g，川断 15g，枸杞子 12g，熟地黄 18g，当归 12g，山药 18g，茯苓 18g，柴胡 12g，醋香附 12g，川牛膝 15g，红花 12g，丹皮 12g，炒白术 12g，炒谷芽 9g，炒稻芽 9g，炙甘草 6g。14 剂，水煎服，日 1 剂。

三诊（2010 年 3 月 11 日）：服药后腰酸减轻。LMP：2010 年 2 月 19 日，前 3 天量多如注，色红，少量血块，经行无不适，5 天净。纳眠可，二便调，白带正常。舌暗红，舌体胖，苔白，脉沉细。

处方：上方加党参 18g。14 剂，水煎服，日 1 剂。

四诊（2010 年 3 月 17 日）：现感轻微腰酸，无腹痛，纳眠可，二便调。舌暗红，苔白，脉沉细。

处方：当归 15g，川芎 15g，肉桂 6g，茯苓 12g，桃仁 12g，

红花 12g，赤芍 9g，丹皮 9g，川牛膝 18g，香附 12g，莪术 10g，王不留行 12g，甘草 6g。7 剂，水煎服，日 1 剂。

五诊（2010 年 4 月 1 日）：LMP：2010 年 3 月 21 日，量中，色红，有少许血块，无腹痛，伴轻微腰酸，5 天净。纳眠可，二便调，舌暗红，苔白，脉沉细。

处方：二诊方加制鳖甲 12g（先煎）。14 剂，水煎服，日 1 剂。

六诊（2010 年 5 月 13 日）：现停经 48 天，易自汗，无腰腹不适，纳眠可，二便调。舌暗红，苔薄白，脉沉细。2010 年 4 月 30 日查 PRL 49.62ng/mL。补充诊断：高泌乳素血症。

处方：①当归 18g，白芍 18g，赤芍 12g，柴胡 12g，生麦芽 30g，川牛膝 18g，红花 12g，香附 12g，茯苓 12g，丹皮 12g，沙参 18g，菟丝子 15g，麦冬 12g，川断 18g，砂仁 6g（后下），甘草 6g。14 剂，水煎服，日 1 剂。②溴隐亭 1.25mg，每日 2 次，口服。

七诊（2010 年 6 月 3 日）：LMP：2010 年 5 月 31 日，量偏少，色暗红，未净。现无腰腹不适，晨起及饮食后易汗出，有鼻塞感，咽痒，咳嗽，少量黄痰，纳眠可，小便调，大便偏稀，1 日 2 次，白带量少，色白，无异味及阴痒。舌暗红，苔薄白，脉沉细。

处方：①上方加焦栀子 9g，川贝 9g，砂仁改为 9g（后下）。6 剂，水煎服，日 1 剂。②溴隐亭改 2.5mg，每日 2 次，口服。

八诊（2010 年 6 月 10 日）：LMP：2010 年 5 月 31 日，量偏少，色暗，无块，现经行第 10 天，未净。现无腰腹不适，纳眠可，二便调。舌暗红，苔薄黄，脉沉细。

处方：益母草 30g，马齿苋 30g，党参 30g，炙黄芪 30g，熟地黄 18g，蒲黄 18g（包煎），三七粉 3g（冲服），生地榆 30g，茜草炭 15g，贯众炭 30g，仙鹤草 30g，陈棕炭 15g，赤石脂 12g，海螵蛸 30g，煅龙骨 30g（先煎），煅牡蛎 30g（先煎），炒川断 18g，赤石脂 12g，炙甘草 6g。6 剂，水煎服，日 1 剂。

九诊（2010年6月17日）：服上药2剂后血止。现腰痛，无腹痛，纳眠可，二便调，白带正常。舌暗红，苔薄黄，脉沉细。

处方：当归18g，白芍18g，赤芍12g，柴胡12g，生麦芽30g，川牛膝18g，红花12g，香附12g，茯苓12g，丹皮12g，沙参18g，菟丝子15g，麦冬12g，川断18g，砂仁6g（后下），紫石英60g（先煎），甘草6g。6剂，水煎服，日1剂。

十诊（2010年6月24日）：近期感胸闷，咳嗽，无痰，腰酸，纳眠可，二便调，白带正常。舌暗红，苔薄黄，脉沉细。今日检查内分泌六项示：FSH 3.95mIU/mL，LH 11.76mIU/mL，PRL 5.07ng/mL，E_2 51.4pg/mL，P 0.57ng/mL，T 0.35ng/mL。

处方：①上方白芍改为9g，加全瓜蒌18g，丹参18g。6剂，水煎服，日1剂。②溴隐亭改为1.25mg，每日2次，口服。

十一诊（2010年7月1日）：现无胸闷，无咳嗽，无腰腹不适，纳眠可，二便调，白带正常。舌暗红，苔薄黄，脉沉细。

处方：①紫石英30g（先煎），淫羊藿18g，续断30g，菟丝子18g，枸杞子12g，熟地黄18g，当归12g，山药18g，茯苓15g，柴胡12g，醋香附12g，川牛膝15g，红花12g，丹皮12g，炙甘草6g。6剂，水煎服，日1剂。②黄体酮胶丸0.1g，每日2次，口服，连服6日。

十二诊（2010年7月22日）：LMP：2010年7月6日，量、色可，5天净。现无腰腹不适，纳眠可，二便调，白带正常。舌暗红，苔薄黄，脉沉细。

处方：上方加生麦芽18g。12剂，水煎服，日1剂。

十三诊（2010年8月5日）：LMP：2010年7月31日，量中，色红，无不适，5天净。现无腰腹不适，纳眠可，二便调，白带正常。舌暗红，苔白厚，脉沉细。复查PRL：6.12ng/mL。

处方：①上方熟地黄改为15g，加炒稻芽9g，炒谷芽9g，佩

兰 12g。12 剂，水煎服，日 1 剂。②溴隐亭改为 1.25mg，每日 1
次。

十四诊（2010 年 8 月 19 日）：BBT 示高温相，上升缓慢，无
腰腹不适，白带正常。舌暗红，苔白厚，脉沉细。

处方：上方紫石英改为 60g（先煎）。12 剂，水煎服，日 1 剂。

十五诊（2010 年 10 月 21 日）：服药后近 3 个月月经周期
24～26 天，5 天净。LMP：2010 年 10 月 13 日，量中，色红，有
少量血块，经行无不适，3 天净。现无腰腹不适，纳眠可，二便调，
白带正常。舌暗红，苔少，脉沉细。自测 BBT 双相。

处方：上方继用，12 剂，水煎服，日 1 剂。患者半年后停用
溴隐亭，随访无复发，月经如常。

按：崩漏为经血非时暴下不止或淋漓不尽。病位在冲任、胞
宫。其本在肾，涉及心、肝、脾。治疗本着"急则治其标，缓则
治其本"的原则，需灵活掌握"塞流，澄源，复旧"三法。方约
之曾于《丹溪心法附余》中提出："初用止血以塞其流，中用清热
凉血以澄其源，末用补血以还其旧。"患者孕产多次，耗气伤血，
加之年过六七，肾气、肾阴渐衰，气虚摄血无力，阴虚火旺动血，
故经血非时而下，且淋漓不尽。刘教授注重分期辨证用药，经期
养血活血，经后期补肝肾，养精血，经间期温阳活血，经前期活
血行气。在出血期，刘教授自拟通用止血方，补气养阴，化瘀止
血。

"五脏之伤，穷必及肾"。血止后，予调经 2 号方，补肾养血，
益气生津。期间患者检测出泌乳素升高，刘教授改用丹栀逍遥散
加减，舒肝解郁，清泻肝火。方中丹皮清泄肝热；当归、白芍养
血柔肝；柴胡、香附舒肝解郁；白术、茯苓、甘草健脾助运；赤
芍、红花、川牛膝活血化瘀；麦芽回乳消胀；沙参、麦冬滋阴清
热；续断、菟丝子平补肾阴肾阳；砂仁健脾理气。经治疗，患者

连续 4 个月周期及经期正常。

闭经的临床经验

闭经是指女子年逾 16 周岁，月经尚未来潮，或月经周期已建立后又中断 6 个月以上者。前者称原发性闭经，后者称继发性闭经。

本病始见于《黄帝内经》，《素问·阴阳别论》云："二阳之病发心脾，有不得隐曲，女子不月。"这里的"女子不月"即"闭经"，指出闭经与脾胃功能和精神情志有关，即与心、肝、脾三脏有关，这也是对闭经病因病机的最早认识。《金匮要略》《诸病源候论》《妇人大全良方》称"闭经"为"经水断绝""月水不通""经闭"。《仁斋直指方·妇人论》指出："经脉不行，其候有三：一则血气盛实、经络遏闭……一则形体憔悴、经脉涸竭……一则风冷内伤，七情内贼以致经络痹满。"这些观点至今仍符合妇科临床实际。《脉经》曰："少阳脉革，少阴脉细……妇人则经水不通。"为后世进一步研究闭经提供了脉象理论基础。

本病以月经停闭不来潮为特征，为临床常见病，属难治之症，病程较长，疗效较差。妊娠期、哺乳期、围绝经期的月经停闭，或月经初潮后 1 年内月经不行，不伴有其他不适者，属生理现象，不作闭经论。因先天性生殖器官发育异常，或后天器质性损伤而无月经者，非药物治疗所能奏效，不属本篇讨论范围。西医学的闭经可参照本病辨证治疗，中医辨证论治对于闭经具有明显的优势。

刘瑞芬教授对本病的诊治有独到的见解，并在临床上取得了显著疗效。现将其闭经的临床经验总结分析如下。

一、病因病机特点有虚实之分

闭经的发病机制有虚实之别。虚者多因肾气不足，冲任亏虚；或肝肾亏虚，精血不足，或脾胃虚弱，气血乏源；或阴虚血燥等，导致精亏血少，冲任不充，血海不能按时满盈，无血可下而致闭经。实者多因气血阻滞、痰湿下注等导致血行不畅，冲任阻滞，脉道不通，精血不得下行而致闭经。刘教授认为其发病原因虽多，但最终都导致冲任二脉出现异常表现，冲任不充或冲任受阻，而冲任之本在肾，故肾虚才是本病的发病之源。

二、"补、调、温、通"分期施治

《素问·上古天真论》曰"肾气盛……天癸至，任脉通，太冲脉盛，月事以时下，故有子"，首先指出了肾与月经、受孕的关系。《傅青主女科》提出"经本于肾""经水出诸肾"的观点。可见肾对月经的产生发挥主导作用，因此调经之本在于补肾。

治疗上，以中医理论为指导，以辨证论治为基点，结合西医学的月经神经内分泌周期调节理论，模仿月经周期不同时期的生理节律，从补、调、温、通立法，运用中药人工周期疗法，以期恢复"肾 - 天癸 - 冲任 - 胞宫"生殖轴的功能，从而恢复女性的排卵功能。经后期以"补肾气"为主以促进排卵，阴阳互根互用，补益肾气应阴阳并重，同时配以活血药物改善卵巢局部血液循环，促使卵泡发育成熟。经间期以"调"为主，治以调气活血通络，以适应阴阳消长，由阴转阳突变的需要，促进卵子的突破排出。经前期以"温"为主，治以温肾调经，阴中求阳，调理冲任气血。行经期以"通"为主，治当温通，使胞宫排血通畅，冲任经脉气血顺和，除旧布新，为新月经周期奠定基础。按照月经各期的特点，形成了"补、调、温、通"的中药人工周期治疗模式，应用于临床取得了满意疗效。

在月经期，子宫泻而不藏，排出经血，治以温经活血祛瘀，故主用少腹逐瘀汤或桂枝茯苓丸。若血瘀较重，可配合血府逐瘀口服液，稍加利导，去除瘀血，以利于内膜的生长；若经量偏多，可配合宫宁颗粒，清热凉血、化瘀止血，使瘀血去而不伤阴血。

经后期血海空虚，属于在肾气作用下逐渐蓄积精血之期，故此期常以调经1号方滋肾益阴养血。

经间期是重阴转阳、阴盛阳动之时期，多因气滞血瘀阻碍卵子排出，故此期常以调经1号方为基础加上一些理气化瘀通络之品，如柴胡、路路通、皂角刺、炮山甲等。现代研究表明，经间期补肾活血有助于卵泡的发育及卵泡顺利排出，更有利于受精卵的着床。

经前期阴盛阳生，渐至重阳，此期服用参归石英方，可促进肾阳的生长，达到阴阳俱盛（黄体功能健全）以备种子育胎。

若未受孕，此时冲任胞宫精血充盛，则月经按时来潮，进入行经期。

三、辨证论治，随证加减

根据以上治法，刘瑞芬教授自拟调经1号方调整月经周期。方中当归、熟地黄、山药、枸杞子补肾滋阴养血；淫羊藿、紫石英温补肾阳；菟丝子、续断平补肾阴肾阳；柴胡、香附疏肝理气；川牛膝引血下行；红花、丹皮活血通络、凉血消瘀，使全方温而不燥；陈皮、茯苓理气和胃，健脾除湿，顾护脾胃；炙甘草调和诸药。全方双补肾阴肾阳，养血活血，调经助孕。

若兼有肝郁气滞者，加柴胡、郁金、延胡索以疏肝理气；若兼有乳腺增生者，加柴胡、青皮、橘核、薄荷以舒肝行气散结；若兼有痰湿壅盛者，加重茯苓用量以增强利水渗湿之效，亦可加薏苡仁、苍术、佩兰以健脾化湿；若兼有高泌乳素血症者，可加柴胡、薄荷、生麦芽、炒麦芽以健脾舒肝、行气回乳；若肾阳虚较甚者，可加肉桂、肉苁蓉补肾助阳；若阴精虚甚者，可加白芍、女贞子、黄精、墨旱莲、桑椹、胎盘粉、鹿角胶等滋阴补肾。

四、病证结合，中西互参

刘瑞芬教授重视理论上的汇通。她指出西医学的下丘脑－垂体－卵巢轴与中医的肾－天癸－冲任－胞宫轴在理论上具有相同之处，二者虽然不能等同，但可以互参。同时强调，中医学有其独特的理论体系，西医学的理论和现代药理学研究只能作为参考和补充，而不能以西医的诊断代替中医的辨证论治，不能以现代药理学研究代替中药学的性味归经，不能以动物实验代替传统中医的研究方法。

刘教授主张辨病和辨证相结合，宏观和微观相结合，把西医侧重病因和病理形态的诊断与中医侧重全身生理病理的疾病反应状态的诊断相结合，将获得的西医辨病和中医辨证相对照，求同存异，融会贯通，从而对整个病情有更全面的了解，增强诊断的深度和广度。同时重视现代医学在中医临床中的应用。对于闭经患者，除了辨证之外，还对患者进行必要而系统的西医检查，如妇科检查、基础体温（BBT）测定、诊断性刮宫、B超、内分泌测定等；对于闭经并有妊娠计划的患者还会进行子宫输卵管碘油造影、男方精液常规检查等。治疗方面，多囊卵巢综合征导致的闭经，在中药补肾活血、健脾化痰治疗的同时，对伴不孕的患者，常选用克罗米芬以促排卵，从而达到种子育胎的目的；雌激素水平偏低者，加用补佳乐；泌乳素较高者，在中药补肾舒肝的基础上，酌情加服溴隐亭等；卵巢早衰者，加用克龄蒙、芬吗通。

病案 1

徐某，女，32 岁。初诊时间 2010 年 4 月 22 日。

主诉：月经 6 ~ 9 个月 1 行，2 年。

初诊：患者自 2006 年 9 月份起月经不规律，2 ~ 3 个月 1 行，量时多时少，色暗红，有块，经前乳胀，腰膝酸软，面色萎黄。近 2 年月经 6 ~ 9 个月 1 行，量、色、质同前。LMP：2010 年 3 月 25 日（周期 6 个月，服黄体酮来潮），5 ~ 6 天净，量中，色红，有块，症状同前。既往月经 5 ~ 6/33 ~ 35 天，量、色、质均可，经前乳胀。G_1A_1（未避孕 1 年未再孕，有生育计划）。白带量不多。纳眠可，二便调。舌暗红，苔白，脉沉细。

中医诊断：闭经；不孕症。

西医诊断：闭经；继发性不孕症。

辨证分型：肾虚血亏兼气滞血瘀证。

治法：补肾养血，行气祛瘀通经。

处方：阿胶 10g（烊化），鹿角胶 12g（烊化），胎盘粉 3g（冲服），柴胡 12g，陈皮 9g，续断 30g，淫羊藿 18g，醋香附 12g，当归 12g，熟地黄 18g，山药 18g，枸杞子 12g，菟丝子 18g，煅紫石英 30g（先煎），川牛膝 15g，红花 12g，丹皮 15g，茯苓 15g，丹参 18g，延胡索 15g，百部 12g，制黄精 12g，炙甘草 6g。7 剂，水煎服，日 1 剂。

二诊（2010 年 5 月 6 日）：现停经 43 天。白带量多，色白，无味。纳眠可，二便调。舌暗红，苔白，脉沉细。尿 HCG 阴性。

处方：①上方加青皮 12g，赤芍 12g，陈皮改为 12g，菟丝子改为 12g，紫石英改为 60g。14 剂，水煎服，日 1 剂；②月经干净 3 ~ 7 天行子宫输卵管造影术。

三诊（2010 年 5 月 20 日）：LMP：2010 年 5 月 13 日，量、

色可，少量血块，7天净。纳眠可，二便调。舌暗红，苔白，脉沉细。

处方：上方继服7剂，水煎服，日1剂。

四诊（2010年5月30日）：服药后感口干。舌暗红，苔白，脉沉细。

处方：上方丹皮改为12g，加麦冬12g。14剂，水煎服，日1剂。

五诊（2010年7月15日）：停经64天。LMP：2010年5月13日，近期偶有左侧少腹隐痛，无阴道流血。纳眠可，二便调。舌暗红，苔白，脉沉滑。查尿HCG阳性。检查妇科彩超示：早孕（符合8孕周），探及胎心搏动。诊断：早孕。

处方：①维生素E100mg，每日1次；②多维元素胶囊1粒，每日1次。

随访：2011年足月顺产一3.4kg男婴。

按：月经的产生以肾为主导。肾气亏损，精血匮乏，源断其流，冲任失养，血海不足而致月经停闭。对于此类患者，刘瑞芬教授多从补肾养血、疏肝理气、活血化瘀来论治，选用调经1号方加减进行治疗。方中阿胶、鹿角胶、胎盘粉温肾阳，大补阴血为君药。紫石英、淫羊藿温补肾阳；黄精、熟地黄、当归、枸杞子滋补阴血，益肾填精；菟丝子、续断平补肾阴肾阳，以上药物为臣药，助生肾气。川牛膝、红花、丹皮养血活血，又可清血中余热，补而不滞；丹参、延胡索活血化瘀止痛；柴胡、香附、陈皮调畅气机；百部补肺益肾，肺肾相生；山药、茯苓健脾和胃以助运化，共为佐药。炙甘草调和诸药，为使药。经治疗后，"肾气复盛，任脉复通，太冲脉盛，月事以时下，故有子。"恢复排卵后妊娠，疗效显著。

病案 2

袁某，39 岁，女。初诊时间 2010 年 7 月 29 日。

主诉：停经 6 个月。

初诊：平素月经 5/24～25 天，量、色、质可，经前及经期均无明显不适。LMP：2010 年 1 月底，5 天净，余同前。近期觉腰酸痛，伴双下肢乏力，余无不适。白带量稍多，色微黄，无异味，无阴痒。纳可，眠差，易醒，二便调。舌暗红，苔白，脉沉细。$G_1P_1L_1A_0$（工具避孕）。5 月份于历下区第一人民医院检查妇科彩超示：子宫双附件未见明显异常。查内分泌六项示：FSH 52.3mIU/mL，LH 21.8mIU/mL，PRL 17.8ng/mL，E_2 51.8pg/mL，T 0.28ng/mL，P 0.42ng/mL。尿 HCG 阴性。今日复查示：FSH 55.12mIU/mL，LH 23.02mIU/mL，E_2 31.62pg/mL。

中医诊断：闭经。

西医诊断：卵巢早衰。

辨证分型：肾气亏损证。

治法：补肾益气，调理冲任。

处方：当归 12g，熟地黄 18g，山药 18g，枸杞子 12g，柴胡 12g，陈皮 9g，续断 30g，淫羊藿 18g，醋香附 12g，菟丝子 18g，川牛膝 15g，红花 12g，丹皮 9g，茯苓 15g，紫石英 30g（先煎），王不留行 12g，柏子仁 12g，砂仁 12g（后下），炙甘草 6g。14 剂，水煎服，日 1 剂。

二诊（2010 年 8 月 19 日）：自感乏力较前减轻。纳可，二便调。舌暗红，苔白，脉沉细。

处方：上方加肉桂 3g，麦冬 12g。7 剂，水煎服，日 1 剂。

三诊（2010 年 8 月 26 日）：自觉乳胀，有白带，二便正常。舌暗红，苔白厚，脉沉细。

处方：①上方紫石英改为 45g（先煎），川牛膝改为 18g，加佩兰 12g。7 剂，水煎服，日 1 剂。②黄体酮 0.1g，每日 2 次，连服 5 天。

四诊（2010 年 9 月 4 日）：LMP：2010 年 9 月 2 日，量偏多，色红，少量血块，现月经周期第 3 天，无不适。舌暗红，苔白，脉滑。

处方：①上方丹皮改为 12g，加胎盘粉 2g（冲服）、阿胶 11g（烊化）。10 剂，水煎服，日 1 剂。②克龄蒙 1 片，每日 1 次，口服（月经第 5 天始服）。

五诊（2010 年 9 月 16 日）：纳可，二便调。舌暗红，苔薄白，脉沉细。

处方：①上方加丹参 18g，紫石英改为 30g（先煎）。14 剂，水煎服，日 1 剂。②克龄蒙继服。

六诊（2010 年 10 月 10 日）：LMP：2010 年 10 月 1 日，量中，色红，少量血块，6 天净。现月经周期第 10 日，无不适，纳眠可，二便调。舌淡红，苔薄白，脉沉细。

处方：①上方胎盘粉改为 3g(冲服)。14 剂，水煎服，日 1 剂。②本周期停用克龄蒙。

七诊（2010 年 11 月 5 日）：月经未行，无不适。舌暗红，脉沉缓。

处方：①上方麦冬改为 20g。14 剂，水煎服，日 1 剂。②肉桂 6g，赤芍 9g，桃仁 12g，丹皮 9g，茯苓 12g，川牛膝 18g，当归 12g，红花 12g，香附 12g，柴胡 12g，泽兰 12g，王不留行 12g，炙甘草 6g。7 剂，水煎服，日 1 剂。

八诊（2010 年 12 月 7 日）：LMP：2010 年 11 月 22 日，量中，色红，少量血块。现月经周期第 6 天，无不适。舌暗红，苔薄白，脉沉细。

处方：上①方 14 剂，水煎服，日 1 剂；上②方 7 剂，水煎服，日 1 剂。

九诊（2011 年 1 月 12 日）：LMP：2011 年 1 月 2 日，量中，色红。现月经周期第 11 天，时口干。舌暗红，苔薄白，脉沉细。

处方：上①方 14 剂，水煎服，日 1 剂。

十诊（2011 年 1 月 25 日）：服药后大便略稀。舌暗红，苔薄白，脉沉细。

处方：上方砂仁改为 12g，加炒谷芽 9g，炒麦芽 9g。15 剂，共为细末，水泛为丸，每次 9g，每日 2 次。

十一诊（2011 年 2 月 25 日）：LMP：2011 年 2 月 5 日，量中，色红，少块。现月经周期第 21 天，无不适。舌暗红，苔薄白，脉沉细。

处方：①上方去胎盘粉，麦冬改为 18g，炒谷芽、炒麦芽各改为 12g，陈皮改为 12g，加党参 18g，炙黄芪 18g，青皮 12g。15 剂，水煎服，日 1 剂。②阿胶 400g，鹿角胶 350g，蜂蜜 500g，黄酒 700g，冰糖 200g。以上诸药熬制成膏，每次 30g，每日 2 次。

十二诊（2011 年 5 月 2 日）：LMP：2011 年 5 月 1 日，量可，色可，无不适。自 2 月至今，月经周期规律，要求继续服药以巩固疗效。

处方：以上膏方继服。

按：肾藏精，主生殖，为"月经之本"，"经水出诸肾"。肾精不足，元阴亏虚，冲任气血乏源，无以下注胞宫。患者月经 6 个月未来潮，腰酸、双下肢乏力为肾虚精亏的表现，肾精亏虚，冲任损伤，精亏则血少，血海不能按时满溢，故月经停闭。予中药补肾填精、益气养血。予黄体酮撤血、克龄蒙调节月经周期。膏方、丸剂具有滋补、方便、口感宜人的优势，其药效持久，便于患者坚持服用，体现了"慢病缓图"的特点。

病案 3

张某，女，25 岁。初诊时间 2010 年 5 月 21 日。

主诉：月经 6 ~ 9 个月 1 行，6 年。

初诊：患者 19 岁初潮，近 6 年来月经 3 ~ 7 天 /6 ~ 9 个月，平素药物维持月经来潮，曾于 2010 年 3 月就诊于省立医院，后口服"补佳乐 + 黄体酮"治疗。平素自觉发热，余无明显不适。LMP：2010 年 5 月 19 日（口服补佳乐 + 黄体酮）量少，色暗红，无血块，无腰酸腹胀，现月经周期第 3 天。白带正常，无阴痒。否认性生活。纳眠可，小便调，大便 2 ~ 3 天 1 行。舌暗红，苔白厚，脉沉细。

中医诊断：闭经。

西医诊断：闭经。

辨证分型：肾虚血亏证。

治法：补肾益精，益气养血调经。

处方：①当归 12g，熟地黄 18g，山药 18g，枸杞子 12g，柴胡 12g，陈皮 9g，续断 30g，淫羊藿 18g，醋香附 12g，菟丝子 18g，煅紫石英 30g（先煎），川牛膝 15g，红花 12g，丹皮 12g，茯苓 15g，焦山楂 15g，炙甘草 6g。7 剂，水煎服，日 1 剂。②人工周期治疗（补佳乐 + 黄体酮）。

二诊（2010 年 5 月 27 日）：服药后，白带量较前增多，无阴痒。纳眠可，二便调。舌暗红，苔白厚，脉沉细。

处方：①上方加胎盘粉 3g（冲服）。14 剂，水煎服，日 1 剂。②人工周期继用。

三诊（2010 年 6 月 12 日）：现月经周期第 25 天。纳眠可，二便调。舌暗红，苔白厚，脉沉细。

处方：①上方加炒白术 12g。14 剂，水煎服，日 1 剂。②人工周期继用。③桂枝茯苓胶囊，3 粒，每日 2 次。

四诊（2010年7月15日）：LMP：2010年6月25日（人工周期），量中，色红，7天净，现月经周期第21天。纳眠可，大便偏稀，小便调。现服用人工周期第3个周期。舌暗红，苔薄白，脉沉细。

处方：①上方加丹参18g，泽兰12g。14剂，水煎服，日1剂。②桂枝茯苓胶囊，3粒，每日2次。③人工周期停用。

五诊（2010年7月30日）：LMP：2010年7月22日（周期28天，未服人工周期药物），4天血净，经行第1天量稍多，色偏暗，少块，无不适。现月经周期第9天，纳眠可，二便调。舌暗红，苔白，脉沉细。

处方：①上方加太子参30g，柏子仁12g。14剂，水煎服，日1剂。②5天后服用桂枝茯苓胶囊，3粒，每日2次。

六诊（2010年8月16日）：现月经周期第26天。纳眠可，二便调。舌暗红，苔白厚，脉沉细。

处方：①上方加佩兰12g，赤芍9g。14剂，水煎服。②桂枝茯苓胶囊，3粒，每日2次。③建议行内分泌检查。

七诊（2010年8月30日）：LMP：2010年8月24日（周期34天），3天净，量中，色红，有块。白带正常。纳眠可，二便调。舌暗红，苔白厚，脉沉细。查内分泌六项示：FSH 4.37mIU/mL，LH 4.29mIU/mL，PRL 401.6mIU/mL，E_2 51.8pg/mL，T 0.28ng/mL，P 0.42ng/mL。

处方：①上方加麦冬18g，连翘12g，玄参18g。14剂，水煎服，日1剂。②测BBT。

八诊（2010年9月15日）：现月经周期第23天。近期无不适。纳眠可，二便调。舌暗红，苔白厚，脉沉细。

处方：上方继服。14剂，水煎服，日1剂。

九诊（2010年10月8日）：LMP：2010年9月23日（周期

31 天），4 天净，量中，色红，少量血块，经行小腹隐隐不适。现月经周期第 16 天，BBT 双相。平素无明显不适。纳可，眠差，二便调。舌暗红，苔白，脉沉细。

处方：上方继服。14 剂，水煎服，日 1 剂。

按：患者素体禀赋不足，肾气素虚，故月经初潮延迟；天癸初至，肾精不足，冲任血少，血海不能按时满溢，故月经不至。非经期应用中药补肾填精，益气养血调经，使肾气盛，气血足，血海按时满溢，月经正常。选用调经 1 号方加减，方中熟地黄、菟丝子、枸杞子为君，滋补阴血，益肾填精。紫石英、续断、淫羊藿温补肾阳，以"阳中求阴"，为臣。醋香附、柴胡、陈皮疏肝理气；山药、茯苓健脾；当归、川牛膝、红花、丹皮活血化瘀；焦山楂健脾和胃，以防滋腻碍胃，共为佐药。炙甘草调和诸药。后加入丹参活血养血，一味丹参，功同四物；砂仁理气和胃；太子参、麦冬养阴清心安神；肉桂补火助阳，引火归元；加入血肉有情之品阿胶、胎盘粉、鹿角胶滋阴补血。服用人工周期调节机体内分泌，调节月经周期。经间期加用桂枝茯苓胶囊促使卵泡排出，经前 3 天及经期服用桂枝茯苓胶囊活血化瘀，促使经血排出通畅。

病案 4

王某，女，31 岁。初诊时间 2012 年 12 月 18 日。

主诉：月经 6 ~ 8 个月 1 行 10 年。

初诊：患者 10 年前无明显诱因月经后延，3 ~ 6 个月 1 行。半年前曾服中药调理，效果不佳。2011 年 7 月检查 B 超：多囊卵巢。现服西药人工周期。计划妊娠。2011 年 7 月内分泌：E_2 56.21pg/mL，P 1.72ng/mL，T 0.72ng/mL，FSH 3.22mIU/mL，LH 9.56mIU/mL，PRL 7.25mIU/mL。LMP 2012 年 11 月 22 日（西药人工周期），5 天净，量、色可，有血块，经前小腹绞痛，腰酸痛，乳胀。现月经第 27 天。PMP 2012 年 11 月 4 日（西药人工周期），10 天净，量少，色暗，经前乳胀。白带量多，有异味，无阴痒。G_1A_1。纳眠可，大便 2 天 1 行，小便调。妇科检查：外阴正常；阴道通畅，见中量白色分泌物；宫颈 I 度糜烂；宫体前位，大小正常，活动可，无压痛；左附件区压痛（±），右附件区无明显异常。白带常规（－），清洁度：Ⅲ度，BV（－）。辅助检查：2012 年 11 月 14 日外院检查 B 超示：子宫内膜厚 0.6cm，子宫附件未见明显异常。

中医诊断：闭经。

西医诊断：多囊卵巢综合征。

辨证分型：肾虚血瘀证。

治法：补肾养血活血，调经助孕。

处方：熟地黄 18g，当归 12g，枸杞子 12g，菟丝子 18g，山药 30g，续断 30g，紫石英 30g（先煎），淫羊藿 18g，川牛膝 9g，香附 12g，红花 9g，丹皮 12g，陈皮 9g，茯苓 15g，麦冬 12g，炙甘草 6g。6 剂，水煎服，日 1 剂。

二诊（2012 年 12 月 21 日）：服上方 1 剂后，月经于 12 月 19 日来潮，量不多，色可，12 月 21 日月经第 3 天查性激素六项：E_2 105.60pg/mL，P 0.62ng/mL，T 0.419ng/mL，FSH 7.07mIU/mL，LH 10.3mIU/mL，PRL 547.60mIU/mL。

处方：上方川牛膝改为 12g，红花改为 12g，紫石英改为 60g（先煎），加鹿角胶 12g（烊化），黄芩 12g，柴胡 12g，皂角刺 9g，木香 12g。10 剂，水煎服，日 1 剂。

三诊（2013 年 1 月 1 日）：现月经第 14 天，无不适。舌暗红，苔薄白，脉沉细。检查 B 超示左卵泡 1.3cm，子宫内膜厚 0.6cm。

处方：①补佳乐 1mg，每日 2 次，口服。②中药上方加桑椹子 18g，白芍 18g，炒谷芽 6g，炒稻芽 6g。6 剂，水煎服，日 1 剂。

四诊（2013 年 1 月 4 日）：月经第 17 天，检查 B 超：左卵泡 1.56cm×1.35cm，子宫内膜厚 0.98cm。嘱上方继服。

五诊（2013 年 1 月 6 日）：检查 B 超：左卵泡 1.9cm×2.0cm，子宫内膜厚 1.03cm。舌暗红，苔薄白，脉沉细。

处方：①当归 12g，川芎 12g，桃仁 12g，红花 12g，路路通 12g，柴胡 12g，香附 12g，莪术 12g，皂角刺 12g，三棱 12g，水蛭 6g，炙甘草 6g。3 剂，水煎服。② HCG 8000U，立即肌内注射。③指导同房。

六诊（2013 年 1 月 10 日）：B 超见盆腔积液，子宫内膜厚 1.23cm。B 超示已经排卵。舌暗红，苔薄白，脉沉细。

处方：菟丝子 18g，盐续断 18g，桑寄生 15g，盐杜仲 12g，枸杞子 12g，炒山药 18g，党参 30g，炙黄芪 30g，炒白术 12g，茯苓 12g，炒白芍 15g，黄芩 12g，麦冬 12g，木香 9g，砂仁 9g（后下），柏子仁 12g，百合 12g，炙甘草 6g。9 剂，水煎服，日 1 剂。

七诊（2013 年 1 月 25 日）：近 3 日自测尿妊娠试验（＋），自觉腰酸，无阴道流血。舌暗红，苔薄白，脉沉细。

处方：上方继服，随访至孕 3 个月，胎儿正常。

按：《傅青主女科》云："经水出诸肾。"调经之本，以肾为主。补肾以填补精血、补益肾气为主，用药注意阴中求阳、阳中求阴，使阴生阳长、阴平阳秘，精血俱旺。本案患者肾虚精血不足，冲任失养，血海不能按时满溢，故月经延后；肾虚无力行血，以致血瘀，故经色暗；瘀血阻滞，不通则痛，故伴有经行腹痛，证属肾虚血瘀。患者始予调经 1 号方补肾养血活血，三诊时子宫内膜相对较薄，故予补佳乐以促进内膜增殖，为备孕做好准备。孕后予补肾安胎方补肾益气，固冲安胎。

病案 5

张某，28 岁，女。初诊时间 2012 年 8 月 31 日。

主诉：月经周期延后 10 余年。

初诊：患者自 16 岁月经初潮，5 天/1～4 个月，量中，色、质可，有少量血块，经前烦躁易怒。近 3 年月经 3 天/6～8 个月，量少，色红，无血块，经行乳胀，烦躁易怒。LMP：2012 年 8 月 30 日（月经周期 6 个月，服黄体酮胶囊），现月经周期第 2 天，量中，色红，烦躁易怒。白带正常。否认性生活。纳可，眠差，多梦，二便调。舌尖红，苔薄白，脉弦数。2012 年 8 月 14 日妇科彩超示：EM 0.7cm。今日查内分泌：FSH 4.71mIU/mL，LH 5.60mIU/mL，PRL 82.2ng/mL，E_2 77.97pg/mL，P 0.98ng/mL，T 0.45ng/mL；垂体磁共振未见明显异常。

中医诊断：闭经。

西医诊断：高泌乳素血症。

辨证分型：肝郁化火证。

治法：舒肝解郁，清泻肝火。

处方：①柴胡 12g，当归 18g，白芍 9g，炒白术 12g，薄荷 9g（后下），青皮 12g，陈皮 12g，生麦芽 30g，川牛膝 18g，红花 12g，丹皮 9g，栀子 9g，菟丝子 15g，川断 18g，沙参 18g，麦冬 12g，甘草 6g，7 剂，水煎服。②溴隐亭 1.25mg，每日 2 次，口服。

二诊（2012 年 9 月 5 日）：LMP：2012 年 8 月 30 日，5 天血净，现月经周期第 7 天。平素无明显不适，无溢乳，偶恶心，无呕吐。白带正常。纳差，眠可，二便调。舌暗红，脉沉细。

处方：①上方加桑椹子 18g，石斛 12g，砂仁 6g（后下）。18 剂，水煎服，日 1 剂。②溴隐亭 1.25mg，每日 2 次，口服。因服用溴隐亭后副作用较大，故未加量。

三诊（2012 年 10 月 12 日）：LMP：2012 年 10 月 2 日（月经周期 41 天），量少，3 天净，经期烦躁。白带正常。纳可，眠差，醒后不易入睡。小便稍多，色黄，大便 2～3 天 1 次，质可。舌暗红，苔薄白，脉细滑。

处方：①上方加玄参15g，夜交藤30g。15剂，水煎服，日1剂。②测BBT。

四诊（2012年12月29日）：现停经89天。LMP：2012年10月2日，3天净。近期无明显不适。白带正常。纳眠可，二便调。自述前2个月在外地，纳差，恶心欲吐，眠差，回居住地后诸症消失。舌暗红，苔薄白，脉细滑。BBT双相，今日尿HCG阴性。复查内分泌六项示：FSH 2.08mIU/mL，LH 6.90mIU/mL，PRL 17.68ng/mL，E_2 197pg/mL，P 22.87ng/mL，T 0.77ng/mL。

处方：①上方加香附12g。14剂，水煎服，日1剂。②溴隐亭1.25mg，每日1次，口服。

五诊（2013年1月19日）：LMP：2013年1月2日，无不适。自测BBT双相。舌暗红，苔白，脉沉细。

处方：①上方继用，10剂，水煎服，日1剂。②血府逐瘀口服液，10mL，每日3次。③溴隐亭1.25mg，每日1次，口服。

六诊（2013年2月19日）：LMP：2013年1月31日，3天净，无不适。复查：PRL 16.38ng/mL，舌暗红，苔薄白，脉沉细。

处方：①上方继服14剂，水煎服，日1剂。②溴隐亭继用。

七诊（2013年3月18日）：现无不适，PRL正常，LMP：2013年3月11日，3天净。舌暗红，苔薄白，脉沉细。

处方：上方继服。后电话随访，月经正常，PRL正常。

按：患者月经停闭6月余，查血泌乳素高。肝藏血，肾藏精，患者情志不畅，肝气郁结，郁而化火，血海不能按时满盈，故月经延后，加之病程日久，久病及肾，肾虚血海空虚，故月经停闭。对于此类患者，刘瑞芬教授多从养血舒肝、补肾化瘀来论治，方选调经4号方加减，该方为丹栀逍遥散加味。方中柴胡苦平，舒肝解郁，使肝郁得以条达，为君药。白芍酸苦微寒，养血敛阴，柔肝缓急；当归甘辛苦温，养血和血，乃血中气药，当归、白芍与柴胡同用，补肝体调肝用，共为臣药。佐以白术健脾益气；青皮、陈皮、麦芽健脾理气；薄荷疏肝理气；丹皮、栀子清肝经郁热；红花、川牛膝活血通经；续断、菟丝子补肾调经；沙参、麦冬养阴清肺、益胃生津。炙甘草调和诸药。本患者查泌乳素升高，垂体磁共振未见明显异常，故配合口服溴隐亭，以降低泌乳素。经中西药治疗后，月经规律，疗效满意。

胎漏、胎动不安的临床经验

妊娠期阴道少量出血，时下时止，而无腰酸腹痛者，称为胎漏。若妊娠期仅有腰酸腹痛、下腹坠胀，或伴有少量阴道出血者，称为胎动不安。胎漏、胎动不安是堕胎、小产的先兆，多发生于妊娠12周以前或妊娠28周以内，属胎动而未损，为流产之先兆，相当于西医学的"先兆流产"。中药保胎是中医的特色和优势，刘瑞芬教授在中药安胎方面积累了丰富的临床经验，形成了自己的治疗思路和特色。现将其经验介绍如下。

一、"脾肾亏虚，冲任气血不足"为基本病机

张介宾《景岳全书·胎孕累》曰："凡妇人胎气不安者，证本非一，治亦不同，盖胎气不安，必有所因，或虚，或实，或寒，或热，皆能为胎气之病，去其所病，便是安胎之法。"故欲治疗本病，必须掌握其病因病机。刘教授在借鉴各医家有效经验的基础上，结合自己多年的临床经验，认为胎漏、胎动不安的发生与肾虚息息相关。若肾气不足，子宫固摄无力，冲任虚损，则胎无以固；肾阴虚，则阴虚火旺，热扰血海；肾阳亏虚，命门火衰，则宫寒无以养胎。正如《女科经论》所载："女之肾脉系于胎，是母

之胎气，子之所赖也，若肾气亏损，便不能固摄胎元"；《医学衷中参西录》云："胎在母腹，若果善吸其母之气化，自无下坠之虞，且男女生育，皆赖肾脏所强。"此皆强调该病病机以肾虚为根本。同时胎孕得固，除先天肾气之载养外，又赖后天脾胃水谷精微之滋长。脾胃乃后天之本，气血生化之源，气以载胎，血以养胎。若素体脾胃虚弱或饮食失调，或孕后思虑劳倦过度，过劳伤脾，而致化源不足，冲任亏损，亦不能摄养胎元，而致胎动不安。《医宗金鉴·妇科心法要诀》曰："孕妇气血充足，形体壮实，则胎气安固。若冲任二经虚损，则胎不成实。"可见冲任气血虚弱也是本病发生的一个重要原因。因此，胎漏、胎动不安的病因病机为脾肾两虚、冲任气血不足。

此外，刘教授在借鉴前人经验基础上，结合多年临床实践，认为流产的发生除与脾肾亏虚、冲任气血不足有关外，阴虚热扰而致胎动不安亦不容忽视。刘教授认为孕妇在妊娠期间，阴血下聚养胎，机体处于阴血偏虚、阳气偏旺的特殊生理状态。在此状态下，若孕妇素体阳盛，或孕后过食辛辣助阳之品，或七情内伤郁而化热，或感受热邪，均可导致热扰冲任，冲任失固，血为热迫而妄行，不能养胎而下走，发为胎漏；热扰胎元则胎动不安。正如《景岳全书·妇人规》曰："凡胎热者，血易动，血动者，胎不安。"

二、以"补肾健脾，养血固冲"为基本治法

根据胎漏、胎动不安的病因，刘教授提出"补肾健脾，养血固冲"的治疗原则。临床上以自拟方"补肾安胎方"为基本方加减应用，疗效满意。方药：菟丝子、桑寄生、炒续断、炒杜仲、枸杞子、党参、炒白术、炒白芍、黄芩、麦冬、砂仁、炙甘草。方中菟丝子补肾益精，固摄冲任，用以为君，肾旺自能荫胎。桑

寄生补肝肾、固冲任；杜仲乃补肝肾、强筋骨、固胎元之良药；川断补肝肾、行血脉，具有补而不滞、行而不泄之特征，共为臣药。四药共奏补肾、固冲、养血之效。因阿胶黏腻，有碍消化，而胎漏、胎动不安的患者多脾虚气弱，化源不足，故刘教授在临床应用时去掉了寿胎丸中的阿胶；党参、炒白术、枸杞子补气健脾生血，使先天之肾气得后天之养而生化无穷，脾肾合治，调养冲任；白芍养血敛阴、柔肝止痛，合甘草补脾益气、缓急止痛，且调和诸药；黄芩清热安胎；砂仁行气和中安胎；麦冬养阴清热除烦。全方共奏补肾健脾益气、养血固冲安胎之效，补中寓疏，温中寓滋，使补而不滞，温而不燥，阴阳并补，脾肾同治，气血双调。在上方基础上，若有阴道流血者，加墨旱莲、海螵蛸、苎麻根等止血安胎。若为母儿血型不合所致，加茵陈蒿汤清热利湿安胎。若有妊娠呕恶者，加竹茹、紫苏梗、陈皮调畅气机，和胃止呕。小腹下坠者，加黄芪、升麻益气升提。五心烦热者，加莲子心、天冬清心养阴以安胎。失眠多梦者，恐梦交伤胎，加夜交藤、酸枣仁、茯神、莲子心，取其心肾相济之用。便稀者，加用山药健脾益气。肝郁者，加香附疏肝理气。阴虚者，加生地黄、天冬、石斛以养阴。

三、衷中参西，病证互参

刘教授在辨证论治的同时，积极借鉴现代医学的最新成果，认真探讨本病发生机制，对患者进行必要而系统的西医检查，以明确病因。针对具体病因采用中医辨证与西医辨病相结合。若因孕卵或胚胎本身发育不良引起的流产，则尽快下胎益母。阴道反复出血容易导致感染，最终引起胎儿宫腔内感染而致流产，因此，对于胎漏、胎动不安而言，刘教授认为止血尤为关键，应立即止血治疗。并注重感染的防治。胎漏、胎动不安多发生在胚胎着床时期，此时最易黄体功能不足，故根据血 E_2、β-HCG 及 P 的水平肌内注射黄体酮针及 HCG 尤为重要。对于宫颈内口松弛引起的先兆流产或习惯性流产，则应于妊娠第 14～16 周行宫颈内口环扎术。对于免疫因素导致的流产，则给予免疫抑制、抗血小板凝集、主动免疫等治疗。同时受孕之后，由于孕激素的分泌增加，基础体温会维持在高温相。如果体温忽高忽低，常常提示黄体功能不足，有流产的迹象，应在保胎过程中注意，故刘教授建议患者孕后继续监测基础体温，以治疗时作为参考。同时对于阴道反复出血，而 B 超检查宫腔无积血、胎儿发育正常者，应及时询问患者既往有无宫颈及阴道病变，必要时可行妇科检查。

四、防重于治，调畅情志

刘教授认为对习惯性流产的患者，除孕前查找病因，消除诱因外，应按孕前调理、试孕月及孕后安胎三步进行治疗，尤其重视"预培其损"的预防性治疗措施。孕前按照经期、经后期、经前期三期分期论治。经期重在活血调经；经后期意在滋阴助阳，促发氤氲之候；经前期则予益肾养血、疏导调经或益肾养血、健脾助孕。试孕月从月经第 5 天起用药，以益肾填精为主，结合卵泡监测，当优势卵泡大于等于 1.8cm 时，则认为系优质卵泡而指导同房。并从确认妊娠之时起，口服补肾安胎方至上次发生流产时间后 2 周以上，方可停药。

其次，对于本病，药物治疗固不可少，患者的自我调护在保胎中亦起到同样重要的作用。刘教授在接诊每一位先兆流产的患者时，都会耐心为其分析病情，强调自我调护的重要性，以取得患者的密切配合，这有利于病情的恢复和疗效的巩固。同时她还向患者交代，在病情缓解后仍需坚持用药，不可中病即止；亦宜随时调护，以求巩固疗效。内容包括情绪、饮食、冷暖、房事、慎用药物四个方面。胎动不安的患者多会产生恐惧紧张的情绪，所以首先要消除患者的恐惧心理，避免精神紧张，安定其情绪，使其配合医生的治疗。在日常生活中患者要保持乐观豁达的心态，学会遇事自我调节情绪，以防"十剂之功，废于一怒"。其次，嘱孕妇孕期要饮食有节，饥饱适度，多食易消化又富有营养，低脂肪、高蛋白的饮食，使脾胃健而气血化生有源，使胎有载养。患者应忌食生冷、辛辣、油腻的食品，保持大便通畅。再次，应顺应四时气候的变化，在季节转换或气温变化时及时增减衣被，以防过冷过热，而致疾病的发生。最后，对于发生胎漏、胎动不安的患者，为保肾精充足，孕后应严禁房事。

五、典型病案

病案 1

鹿某，女，28 岁。初诊时间 2013 年 3 月 27 日。

主诉：停经 32 天，阴道少量流血 4 天。

初诊：患者平素月经 7/32 ~ 34 天，量中，色、质正常。LMP：2013 年 2 月 24 日，6 天净，量、色可，余无明显不适。现患者停经 32 天，4 天前患者无明显诱因出现阴道流血，持续至今，偶腰酸，无小腹疼痛。2 天前患者自测尿 HCG（±）。平时白带正常。G_3A_3，2011、2012 年均于孕 40 余天时发生自然流产共 3 次，有生育要求。纳眠可，二便调。舌淡红，苔白，脉沉细。辅助检查：E_2 480pg/mL，P 24.41ng/mL，β-HCG 228.90mIU/mL。

中医诊断：胎漏；滑胎；异位妊娠待排。

西医诊断：先兆流产；复发性流产；异位妊娠待排。

辨证分型：肾虚证。

治法：补肾健脾，益气安胎。

处方：①菟丝子 15g，桑寄生 15g，炒续断 18g，炒杜仲 12g，枸杞子 12g，党参 18g，炒白术 12g，炒白芍 15g，黄芩 9g，麦冬9g，砂仁 9g（后下），香附 9g，苎麻根 15g，墨旱莲 18g，炙甘草6g。7 剂，水煎服，日 1 剂。②黄体酮胶丸 0.1g，每日 2 次，口服。③维生素 E 软胶囊 100mg，每日 1 次，口服。④多维元素胶囊 1粒，每日 1 次，口服。

二诊（2013 年 4 月 2 日）：用药后，患者阴道流血停止。现停经 36 天，偶感腰酸及小腹坠痛。白带正常，纳眠可，二便调。舌淡红，苔白，脉沉细。辅助检查：E$_2$ 407.50pg/mL，P 37.48ng/mL，β-HCG 549.80mIU/mL。

处方：①上方去墨旱莲，黄芩改为 12g，麦冬改为 12g，加炙黄芪 30g。6 剂，水煎服，日 1 剂。②余治疗方案继用。

三诊（2013 年 4 月 9 日）：现停经 43 天，无阴道流血及小腹坠痛，白带正常。纳差，眠欠佳，多梦易醒，二便调。舌淡红，苔白，脉沉细。

处方：①上方去苎麻根，加柏子仁 12g，竹茹 9g。7 剂，水煎服，日 1 剂。②余治疗方案继用。③复查 E$_2$、P、β-HCG。

四诊（2013 年 4 月 19 日）：现患者停经 53 天，感腰酸、恶心、呕吐，无阴道流血，无小腹坠痛，白带正常。纳欠佳，眠可，大便调，小便略频。舌淡红，苔白，脉沉细。辅助检查：E$_2$ 811.20pg/mL，P 34.32ng/mL，β-HCG 22123.0mIU/mL。检查 B超提示早孕（符合 7.5 孕周），可见胎芽及胎心搏动。中医诊断：胎漏；滑胎。西医诊断：先兆流产；复发性流产。

处方：上述治疗方案继用，患者因恶心、呕吐，拒服中药，嘱暂停服。

五诊（2013 年 5 月 21 日）：现患者停经已 12 周，无阴道流血，偶有恶心、呕吐，纳眠可，二便调。舌淡红，苔白，脉沉细。辅助检查：B 超提示早孕（符合 12 孕周）。

处方：停用黄体酮及多维元素胶囊，定期产检。

后经随访，患者于 2013 年 12 月 4 日足月顺产一男婴。

按：胎漏、胎动不安是妇产科常见病，常见的病因病机有肾虚、血热、气血虚弱、血瘀。本患者的病机为肾虚。患者先天禀赋不足，肾虚冲任损伤，胎元不固，发为胎漏、胎动不安。方中菟丝子、续断为君药补肾益精，固摄冲任，肾旺自能荫胎。桑寄生、盐杜仲补肝肾，固冲任，使胎气健旺；枸杞子补肾滋阴；党参、炒白术补气健脾，是以后天养先天，诸药为臣。炒白芍养血柔肝缓急，可预防子宫收缩；黄芩、麦冬滋阴清热安胎；砂仁行气和中安胎；墨旱莲、苎麻根补肝肾，止血安胎；香附理气止痛，皆为佐药。炙甘草为使，调和诸药。二诊加黄芪益气升提安胎。后加柏子仁养心安神；竹茹清热化痰、除烦止呕。全方共奏补肾健脾益气、养血固冲安胎之效。

病案 2

赵某，女，24 岁。初诊时间 2016 年 6 月 3 日。

主诉：停经 38 天，小腹坠痛伴腰酸 2 天。

初诊：患者平素月经 4 ~ 5/29 ~ 30 天，量少，色暗，有血块。余无明显不适。LMP：2016 年 4 月 27 日，5 天净，量、色同前。现停经 38 天，2 天前，患者无明显诱因出现小腹坠痛及腰酸，持续至今，无阴道流血，余无明显不适，自测尿 HCG（＋）。检查 B 超：早孕（符合 5 孕周）。平时白带正常。G_3A_3，患者 2012 年于孕 60 余天自然流产 1 次，2015 年于孕 40 天及 52 天各自然流产 1 次。纳眠可，二便调。舌淡红，苔白，脉沉细。辅助检查：1 个月前男女双方行染色体检查未见异常，女方 TORCH 检查无异常，封闭抗体阳性、抗心磷脂抗体阴性，血型：AB 型，Rh 阳性。

中医诊断：胎动不安；滑胎。

西医诊断：先兆流产；复发性流产。

辨证分型：肾虚证。

治法：补肾健脾，益气安胎。

处方：①固肾安胎丸 1 袋，每日 3 次，口服。②地屈孕酮片 1 片，每日 2 次，口服。③查 P、β-HCG。

二诊（2016 年 6 月 8 日）：现停经 43 天，偶感小腹坠痛，无阴道流血、腰酸及其他不适。白带正常，纳眠可，二便调。舌淡红，苔白，脉沉细。辅助检查：P 16.19ng/mL，β-HCG 2285mIU/mL。

处方：①菟丝子 15g，桑寄生 15g，炒续断 18g，炒杜仲 12g，枸杞子 12g，党参 18g，炒白术 12g，炒白芍 15g，黄芩 9g，麦冬 9g，砂仁 9g（后下），香附 9g，炙甘草 6g。7 剂，水煎服，日 1 剂。②黄体酮注射液 40mg，每日 1 次，肌内注射。③地屈孕酮片 10mg，每日 2 次，口服。

三诊（2016 年 6 月 14 日）：现停经 49 天，偶感小腹坠胀，无阴道流血、腰酸，白带正常。纳差，眠欠佳，二便调。舌淡红，苔白，脉沉细。辅助检查：E_2 330.20pg/mL，P 30.26ng/mL，β-HCG 18977.00mIU/mL。

处方：①上方加竹茹 12g。7 剂，水煎服，日 1 剂。②余治疗方案继用。③复查 E_2、P、β-HCG。

四诊（2016 年 6 月 21 日）：现患者停经 56 天，偶感小腹坠胀，无阴道流血、腰酸，白带正常。纳差，眠欠佳，二便调。舌淡红，苔白，脉沉细。辅助检查：E_2 825.90pg/mL，P 31.35ng/mL，β-HCG 69430.00mIU/mL。检查 B 超提示早孕（符合 7 孕周），可见胎芽及胎心搏动。

处方：上述治疗方案继用。

五诊（2016 年 6 月 28 日）：现患者停经 63 天，偶有小腹坠胀，无阴道流血，偶有恶心。纳眠可，二便调。舌尖红，苔白，脉沉细。辅助检查：E_2 1386.00pg/mL，P 32.57ng/mL，β-HCG 123719.00mIU/mL。

处方：上述治疗方案继用。

六诊（2016年7月5日）：现患者停经70天，无小腹坠胀，无阴道流血，偶有恶心。纳眠可，二便调。舌淡红，苔白，脉沉细。辅助检查：E_2 1592.00pg/mL，P 36.61ng/mL，β-HCG 163869.00mIU/mL。检查B超提示早孕（符合8^+孕周），可见胎芽及胎心搏动。

处方：①黄体酮注射液用量改为20mg，每日1次，肌内注射。②上方黄芩改为12g。7剂，水煎服，日1剂。③余治疗方案继用。

七诊（2016年7月12日）：现患者停经77天，无小腹坠胀，无阴道流血，偶有恶心。纳眠可，大便调，小便频。舌淡红，苔白，脉沉细。辅助检查：E_2 1721.00pg/mL，P 31.03ng/mL，β-HCG 137634.00mIU/mL。

处方：①黄体酮注射液20mg，隔日1次，肌内注射。②余治疗方案继用。

八诊（2016年7月19日）：现患者停经84天，无小腹坠胀，无阴道流血，偶有恶心。纳眠可，大便调，小便频。舌淡红，苔白，脉沉细。

处方：①停用黄体酮注射液。②余治疗方案继用。

九诊（2016年7月26日）：现患者停经91天，无小腹坠胀，无阴道流血，偶有恶心。纳眠可，大便调，小便频。舌淡红，苔白，脉沉细。检查B超提示早孕（符合12^+孕周）。

处方：①停用地屈孕酮片、中药。②固肾安胎丸1袋，每日3次，口服。③定期产检。

后经随访，患者足月顺产一女婴。

按：肾藏精，主生殖，胞脉系于肾。患者属肾虚系胞无力，胎元不固所致的胎动不安，故以补肾安胎为治疗大法。初诊时症见小腹坠痛及腰酸，未见阴道流血，考虑曾有自然流产史，予以固肾安胎丸滋阴补肾，固冲安胎，配合地屈孕酮进行保胎治疗。二诊时结合血液检查结果及 B 超检查结果，予以补肾安胎方加香附理气止痛，继服地屈孕酮，肌内注射黄体酮以补充黄体功能。三诊时偶感小腹坠胀，纳差，故加竹茹清热除烦、止呕。六诊时 B 超结果示胎心正常（符合 8^+ 孕周），孕酮值较高，故黄体酮改为 20mg，每日 1 次。九诊时妊娠情况稳定，各项检查均在正常范围内，故嘱继服固肾安胎丸，并定期检查。

不孕症的临床经验

不孕症是指有正常性生活的夫妇，未采取避孕措施同居 1 年以上而不能使女方妊娠或维持妊娠者。近年来，由于多次流产、性传播疾病增加、肥胖、婚育年龄延迟等因素的影响，特别是放开二孩政策以后，大批高龄女性加入到生育大军当中，我国不孕症患病率持续上升。在不孕症辨治方面，刘教授主张西医辨病与中医辨证相结合，创制了调经 1～6 号方、止痛调血方等有效方剂，每收奇效。

一、肾虚为本，血瘀痰湿为标为本病核心病机

现代医学认为，女性不孕的病因有排卵障碍、盆腔病理、免疫因素和不明原因等。刘教授认为不同原因的不孕症，其中医病机不同，但总的病机是肾虚为本，痰湿血瘀为标。

1. 排卵障碍性不孕症

常见疾病有多囊卵巢综合征、卵巢发育不全、卵巢早衰、高

催乳素血症、席汉综合征等。患者多表现为月经异常，如周期延后、月经过少甚至闭经，或月经提前，或崩漏，经色淡红或暗红，质稀薄或有瘀块，或月经虽正常但卵泡发育欠佳或无排卵。中医学认为，"经水出诸肾"，肾藏精，主生殖，卵子的发育成熟与肾精充沛、肾阳鼓动密切相关。肾阴亏虚，精血不足，不能提供卵泡生长发育的物质条件。肾阳不足，命门火衰，阳虚气弱，不能触发氤氲乐育之气，故卵泡发育迟缓，无优势卵泡。肾气虚，无力鼓动血行，瘀血阻滞冲任胞脉，故卵子不能正常排出。同时瘀血阻滞日久，有碍肾气生化，而进一步加重肾虚。脾为后天之本，气血生化之源，不断充养先天肾精，若脾失健运，肾失充养，可导致卵泡发育欠佳。部分患者形体肥胖，肥人多痰，而痰湿之源在脾，脾虚运化失职，痰湿内生；痰湿之根在肾，肾虚气化失常，水湿内生。痰湿阻碍经脉，冲任阻滞，血海不能按时满溢，不能摄精成孕。或久病盼子心切，情志不畅，肝气郁结，气滞血瘀，冲任不畅影响卵子的排出。而闭经兼见溢乳者，多为肾虚肝郁，水不涵木，冲任失和，血海不得满溢。故排卵障碍性不孕症的根本病机为肾虚，为本；而脾虚痰湿及血瘀气滞常为其兼夹病机，为标。

2. 盆腔病理导致的不孕症

如输卵管阻塞、子宫内膜异位症、子宫腺肌病、子宫内膜息肉等。其中，盆腔炎性疾病后遗症导致的输卵管阻塞性不孕症患者多有经期产后感受外邪（多为湿热之邪），邪与血结，瘀滞冲任胞宫，精卵不能结合或孕卵不能着床。其病机以血瘀为主，初期多表现为湿热瘀结或气滞血瘀，但久病及肾，后期常伴有肾虚之征，临床表现为小腹隐痛，腰酸痛，乏力，劳则加重，故刘教授提出本病以血瘀兼肾虚为主的病机学说。而子宫内膜异位症、子宫腺肌病等病程长，病情复杂，则以血瘀（离经之血）为主，兼以痰湿、肾虚等病机。故盆腔病理导致的不孕症，常呈现为本虚标实、虚实夹杂的脏腑功能失常和气血失调的病证。

3. 免疫性不孕症和不明原因不孕症

对于此类患者，刘教授多从临床症状入手，辨证论治。免疫性不孕症患者多伴有腰膝酸软等肾虚症状，肾虚是其主要证型之一。亦有无证可辨者，根据肾主生殖，肾主骨生髓，骨髓与机体免疫调节有关。如果肾阴阳失调，则可发生免疫调节失衡，因而刘教授认为，肾为免疫之本，生殖与免疫同为中医肾脏所立，所以，肾虚是免疫性不孕症的主要发病机制。肾气不足，复因经产之时摄生不慎，外邪乘虚而入，客于胞宫，正邪交争，损伤冲任，气血不畅，瘀血阻于胞宫，不能摄精成孕，或受精卵不能着床。故血瘀血热为致病因素，为病标。

二、治疗重视补肾养精血，调冲任，兼健脾、舒肝、活血化瘀

1. 补肾养精血，调冲任

刘瑞芬教授治疗排卵障碍性不孕症，大多从补肾入手。肾为水火之脏，肾的阴阳互根。补肾需平补阴阳，即填精补血，温补肾阳。肾精充养，有助于卵泡逐渐发育；补肾阳有助于启动氤氲乐育之气，促使优势卵泡的竞选，有"善补阴者，必于阳中求阴，则阴得阳升，而泉源不竭；善补阳者，必于阴中求阳，则阳得阴助而生化无穷"之意。常选用熟地黄、菟丝子、枸杞子、桑椹子补肾养精，仙灵脾、紫石英、续断温补肾阳，如经验方调经1号方及调经3号方等。《神农本草经》称"主女子风寒在子宫，绝孕十年无子"，肾虚严重者，重用紫石英45～60g（先煎），并可加鹿角胶、阿胶、胎盘粉等血肉有情之品，《本草经疏》"人胞乃补阴阳两虚之药，有反本还元之功"；《神农本草经》云"阿胶，养肝

气，久服益气轻身"；《临证指南》"任脉为病，用龟甲以静摄，督脉为病，用鹿角以温煦"。以达到滋补肝肾、调经种子之效。

2. 调养脾胃，以后天补先天

"脾胃为气血生化之源"，女性以阴血为主。月经不调者，素体脾虚，或劳倦过度，损伤脾气，化源不足，冲任不充，血海空虚，无血而下，引发闭经。《陈素庵妇科补解》："经血应三旬一下，皆由脾胃之旺，能易生血。若脾胃虚，水谷减少，血无由生，始则血来少而淡，后且闭绝不通。"调养脾胃可使精微输布，新血化生，而月经自调。

素体肥胖，痰湿内盛，或饮食劳倦，脾失健运，痰湿内生，痰湿阻于胞宫，胞脉闭塞，经血不得下行，而月经停闭。正如《女科切要·调经门》："肥白妇人，经闭而不通者，必是湿痰与脂膜壅塞之故也。"

对于月经过少或闭经，症见纳少、乏力、大便不实、脉细者，或多囊卵巢综合征见肥胖、体虚者，刘教授常在补肾基础上加调养脾胃之品。调养脾胃有醒脾、健脾两种方法，醒脾常选用木香、砂仁、鸡内金、炒谷芽、炒稻芽等；健脾常选用党参、白术、茯苓、白扁豆、太子参、山药、莲子等。如经验方调经3号方，即八珍汤加味，可健脾养血、补肾调经。痰湿内盛、肥胖者常加健脾化痰之品，如半夏、苍术、陈皮、胆南星等，如经验方调经6号方。

3. 疏肝理气解郁

叶天士云："女子以肝为先天。"肝为藏血之脏，司血海，具有贮藏血液，调节血流、血量的作用。肝血充盈，藏血功能正常，冲脉盛满，血海充盈而经至。

"百病皆生于气"，女性患者多忧郁善怒，情志变化最为显著，加之现代社会环境、家庭婚姻的变故等，使女性气郁气滞更为多见，长期不孕的患者更容易出现抑郁不舒的表现。古人有"调经而不理气，非其治也""凡妇人病，多是气血郁结，故以开郁行气为主，郁开气行，而月候自调，诸病自瘥矣"（《女科经论》）。刘教授在调经种子诸方中均加用舒肝药，如柴胡、香附、丹皮等，而安胎方中除香附外，还加百合、柏子仁、莲子心等，以解郁安神。

4. 活血化瘀

妇女经期产后瘀血未尽之际，感受外邪，如湿热或寒湿之邪，邪与血结，瘀滞冲任胞宫，不能摄精成孕。或肾虚，气血运行无力，瘀滞冲任胞脉，临床上常表现为输卵管阻塞性不孕，或卵泡包膜厚，卵子不能排出。前者，刘教授常选用祛瘀种子方（丹参、当归、赤芍、白芍、莪术、连翘、败酱草、香附、蒲黄、延胡索、皂角刺、穿山甲、路路通、菟丝子、续断等），活血化瘀、清热理气、补肾通络；而后者，刘教授在补肾养血基础上，常加用活血化瘀之品，如桃仁、红花、川牛膝、当归等，使肾精充沛，精血俱旺，促进卵泡发育，改善子宫卵巢的血液供应，促进卵子排出。

综上，刘教授治疗不孕症，以补肾为第一治法，佐以活血化瘀、健脾、舒肝。

三、辨病与辨证结合，中西互参

1. 排卵障碍性不孕症

刘教授治疗此类患者多从补肾入手，兼以活血化瘀。补肾以填补精血为主，兼以助阳之品。常选用调经1号方以促进卵泡的发育成熟。调经1号方的组成为当归、熟地黄、山药、枸杞子、川断、菟丝子、淫羊藿、紫石英、川牛膝、香附、红花、丹皮、茯苓、砂仁、甘草。方中当归、熟地黄、山药、枸杞子补肾滋阴养血；淫羊藿、紫石英温补肾阳；菟丝子、川断平补肾阴肾阳；

川牛膝、香附、红花、丹皮疏肝理气，活血通络，引血下行，其中丹皮还可凉血活血消瘀，使全方温而不燥；砂仁、茯苓理气和胃，健脾除湿，顾护脾胃，正如《景岳全书·妇人规》所云"故调经之要，贵在补脾胃以资血之源……"；甘草调和诸药。全方双补肾阴肾阳，养血活血，调经助孕。兼有脾肾两虚者，如纳差、乏力、大便不实等，常选用调经3号方，药物组成为紫石英、淫羊藿、熟地黄、当归、白芍、川芎、党参、炙黄芪、炒白术、茯苓、盐续断、桑椹、红花、香附、陈皮、甘草。多囊卵巢综合征肥胖者，因肥人多痰，患者除肥胖外，还表现为胸闷痰多，带下量多，头晕等，可选用调经6号方，以健脾化痰，补肾活血，药物组成为紫石英、淫羊藿、半夏、陈皮、茯苓、苍术、白术、胆南星、神曲、香附、泽兰、丹皮、黄芩、续断、菟丝子、炙甘草。对于高泌乳素血症合并不孕的患者，常表现为月经延后，或烦躁易怒，经行乳胀，甚则溢乳，其病机为肝郁肾虚，治疗常选用调经4号方，以舒肝补肾，活血调经，药物组成为柴胡、白芍、赤芍、当归、茯苓、炒白术、香附、青皮、陈皮、麦芽、续断、菟丝子、丹皮、栀子、炙甘草。

2. 输卵管阻塞性不孕症

输卵管阻塞性不孕，是由于输卵管发生梗阻或功能障碍，导致精子和卵子不能结合，而发生女性不孕。刘教授分析，血瘀是其核心病机，或因风寒湿热之邪乘虚而入，与气血搏结，日久成瘀；或因七情内伤，情志不畅，肝气郁结，气滞血瘀；或因产后瘀血浊液留滞胞宫，阻滞胞脉；或素体虚弱，或久病不愈，正气内伤，气虚不能行血，致气虚血瘀。瘀血形成之后阻滞于局部，影响气机运行，气机不畅，气不行则湿不易去而热不易清，久病入络，冲任不畅，而瘀血不去，日久损伤肾气，表现为肾虚兼有血瘀证候。临床表现除不孕外，可有腰酸小腹疼痛不适，劳则加重，带下量多或乏力等症状。治疗上给予经验方祛瘀种子汤。药物组成为盐续断、丹参、菟丝子、当归、连翘、赤芍、白芍、败酱草、蒲黄、延胡索、香附、柴胡、王不留行、路路通、蜈蚣、皂角刺、鸡内金、木香、穿山甲、甘草。方中以当归、丹参、赤芍、皂角刺活血祛瘀；败酱草、连翘清解血中之余毒，合鸡内金能清热散结。菟丝子与续断补益肝肾；蒲黄、香附、延胡索疏肝理气、活血止痛；王不留行、路路通、蜈蚣、穿山甲祛瘀通络；白芍、甘草缓急止痛。诸药合用，补肾化瘀、清热利湿、行气通络。临床上常配合综合疗法如中药保留灌肠、盆腔理疗、宫腔注药等，多途径治疗以提高疗效，缩短疗程。

3. 子宫腺肌病，子宫内膜异位证致不孕

子宫内膜异位症与子宫腺肌病均好发于育龄期妇女，是指具有活性的子宫内膜组织出现在子宫内膜以外的部位。其导致不孕的原因主要有：盆腔正常解剖位置的改变和输卵管功能异常，免疫功能异常和自身免疫反应，内分泌异常，对子宫内膜及胚胎着床的影响。刘教授认为，子宫内膜异位症或子宫腺肌病患者，其病机多为痰瘀互结兼有肾虚。由于异位内膜仍受卵巢激素的影响，可出现周期性变化，故治疗宜按照月经周期变化温通消补，使冲任气血调畅，改善内膜异位病灶周围的血液循环，抑制内膜异常增生、分泌。平时以补肾活血、化瘀消癥为主。由于异位内膜随着卵巢性激素的周期性变化而发生周期性出血，离经之血瘀积于子宫肌层，形成结节，包块，囊肿。瘀血阻滞，影响气机，从而形成血瘀气滞，冲任阻滞，不通则痛。临床常见痛经，少腹胀痛，或伴有月经过多，不孕等症状。对于这类患者，刘教授常采用平时调血，经期止痛，标本兼治的中医治疗方法，疗效较为满意。平时活血化瘀，理气散结。常选用止痛调血方。方中益母草、生牡蛎、鳖甲、海藻、连翘活血化瘀，软坚散结；香附、延胡索、

蒲黄、赤芍、白芍行气化瘀止痛；续断、杜仲补肾强腰。经前、经期仍以活血化瘀、温经止痛治标为主。方选经痛停方，方中肉桂、干姜、小茴香、吴茱萸、白芷温经散寒；当归、川芎、白芍、制没药活血化瘀；香附、乌药、柴胡、延胡索、蒲黄、白芥子行气化瘀止痛。

四、典型病案

病案 1

张某，女，28 岁。初诊时间 2009 年 3 月 5 日。

主诉：未避孕未怀孕 3 年余，月经周期延后 5 年。

初诊：患者自述结婚 3 年，未采取任何避孕措施，至今未孕。其配偶精液常规检查"正常"。既往月经 7～8/35～50 天，经量中等，色暗红，有血块，稍感腹胀，经行腰酸，LMP：2009 年 2 月 25 日，7 天净，量、色、质同前。现月经干净第 9 天。平素郁闷不舒，时感腰酸，白带正常。纳眠可，二便调。舌暗，苔薄白，脉沉细。曾于外院行 B 超检查示：多囊卵巢综合征。内分泌六项（月经第 3 天）：E_2 52.60pg/mL，P 0.42ng/mL，T 0.456ng/mL，FSH 5.17mIU/mL，LH 11.3mIU/mL，PRL 462.5mIU/mL。

中医诊断：不孕症；月经后期。

西医诊断：原发性不孕症；多囊卵巢综合征。

辨证分型：肾虚血瘀，肝郁气滞。

治法：补肾化瘀，疏肝理气。

处方：紫石英 30g（先煎），淫羊藿 18g，当归 12g，枸杞子 12g，熟地黄 18g，桑椹子 30g，续断 30g，菟丝子 18g，川牛膝 15g，柴胡 12g，路路通 12g，砂仁 6g（后下），丹参 18g，丹皮 9g，香附 12g，红花 12g，茯苓 15g，甘草 6g。10 剂，水煎服，日 1 剂。

二诊（2009年4月1日）：患者服药后，腰酸症状明显改善。LMP：2009年2月25日，量可，色暗，感小腹坠胀。纳眠可，二便调。舌暗，苔薄白，脉沉细。

处方：①少腹逐瘀胶囊3粒，每日3次，口服；血府逐瘀口服液1支，每日3次，口服。②月经干净后继续给予上方中药10剂，水煎服，日1剂。③佳蓉片4片，每日3次，口服，服用10日。

三诊（2009年5月12日）：LMP：2009年5月10日，量、色、质同前。纳眠可，二便调。舌暗，苔薄白，脉沉细。PMP：2009年4月7日，上个月基础体温呈双相。

处方：继用二诊治疗方案。

四诊（2009年5月23日）：LMP：2009年5月10日，B超监测卵泡示：右卵泡2.0cm×1.9cm，子宫内膜厚0.9cm。

处方：淫羊藿18g，当归12g，枸杞子12g，续断30g，菟丝子18g，柴胡12g，路路通12g，丹参18g，丹皮9g，香附12g，红花12g，甘草6g，赤芍12g，白芍12g，连翘12g，王不留行12g，皂角刺12g。3剂，水煎服，日1剂。

五诊（2009年5月26日）：今日B超监测已排卵，指导同房。

处方：菟丝子18g，桑寄生15g，续断15g，阿胶11g（烊化），杜仲12g，砂仁6g（后下），党参18g，白术12g，黄芩9g，白芍15g，甘草6g。7剂，水煎服，日1剂。

六诊（2009年6月14日）：患者现停经35天，B超示早孕。继予保胎中药治疗至孕3个月，B超检查示胎儿正常。

按：患者以月经延后为主要表现，无肥胖，B超提示多囊卵巢。辨证为肾虚血瘀，兼有肝郁之象，选方用药均以调经1号方加减。方中熟地黄、菟丝子、枸杞子为君，滋补阴血，益肾填精。

紫石英、续断、淫羊藿温补肾阳，以"阳中求阴"，为臣。桑椹滋阴补血、生津润燥；砂仁以防熟地黄滋腻碍胃；路路通活络通经；醋香附、柴胡疏肝理气；茯苓健脾；丹参、当归、川牛膝、红花、丹皮活血化瘀，共为佐药。炙甘草调和诸药，为使药。结合中药周期疗法，调理近3个月而妊娠，疗效满意。

病案2

李某，女，27岁。初诊时间2014年1月21日。

主诉：未避孕未孕3年，停经7个月。

初诊：患者月经16岁初潮，既往月经规律，5/30天，量中。近4年行经1次，伴经行小腹坠痛。曾服中药、达英-35、溴隐亭，疗效不佳。现服中药，未避孕未孕3年。LMP：2013年5月30日（周期4年），4天净，量少，护垫可，色红，小腹坠痛，腰酸痛。白带量中。G_0（工具避孕），纳眠欠佳，二便调。舌暗红，苔薄白，脉弦细。2014年1月8日性激素六项：LH 8.69mIU/mL，PRL 172.38ng/mL（正常值5~25ng/mL），FSH 6.97mIU/mL，P 1.54ng/mL，T 0.94ng/mL，E_2 8.00pg/mL，硫酸脱氢表雄酮 7.30 ng/mL。2014年1月8日检查B超示子宫偏小，子宫内膜厚0.45cm。

中医诊断：不孕症；闭经。

西医诊断：原发性不孕症；高泌乳素血症。

辨证分型：肾虚肝郁血瘀证。

治法：养血舒肝，补肾化瘀。

处方：①当归12g，赤芍12g，白芍12g，柴胡12g，醋香附9g，麦芽18g，薄荷9g（后下），茯苓12g，麸炒白术12g，川牛膝18g，红花12g，续断18g，菟丝子15g，丹皮12g，栀子6g，炙甘草6g。6剂，水煎服，日1剂。②溴隐亭2.5mg，每日2次，口服。

自 2014 年 1 ~ 8 月随症加减，共间断服药 70 余剂。月经周期 38 ~ 60 天。期间 2014 年 4 月 24 日复查 PRL 463μIU/mL（正常值 170 ~ 540 μIU/mL），患者自行停用溴隐亭。2014 年 6 月 23 日复查 PRL 2245μIU/mL，2014 年 6 月 24 日颅脑 MRI：垂体可疑异常信号，微腺瘤可能。加用溴隐亭 2.5mg，口服，每日 2 次。2014 年 9 月 11 日复查血 PRL 1563μIU/mL。2014 年 9 月改用中药补肾养血佐以舒肝助孕。

处方：当归 12g，熟地黄 18g，山药 12g，川断 30g，菟丝子 18g，淫羊藿 18g，紫石英 45g（先煎），川牛膝 15g，丹皮 9g，红花 12g，柴胡 12g，茯苓 15g，陈皮 9g，炙甘草 6g，麦冬 12g，桑椹子 12g，黄芩 12g，木香 12g，炙甘草 6g。水煎服，日 1 剂。随症加减服用 50 余剂，并配合西药人工周期 3 个周期（8 ~ 10 月末）。

2014 年 11 月 11 日应用克罗米芬促排卵，11 月 21 日月经周期第 12 天（停克罗米芬 3 天），监测卵泡：ROF 1.2cm×1.23cm，1.4cm×1.2cm，1.08cm×1.0cm；LOF 1.67cm×1.29cm，1.23cm×1.15cm；子宫内膜厚 0.65cm。

处方：芬吗通（白片）1 片，每日 2 次，口服；1 片，每晚 1 次，外用。

2014 年 11 月 24 日（月经周期第 15 天），监测卵泡：ROF 2.12cm×1.96cm，1.94cm×2.03cm，1.88cm×1.78cm；LOF 2.02cm×1.92cm；子宫内膜厚 0.71cm。

处方：HCG 10000U，立即肌内注射。

2014 年 11 月 26 日（月经周期第 17 天），监测卵泡：ROF 2.3×1.99cm，1.09cm×0.69cm；LOF 消失；子宫内膜厚 0.74cm；盆腔积液 2.5cm×2.0cm。

处方：①继用芬吗通白片 1 天，明日服灰片：1 片，每日 2

次，口服，共10天。②4天后服中药：菟丝子18g，盐续断18g，桑寄生15g，盐杜仲12g，枸杞子12g，炒山药18g，党参30g，炙黄芪30g，炒白术12g，茯苓12g，炒白芍15g，黄芩12g，麦冬12g，木香9g，砂仁9g（后下），柏子仁12g，百合12g，炙甘草6g。

2014年12月8日（排卵12天后），当地医院查血HCG 87.23mIU/mL，2014年12月11日当地医院复查血HCG 300mIU/mL，P>190.8nmol/L，E_2 1549pg/mL，PRL 23.23ng/mL；2014年12月13日复查血HCG 530.3mIU/mL，P>190.8nmol/L，E_2 2119pg/mL，PRL 22.74ng/mL。

处方：①停用溴隐亭；②继用上方加减；③达芙通10mg，每日2次，口服。

随访至孕3个月，胎儿正常。

按：患者月经开始正常，后突然停闭4年，经中西药调治后行经1次，但量少。查血泌乳素高。肝藏血，肾藏精，患者情志不畅，肝气郁结，气滞血瘀，血海不能按时满盈，故月经延后；加之病程日久，久病及肾，肾虚血海空虚，故月经延后加重，且经量甚少。肾虚腰府失养，故腰酸痛；血虚冲任失养，故经来小腹坠痛。对于此类患者，刘瑞芬教授多从养血舒肝、补肾化瘀论治，方选调经4号方加减，该方为丹栀逍遥散加味。方中柴胡苦平，舒肝解郁，使肝郁得以条达，为君药。白芍酸苦微寒，养血敛阴，柔肝缓急；当归甘辛苦温，养血和血，乃血中气药，当归、白芍与柴胡同用，补肝体调肝用，共为臣药。佐以白术、茯苓健脾益气；香附、麦芽健脾理气；川牛膝、红花活血化瘀；薄荷、丹皮、栀子、赤芍清肝经郁热；续断、菟丝子补肾调经。炙甘草调和诸药。泌乳素水平很高或伴有垂体微腺瘤者，同时配合西药溴隐亭口服，降低泌乳素。经中西药治疗，月经改善，泌乳素下降后，因患者计划妊娠，遂改用补肾养血、舒肝化瘀中药调经1号方加减，并辅以促排卵西药克罗米芬及雌孕激素制剂芬吗通，以促进内膜增长，助孕卵着床。经治疗后当月妊娠，疗效满意。

病案3

平某，女，30岁。初诊时间2010年2月24日。

主诉：未避孕未再孕1年。

初诊：患者自2009年1月起未避孕，性生活正常，至今未孕。现觉右侧小腹偶有隐痛，易疲劳，腰酸。近2～3年月经3～4/30～38天，量少，色暗红，无血块，经行小腹坠痛，喜暖。LMP：2010年2月12日，3天净，量不多，经前及行经时右侧小腹阵痛。白带量多，色白，无阴痒，无异味。G_2A_2（2004年药物流产1次，2006年12月自然流产1次）。纳、眠可，二便调。舌暗红，苔白腻，脉沉涩。妇科检查：外阴正常；阴道通畅；宫颈光滑；宫体前位，大小正常，活动可，无压痛；右侧附件区略紧，轻压痛，左侧附件区未及明显异常。检查白带常规：滴虫（－），霉菌（－），清洁度Ⅲ度，BV（＋）。2月5日检查本院B超示：右侧宫旁包块，性质待查。

中医诊断：不孕症；带下病。

西医诊断：继发性不孕症；细菌性阴道病。

辨证分型：湿热瘀结兼肾虚证。

治法：清热利湿，活血补肾。

处方：①丹参30g，当归12g，盐续断18g，菟丝子15g，连翘12g，赤芍12g，白芍12g，香附12g，皂角刺12g，败酱草18g，鸡内金12g，冬瓜仁12g，茯苓15g，薏苡仁30g，莪术9g，生牡蛎30g（先煎），苦参15g，炙甘草6g。14剂，水煎服，日1剂。②奥硝唑分散片0.5g，每日2次，口服。③苦参凝胶1支，每晚1次，外用。

二诊（2010年3月24日）：现无不适。舌暗红，苔白腻，脉沉涩。本院检查B超示：盆腔积液（3.1cm×1.0cm），子宫内膜厚0.8cm。妇科检查：外阴正常；阴道通畅；宫颈光滑，略肥大；宫体前位，大小正常，活动可，压痛（±）；附件：双侧附件区未及明显异常。白带常规：滴虫（-），霉菌（-），清洁度Ⅲ度，BV（-）。

处方：上方茯苓改为18g，盐续断改为30g。14剂，水煎服，日1剂。

三诊（2010年7月26日）：LMP：2010年7月17日。现月经净5天。舌暗红，苔白腻，脉沉涩。行子宫输卵管造影术：子宫呈倒三角形，左侧输卵管显影，走形迂曲，远端粗，弥散至盆腔，呈团状，右侧输卵管未显影。印象：左侧输卵管通而不畅，右侧输卵管不通。

处方：①禁房事、盆浴半个月。②丹参30g，赤芍12g，炮山甲粉3g（冲服），当归12g，炙黄芪30g，菟丝子15g，川断18g，连翘12g，皂角刺12g，败酱草18g，王不留行12g，路路通12g，生蒲黄12g（包煎），蜈蚣1条（研末冲服），醋香附12g，柴胡12g，白芍12g，醋延胡索18g，木香12g，炒鸡内金12g，炙甘草6g。10剂，水煎服，日1剂。③康妇消炎栓1枚，每晚1次，外用。

四诊（2010年8月5日）：LMP：2010年7月17日，6天净。现无明显不适。白带正常。纳、眠可，二便调。舌略红，苔白腻，脉沉涩。

处方：上方加水蛭6g。21剂，水煎服，日1剂。

五诊（2010年11月18日）：2010年8~10月，共以上方加减调治3个月。现停经50天，自测尿HCG弱阳性。LMP：2010年9月29日。纳、眠可，二便调。舌暗红，苔白，脉沉滑。

处方：①沙参18g，枸杞子12g，盐续断18g，桑椹子15g，炒杜仲12g，桑寄生15g，党参15g，炒白术12g，黄芩12g，砂仁9g（后下），白芍15g，麦冬12g，炙甘草6g。6剂，水煎服，日1剂。②叶酸0.4mg，每日1次，口服。③黄体酮胶囊0.1g，每日2次，口服。④测BBT。嘱择期检查B超。

六诊（2010年11月24日）：停经57天。昨晚右侧小腹稍隐隐不适。纳、眠可，二便调。舌暗红，苔白腻，脉滑。

处方：上方去麦冬，加茯苓12g，延胡索9g。6剂，水煎服，日1剂。

七诊（2010年12月1日）：停经64天。近3天恶心呕吐，食入即吐，时有右侧小腹稍隐隐不适，活动时明显。纳、眠可，二便调。今日检查B超示：①早孕（符合6孕周）；②盆腔积液。舌略红，苔白腻，脉细滑。

处方：党参18g，炒白术12g，茯苓12g，木香12g，砂仁9g（后下），陈皮12g，苏梗12g，川断18g，炒白芍15g，桑椹子15g，炙甘草6g，炒杜仲12g，竹茹12g，黄芩9g。6剂，水煎服，日1剂。后保胎至孕12周。

按：患者经行产后摄生不慎，湿热之邪乘虚而入，与血相搏，瘀阻胞脉，不通则痛，故见腹痛；胞脉瘀阻，精卵不能结合，故发为不孕；流产伤肾，加之久病及肾，肾虚则腰痛。治以补肾化瘀，清热利湿，理气通络。以丹参、赤芍为君药，并重用丹参，取其活血祛瘀，疏通冲任气血之功；同时赤芍能清热凉血，可泄肝火，清血热。连翘、败酱草为臣药，连翘，味淡，微苦，性凉，功善清热解毒，散结消肿；败酱草清解血中之余毒，合鸡内金能清热散结。菟丝子、续断补肝肾，与君臣药相伍，取扶正祛邪，活血补肾之效。气为血之帅，气行则血行，气滞则血瘀，故又以香附疏肝理气。当归、莪术、皂角刺活血祛瘀；白芍、甘草缓急止痛；冬瓜仁、茯苓、薏苡仁利湿；牡蛎软坚散结；苦参清热燥湿；上药共为佐药。甘草益气健脾，调和诸药，为使药。诸药合用，平补阴阳，气血同治，寒热平调，攻补兼施，使本方充分体现扶正而不敛邪，祛瘀而不伤正，虚实，气血兼顾的配伍特点。因久病入络，故加虫类搜剔之品，以疏通经脉，终获妊娠。孕后及时给予保胎治疗。

病案 4

李某，26 岁。初诊时间 2010 年 11 月 5 日。

主诉：未避孕未孕 1 年余。

初诊：患者自 2009 年 4 月开始，夫妻同居性生活正常，未避孕未孕至今。2010 年 8 月外院行子宫输卵管造影术示：左侧输卵管末端增粗，伞部无弥散；右侧输卵管走行迂曲，伞部上举，部分弥散。既往月经：5/30 天，量、色、质可，偶有血块，经行无明显不适。平素经净后偶小腹左侧隐痛。LMP：2010 年 10 月 25 日，5 天净，余同上。白带正常。G_0。纳眠可，二便调。2010 年 7 月 5 日外院检查 B 超示：子宫及双附件未见明显异常。男方精液常规正常。舌暗红，脉弦细。

中医诊断：不孕症。

西医诊断：慢性盆腔炎；原发性不孕症。

辨证分型：血瘀肾虚证。

治法：化瘀通络，调经种子。

处方：①丹参 30g，赤芍 12g，炮山甲粉 3g（冲服），当归12g，炙黄芪 30g，菟丝子 15g，川断 18g，连翘 12g，皂角刺 12g，败酱草 18g，王不留行 12g，路路通 12g，生蒲黄 12g（包煎），蜈蚣 1 条（研末冲服），醋香附 12g，柴胡 12g，白芍 12g，醋延胡索18g，木香 12g，炒鸡内金 12g，茜草 12g，茯苓 18g，炙甘草 6g。12 剂，水煎服，日 1 剂。②康妇消炎栓，1 枚，每晚 1 次，外用。

③宫腔注药：缓慢注入 0.9% 氯化钠注射液 + 地塞米松共 20mL。推注过程中稍有阻力，无腹痛，有溢液约 2mL，无阴道流血。保留 30 分钟。

术后嘱：①奥硝唑分散片 0.5g，每日 2 次，口服。②宫宁颗粒 1 袋，每日 3 次，口服。③禁房事盆浴 2 周。

二诊（2010 年 11 月 21 日）：LMP：2010 年 10 月 25 日，5 天净。现月经周期第 28 天。近期无不适。白带正常。纳、眠可，二便调。舌暗红，苔薄白，脉弦细。

处方：上方去茜草，败酱草改 15g，加炒小茴香 12g，丹参 18g，益母草 12g。6 剂，水煎服，日 1 剂。

三诊（2010 年 12 月 5 日）：LMP：2010 年 11 月 26 日，5 天净，量、色、质可，无腹痛。近期无不适。白带正常。纳、眠可，二便调。舌暗红，苔薄白，脉弦细。处方：宫腔注药：推注 0.9% 氯化钠注射液 + 庆大霉素 + 地塞米松共 20mL。推注过程中无阻力，无腹痛，无溢出，无出血。并保留 20 分钟。

术后嘱：①奥硝唑分散片 0.5g，每日 2 次，口服。②宫宁颗粒 1 袋，每日 3 次，口服。③禁房事盆浴 2 周。④上方去甘草、益母草。7 剂，水煎服，日 1 剂（阴道流血干净后服）。

四诊（2010 年 12 月 19 日）：LMP：2010 年 11 月 26 日，5 天净。近期无明显不适。白带正常。纳、眠可，二便调。舌暗红，苔薄白，脉弦细。

处方：丹参 30g，赤芍 12g，炮山甲粉 3g（冲服），当归 12g，炙黄芪 30g，菟丝子 15g，川断 18g，连翘 12g，皂角刺 12g，败酱草 18g，王不留行 12g，路路通 12g，生蒲黄 12g（包煎），蜈蚣 1 条（研末冲服），醋香附 12g，柴胡 12g，白芍 12g，醋延胡索 18g，木香 12g，炒鸡内金 12g，茯苓 18g，炒小茴香 12g，丹参 18g，益母草 12g，炙枇杷叶 9g，炙甘草 6g。7 剂，水煎服，日 1

剂。

五诊（2011年1月2日）：LMP：2010年12月25日，4天净，量、色、质可，经行无腹痛。近期无明显不适，时有左侧少腹隐痛。白带正常。纳、眠可，二便调。舌暗红，脉弦细。

处方：①宫腔注药：推注0.9%氯化钠注射液、庆大霉素、地塞米松共20mL。推注过程中稍有阻力，无腹痛，无溢出，无出血。并保留20分钟。②中药上方继用12剂，水煎服，日1剂。

六诊（2011年1月16日）：LMP：2010年12月25日，4天净。现月经周期第23天。患者自述宫腔注药后小腹有刺痛感，持续3天。症状好转，现无明显不适。白带正常。纳眠可，二便调。舌暗红，苔薄白，脉弦细。

处方：丹参15g，赤芍12g，炮山甲粉3g（冲服），当归12g，炙黄芪30g，菟丝子15g，川断30g，连翘12g，皂角刺12g，败酱草18g，王不留行12g，路路通12g，生蒲黄12g（包煎），蜈蚣1条（研末冲服），醋香附12g，柴胡12g，白芍12g，醋延胡索18g，木香12g，炒鸡内金12g，菟丝子15g，茯苓18g，炙甘草6g。10剂，水煎服，日1剂。

七诊（2011年1月30日）：LMP：2011年1月25日，4天净，量、色、质可。患者现无明显不适。白带正常。纳眠可，二便调。舌暗红，苔薄白，脉弦细。

处方：①12月19日方，12剂，水煎服，日1剂。②康妇消炎栓1枚，每晚1次，外用。③测BBT。

八诊（2011年2月13日）：患者近5天时有小腹发胀，左侧少腹明显。白带正常。纳眠可，小便可，大便质稀，一日2～3行。舌暗红，苔白，脉弦细。自测BBT呈双相。

处方：①上方去炙枇杷叶，加山药15g，柴胡12g，延胡索改为18g。20剂，水煎服，日1剂。②月经干净3～7天行子宫输卵管造影术。

九诊（2011年3月7日）：LMP：2011年2月22日，5天净。现无明显不适。白带正常。纳眠可，二便调。舌暗红，苔薄白，脉弦细。2011年3月2日于章丘市人民医院行子宫输卵管造影示：双侧输卵管通畅。

处方：①六诊方加茜草12g。14剂，水煎服，日1剂。②测BBT。

十诊（2011年4月3日）：LMP：2011年3月24日，5天净。白带正常。纳、眠可，二便调。舌暗红，苔薄白，脉弦细。

处方：①紫石英45g（先煎），淫羊藿18g，枸杞子12g，熟地黄18g，当归12g，续断30g，菟丝子18g，山药18g，茯苓18g，柴胡12g，醋香附12g，川牛膝15g，红花12g，丹皮12g，黄芩12g，麦冬12g，木香12g，陈皮12g，炮山甲粉3g（冲煎），蜈蚣1条（研末冲服），路路通12g，连翘12g，茜草12g，炙甘草6g。8剂，水煎服，日1剂。②B超监测排卵：右侧发育中卵泡（1.1cm×0.8cm）。③3天后B超监测排卵。

十一诊（2011年4月10日）：白带正常。纳眠可，二便调。舌暗红，苔薄白，脉弦细。

处方：续断18g，菟丝子15g，桑寄生15g，茯苓18g，枸杞子12g，炒白术12g，党参18g，黄芩9g，五味子12g，柴胡12g，炒杜仲12g，当归12g，皂角刺6g。7剂，水煎服，日1剂。

十二诊（2011年5月15日）：停经53天。自测尿HCG（+）。现无阴道流血，无小腹坠胀，腰酸，自觉乏力，偶感恶心。2011年5月7日检查B超示：早孕（符合6孕周）。纳眠可，二便调。舌淡，苔白，脉弦滑。

处方：①维生素E100mg，每日1次，口服。②叶酸（自备）。③黄体酮胶丸0.1g，每日1次，口服。④固肾安胎丸6g，每日3

次，口服。

按：患者行子宫输卵管造影术示左侧输卵管不通，右侧输卵管远端粘连，给予中药祛瘀种子汤加减化瘀通络。方中丹参、赤芍、炮山甲为君药，活血化瘀，通利经络，疏通冲任气血，且赤芍能清热凉血，防瘀久化热。当归补血行血；炙黄芪益气；菟丝子、川断平补肾气；连翘、皂角刺、败酱草解毒消肿，清利湿热，清解血中之余毒。以上七味是为臣药，具扶正祛邪，活血补肾之效。王不留行、路路通、生蒲黄、蜈蚣通经络，利血脉，增强活血化瘀之力；醋香附、柴胡、白芍、醋延胡索疏肝理气，柔肝止痛；木香、炒鸡内金理气和胃；茯苓健脾利湿；茜草化瘀通经。诸药皆为佐药。炙甘草调和诸药，为使药。并配合宫腔注药3次，后复查造影示双侧输卵管通畅。其后又给予调经1号方补肾养血化瘀，促进卵泡发育，排卵后继续补肾助孕，获宫内妊娠。

病案5

周某，27岁，初诊时间2008年11月7日。

主诉：未避孕未孕4年。

初诊：患者月经不规律，7/40～60天，量中，色暗，有血块，经期第2天小腹坠痛难忍，需药物止痛，排血块后痛缓，喜暖拒按，平素无腹痛。LMP：2008年10月13日，5天净。PMP：2008年8月26日。白带量多，色白，有异味，无阴痒。G_0。纳、眠可，二便调。2006年4月24日查男方精液常规无明显异常（外院）。2006年3月7日外院HSG示：右侧输卵管通畅，左侧输卵管通而不畅。2006年7月于外院行药物促排卵，示卵泡发育正常，排出正常，但未受孕。2007年9月左侧卵巢巧克力囊肿于济南妇幼保健院行腹腔镜手术。检查B超示：子宫腺肌病，子宫内膜厚1.1cm。白带常规：滴虫（-），霉菌（-），清洁度Ⅱ度，BV（-）。妇科检查：外阴正常；阴道通畅；宫颈Ⅱ度糜烂，肥大；宫体后位，大小正常，活动可，质硬；附件未及明显异常。舌暗红，苔薄白，脉沉涩。

中医诊断：不孕症；癥瘕。

西医诊断：原发性不孕症；子宫腺肌病。

辨证分型：血瘀兼肾虚证。

治法：补肾化瘀，化痰散结，行气止痛。

处方：①益母草15g，茯苓12g，生牡蛎18g（先煎），制鳖甲12g（先煎），浙贝母12g，海藻12g，连翘12g，延胡索18g，香附12g，木香12g，生蒲黄18g（包煎），赤芍12g，白芍12g，杜仲12g，川断18g，炮山甲粉6g（冲服），王不留行12g，路路通12g，丹参18g，炙甘草6g。10剂，水煎服，日1剂。②丹参30g，赤芍15g，连翘15g，皂角刺15g，大血藤30g，败酱草18g，制乳香12g，制没药12g，土鳖虫12g，醋延胡索18g，当归12g，续断30g，炒山药30g，薏苡仁30g，生黄芪30g，透骨草12g。共煎至100mL，每晚保留灌肠。③B超监测排卵。

二诊（2008年11月20日）：停经38天，月经尚未来潮。服上方后无不适。白带正常。纳、眠可，二便调。2008年11月14日检查CT示：良性反应性病变（中度炎症）。2008年11月7日B超监测排卵：左侧卵巢见2.0cm×2.1cm囊泡区，子宫内膜厚1.1cm。2008年11月11日检查B超：宫体左侧探及4.7cm×3.3cm囊性包块，子宫内膜厚1.2cm。舌暗红，苔薄白，脉沉涩。

处方：①肉桂6g，川芎15g，吴茱萸9g，炮姜6g，乌药12g，炒小茴香12g，蒲黄12g（包煎），没药6g，白芥子12g，白芷12g，延胡索18g，当归15g，炒白芍18g，柴胡12g，香附12g，木香12g，炙甘草6g。6剂，水煎服，日1剂。②龙血竭胶囊，3粒，每日3次，口服。③查生殖抗体五项，测BBT。

三诊（2008年11月28日）：LMP：2008年11月21日，5天

净。量中，色暗，血块多，经行小腹轻微坠痛。昨日感腰酸，现无明显不适。白带正常。纳、眠可，二便调。2008年11月26日月经第6天本院检查B超示：盆腔积液，子宫内膜厚0.9cm。2008年11月27日月经第7天查抗体五项均为阴性。舌暗红，苔薄白，脉沉涩。

处方：①初诊①方，20剂，水煎服，日1剂。②11月20日方，6剂，水煎服（经前3天服）。

四诊（2008年12月28日）：LMP：2008年12月22日，量中，色红，5天干净，小腹无疼痛。纳、眠可，二便调。

处方：上①方14剂，水煎服，日1剂。

五诊（2009年1月29日）：停经38天，自测尿HCG（+），检查B超示：早孕（符合5孕周）。无腹痛，无阴道流血，无腰痛。

处方：①多维元素胶囊，1粒，每日1次。②固肾安胎丸，6g，每日3次。

患者2014年因小腹疼痛来诊，述于2009年9月22日顺产一女婴。

按：本患者以不孕症、月经后期、痛经为主要症状，曾因左侧卵巢巧克力囊肿行腹腔镜手术，曾监测卵泡示有排卵，子宫输卵管造影示左侧输卵管通而不畅。根据其症状、舌脉，辨证为血瘀兼肾虚。平时予止痛调血方化瘀行气、化痰散结、补肾止痛。方中益母草为君药，活血行气，利水消肿，清热解毒。茯苓化痰祛湿、健脾消积；生牡蛎化瘀散结，清热益阴，潜阳，固涩，与茯苓共为臣药。制鳖甲、浙贝母、海藻、连翘活血化瘀，软坚散结；延胡索、香附、木香、生蒲黄、赤芍、白芍活血化瘀，散结止痛；杜仲、川断补肝肾、强腰膝，以治其本虚，共为佐药。炙甘草调和诸药为使。加路路通、炮山甲通经络利血脉，经络通，则气血行；王不留行引血下行；丹参活血化瘀。经前、经期予经痛停方温经散寒、化瘀止痛。服药 2 个周期，即喜获妊娠。

病案 6

郭某，40 岁，初诊时间 2014 年 7 月 24 日。

主诉：未避孕未再孕 2 年余。

初诊：患者结婚 10 余年。G_3A_3。2012 年 1 月孕 9 周自然流产，后未避孕未再孕。夫妻性生活正常，配偶精液常规检查示精子活动力欠佳，于 2014 年 4 月行 IVF-ET 失败。既往月经：3～4/30 天，量少，色鲜红，有少许血块，经前、经期小腹胀，肛门下坠感。LMP：2014 年 6 月 29 日，量同前。现月经第 25 天。纳、眠可，二便调。舌红，苔薄白，脉沉细。本周期未避孕。既往有子宫腺肌病病史 5 年。曾用 GnRH-α 治疗 3 个月。2012 年 8 月 6 日检查 B 超示：子宫腺肌瘤 4.1cm×2.7cm。

中医诊断：不孕症；癥瘕。

西医诊断：继发性不孕症；子宫腺肌病。

辨证分型：肾虚血瘀。

治法：补肾活血，软坚散结。

处方：①菟丝子 18g，盐续断 18g，桑寄生 15g，盐杜仲 12g，枸杞子 12g，炒山药 18g，党参 30g，炙黄芪 30g，炒白术 12g，茯苓 12g，炒白芍 15g，黄芩 12g，麦冬 12g，木香 9g，砂仁 9g（后下），柏子仁 12g，百合 12g，柴胡 9g，当归 9g，炙甘草 6g。3 剂，水煎服，日 1 剂。②经期：血府逐瘀胶囊，6 粒，每日 2 次，口服。③经后期：益母草 15g，茯苓 12g，生牡蛎 18g（先煎），制鳖甲 12g（先煎），浙贝母 12g，海藻 12g，连翘 12g，延胡索 18g，香附 12g，木香 12g，生蒲黄 18g（包煎），赤芍 12g，白芍 12g，杜仲 12g，川断 18g，三七粉 3g（冲服），丹参 15g，党参 30g，柴胡 12g，百合 12g，柏子仁 12g，炙甘草 6g。7 剂，水煎服，日 1 剂。

二诊（2014年8月7日）：服药后大便略稀，日2次。LMP：2017年7月26日，4天净，量中，色红，有少许血块，伴小腹坠胀感。现月经周期第13天。纳、眠可，二便调。白带正常。舌红，苔薄白，脉沉细。

处方：益母草15g，茯苓12g，生牡蛎18g（先煎），制鳖甲12g（先煎），浙贝母12g，海藻12g，连翘12g，延胡索18g，香附12g，木香12g，生蒲黄18g（包煎），赤芍12g，白芍12g，杜仲12g，川断18g，三七粉3g（冲服），丹参15g，党参30g，柴胡12g，百合12g，山药18g，薏苡仁18g，桑寄生15g，当归9g，炙甘草6g。7剂，水煎服，日1剂。

三诊（2014年8月14日）：服药后大便仍偏稀，日2～3次。现月经周期第20天，白带正常，偶感乏力。舌红，苔薄白，脉沉细。

处方：上方丹参改为18g，山药改为炒山药30g，加炙黄芪30g，鸡内金12g，浙贝母12g，炒白术18g。7剂，水煎服，日1剂。

四诊（2014年8月21日）：现月经周期第27天，白带正常。纳、眠可，二便调。舌红，苔薄白，脉沉细。

处方：肉桂6g，赤芍9g，桃仁12g，丹皮9g，茯苓12g，川牛膝18g，当归12g，红花12g，香附12g，柴胡12g，泽兰12g，王不留行12g，太子参30g，沙参12g，炙甘草6g。7剂，水煎服，日1剂。

五诊（2014年8月28日）：服上方4剂后，无不适。LMP：2014年7月26日。现停经34天，自述8月24日出现少量褐色分泌物1次。现白带正常，晨起腰酸明显。纳、眠可，二便调。8月26日自测尿妊娠试验（+），当天于济南市中心医院查血示：P 39.44pg/mL，β-HCG 403.6mIU/mL。

处方：①菟丝子 18g，盐续断 18g，桑寄生 15g，盐杜仲 12g，枸杞子 12g，炒山药 18g，党参 30g，炙黄芪 30g，炒白术 12g，茯苓 12g，炒白芍 15g，黄芩 12g，麦冬 12g，木香 9g，砂仁 9g（后下），柏子仁 12g，百合 12g，炙甘草 6g。7 剂，水煎服，日 1 剂。②黄体酮 20mg，肌内注射，每日 1 次。③复查早孕三项。

后患者入院保胎治疗，至孕 3 个月余，因胎盘低置转产科，后随访，足月分娩一男婴。

按：患者高龄，初诊时刚行 IVF-ET 治疗失败后不到 3 个月，月经量少，脉沉细，证属肾虚。但患者 B 超检查有子宫腺肌病，经行小腹坠痛，兼有血瘀证候，治疗时宜分期论治。初诊时正值黄体期，且患者未避孕，故采用补肾助孕法。若未孕，则经期予以活血化瘀，因势利导。经后补肾化瘀，化痰消癥，以治本。

二诊、三诊均为经后，患者腹泻，为脾肾两虚，故在原方基础上加健脾止泻的药物，并进一步加强软坚散结之力。

四诊正值经前，选用温经散寒、缓消癥块的桂枝茯苓丸加减。桂枝茯苓丸，出自《金匮要略.妇人妊娠病脉证并治第二十》："妇人素有癥病，经断未及三月，而得漏下不止，胎动在脐上者，为癥痼害。妊娠六月动者，前三月经水利时，胎也。下血者，后断三月衃也。所以血不止也，其癥不去故也，当下其癥，桂枝茯苓丸主之。"该方原治妊娠合并癥瘕，现临床应用广泛，主要应用于寒凝血瘀之痛经、闭经、产后恶露不绝或崩漏，以及痰瘀互结之子宫肌瘤、卵巢肿瘤等。刘教授常将该方加减，以肉桂易桂枝，加川牛膝、红花等活血化瘀药物，用于治疗月经量少、闭经。若未孕者，本方可活血通经，精卵结合着床前后，本方可活血化瘀，改善子宫内膜血流而助孕。方中肉桂为君药，温通经脉，以行瘀滞；臣以桃仁、赤芍、丹皮、红花活血化瘀；川牛膝活血通经，补益肝肾；佐以茯苓健脾渗湿；当归养血活血，泽兰活血利水；香附、柴胡、王不留理气化滞；炙甘草调和诸药。正如《黄帝内经》所云：有故无殒，亦无殒也，衰其大半而止。该方《金匮要略》载其孕期犹可应用，何虑孕前乎？

五诊时，患者月经未潮，查尿妊娠试验阳性，提示已经受孕，遂停用桂枝茯苓丸，改用补肾安胎方，补肾固冲安胎。

通过本病案，得到启示：素有瘀血阻滞者，应以活血化瘀为主，补肾为辅，应用至孕前查出尿妊娠试验阳性即可停用。

体外受精－胚胎移植（IVF-ET）辅助治疗中的临床经验

近年来，不孕症的发病率日趋增高。自1978年，首例试管婴儿成功以来，体外受精－胚胎移植术（In vitro fertilization-Embryo transfer，IVF-ET）为众多不孕患者提供了治疗的新途径，并成为治疗女性不孕症的重要方法之一。据报道，尽管目前 IVF-ET 中取卵率及胚胎移植率可达 80% ~ 90%，但其临床妊娠率却仅徘徊于 30% ~ 40% 之间。因此许多专家越来越关注反复着床失败的机制及治疗，以期提高辅助生殖成功率。中医药在治疗不孕不育方面有着悠久的历史，近年来结合现代辅助生殖技术，在调节内分泌水平、提高卵泡质量、改善子宫内膜容受性及盆腔内环境、提高妊娠率，促进胚胎着床，防止卵巢过度刺激综合征等并发症方面有其独特的优势。

刘教授运用中药辅助提高 IVF-ET 成功率，效果颇显。现将其辨治经验介绍如下。

一、肾虚为 IVF-ET 失败的关键病机，瘀血阻滞贯穿本病始终

刘教授认为，肾虚为 IVF-ET 失败的关键病机。肾藏精，主生殖。《素问·上古天真论》记载："女子七岁，肾气盛，齿更发长；二七而天癸至，任脉通，太冲脉盛，月事以时下，故有子。"说明生殖的根本在于肾，以肾气、天癸作为物质基础。女子在一定年龄阶段，肾气充盛，天癸成熟，任通冲盛，两精相搏，合而成形，胎孕乃成。肾亏精血不足，冲任虚衰；肾气亏损，阳气不足，温煦胞宫失职；两精相搏也难摄精成孕。进行 IVF-ET 属排卵障碍者多因先天肾气不足，或后天肾气失充，致肾之阴阳亏虚，肾阴不足，精血亏虚，缺少卵泡生长发育的物质条件；肾阳虚衰，无力启动氤氲之气，则卵子发育迟缓，无优势卵泡；多次 IVF-ET 失败，超促排卵进一步损伤肾气，导致两精相搏也难摄精成孕。

进行 IVF-ET 属输卵管因素者或子宫内膜异位症者，血瘀是其重要的病理基础。瘀血阻滞胞宫胞脉，气血运行不畅，胞脉闭塞或不畅，两精不能相搏而致不孕。其中子宫内膜异位症，子宫腺肌病以及输卵管积水患者多兼有痰湿阻滞，痰瘀互结，日久成癥瘕。现通过 IVF-ET 可以解决两精相搏，但瘀血作为病理产物，阻滞冲任、胞宫、胞络是贯穿本病始终的。瘀血阻滞，胞宫气血运行不畅，从而影响孕卵着床。瘀血阻滞，碍肾气化生，又加重肾虚，肾气亏损，阳气不足，胞宫失于煦濡，孕卵难以着床。故在一定程度上肾虚与血瘀往往相互影响，互为因果，最终导致肾虚血瘀而缠绵难愈。

综上所述，肾虚是 IVF-ET 失败的关键病机，瘀血阻滞贯穿本病始终，兼有痰湿阻滞。

二、注重分期论治

1. 调理期辨病与辨证相结合，重在补肾活血

体外受精－胚胎移植反复失败的原因可以体现在子宫和胎儿两方面。有些因素可能影响配子或者胚胎的发育而导致种植失败；有些因素可能直接或者间接影响子宫内膜的微环境而影响胚胎种植。其中，卵巢储备下降是卵子质量和数量下降的主要原因，是影响配子或者胚胎发育的重要因素。而子宫病变包括子宫内膜炎、子宫内膜息肉、子宫黏膜下肌瘤、子宫宫腔粘连、子宫内膜瘢痕、子宫腺肌瘤和子宫内膜增殖症等，可以直接或间接影响子宫内膜微环境，从而影响胚胎种植。而内膜过薄和子宫内膜血流异常也被认为是反复种植失败的原因之一。输卵管积液反流至子宫，可能冲走未植入的胚胎，或者导致内膜局部环境异常，而影响胚胎种植。刘教授常常根据患者原发病或反复失败的原因，在调理期辨病与辨证相结合，对因治疗，为移植前期和移植期做好准备。

（1）卵巢储备功能下降

卵巢储备功能下降是指卵巢中的存留卵子量降到阈值或卵子质量下降以致影响生育潜能，导致生育力下降。常见于高龄妇女。临床实践中，卵巢储备功能下降的患者，对促排卵药物反应性差，获得的卵细胞数少；有些患者虽能获得较多卵细胞，但优质卵率、优质胚胎率不高，从而降低了临床授精率及妊娠率。刘教授认为本病主要责之于"肾气虚，天癸早枯"。根据肾气虚的病机特点，肾气虚则肾阴或肾阳亏虚。肾阴不足，精血亏虚，缺少卵泡生长发育的物质条件；肾阳虚衰，无力启动氤氲之气，则卵子发育迟缓，无优势卵泡。此类患者临床症状多表现为：多年不孕，或反复胚胎移植失败，月经延后，量少，色淡或暗，质稀，或有性欲低下，白带量少，腰酸膝软，或足跟痛，头晕耳鸣，夜尿多，舌淡，苔白，脉沉细。刘教授认为不同于传统中药人工周期，经后期、经间期、经前期都均以补肾气为主，肾气旺，则肾之阴阳充盛。肾阴充盛，为卵泡发育提供物质基础；肾阳充盛，则阳气鼓动有源，有利于优势卵泡竞选。肾气盛，任通冲盛，两精相搏，合而成形，胎孕乃成。临证以经验方调经1号方加减。临证用紫石英30～60g，《神农本草经》云："紫石英，主心腹咳逆邪气，补不足，女子风寒在子宫，绝孕，十年无子。久服，温中，轻身延年。"根据40多年的妇科临床工作经验，刘教授认为紫石英能很好地促进卵泡的发育。一般根据患者月经周期情况，周期越长，用量越大。或根据患者卵巢功能情况，卵巢功能越低，用量越大，最大用至60g。大量用的话，需先煎。肾精亏虚严重的，在上方基础上，加阿胶、鹿角胶、胎盘粉等血肉有情之品，以填补精血。为IVF-ET促排方案奠定基础。

临床也见到多次IVF-ET失败的患者，证属脾肾两虚者，表现为：月经周期正常或延后，量少，色淡，质稀，腰膝酸软，面色无华，纳少，乏力，大便不实，舌淡，苔白，脉细。刘教授常选用经验方调经3号方加减。方中四物汤养血活血；四君子汤加炙黄芪健脾益气；桑椹、续断、紫石英、淫羊藿补肾；红花活血化瘀；陈皮、香附理气。全方共奏健脾补肾、养血活血、理气调经之功。

刘教授常采用补、调、温、通四法，周期用药。补：从月经干净或撤退性出血停止后开始，治以补肾为主，佐以化瘀。调：用补法治疗后，若出现透明拉丝白带，B超示卵泡发育至18mm左右后，即应采取调气化痰通络之法，促卵子排出。可在补法基础上加桃仁、红花、三棱、莪术、皂角刺、路路通等，服至基础体温升高3天或B超监测卵泡破裂。温：不孕症患者，可在调法之后，予补肾安胎之寿胎丸加味治疗，以助孕安胎，预防先兆流产的发生。通：对于暂时避孕的患者，用于调法之后10天左右，旨在促使月经来潮。用药以活血化瘀、理气通络为主。方选桃红四物汤加川牛膝、王不留行、泽兰、香附、莪术、肉桂等。一般需调理 2～3 个月经周期。

除此之外，刘教授认为卵巢储备功能下降还与情志因素有很大关系。叶天士在《临证指南医案》中提出"女子以肝为先天"。刘河间云"天癸未行之前，皆属少阴；天癸既行，皆从厥阴论之"。现代女性生活及工作压力与日俱增，常导致精神紧张及焦虑等，若育龄期即出现闭经、潮热、盗汗、阴道干涩等围绝经期症状，更易导致情志焦虑、抑郁等精神问题，这些情志因素又可干扰"肾－天癸－冲任－胞宫轴"的功能。且此类患者不孕年限一般较长，承受各方面的心理压力日久，有些甚至视 IVF-ET 为唯一可能获孕的方式。此法失败后，精神及经济均不堪重负，致使情绪低落，郁郁寡欢，肝气不舒。肝肾同源，肝藏血，肾藏精，IVF-ET 术后，肾精更亏，水不涵木，肝失所养，加重肝郁。因此在临床诊疗过程中，除了选用疏肝理气、解郁安神的中药如香附、柴胡、百合、莲子心、酸枣仁等以外，刘教授还十分重视情志的调节与心理的疏导，对患者耐心倾听，细心沟通，详细解答。患者心气平和，加上药物的作用，有利于改善卵巢功能，提高获卵率。

（2）子宫内膜异位症、子宫腺肌病

子宫内膜异位症与子宫腺肌病均好发于育龄期妇女，是指具有活性的子宫内膜组织出现在子宫内膜以外的部位。其导致不孕的原因主要有：盆腔正常解剖位置的改变和输卵管功能异常、免疫功能异常和自身免疫反应、内分泌异常、对子宫内膜及胚胎着床的影响。刘教授认为，子宫内膜异位症反复发作而需行 IVF-ET 者，其病机多为肾虚兼有痰瘀。由于异位内膜仍受卵巢激素的影响，可出现周期性变化，故治疗宜按照月经周期变化温通消补，使冲任气血调畅，改善内膜异位病灶周围的血液循环，抑制内膜异常增生、分泌。平时以补肾活血，化瘀消癥为主。由于异位内膜随着卵巢性激素的周期性变化而发生周期性出血，离经之血瘀积于子宫肌层，形成结节、包块、囊肿。瘀血阻滞，影响气机，从而形成血瘀气滞，冲任阻滞，不通则痛。临床常见痛经，少腹胀痛，或伴有月经过多，不孕等症状。对于这类患者，刘教授常采用平时调血、经期止痛、标本兼治的中医治疗方法，疗效较为满意。平时以活血化瘀，理气散结为主。常选用止痛调血方。经前、经期仍以活血化瘀、温经止痛治标为主。

需要注意的是，部分子宫腺肌病、子宫内膜异位症患者表现为月经量多，故临证用药时需要注意活血与止血的问题。化瘀消癥，但不能动血，以免加重月经量多，或导致异位内膜囊肿增大。刘教授常在止痛调血方基础上加化瘀止血之品，如三七粉、茜草、海螵蛸等，以防活血太过。茜草、海螵蛸二药组成四海螵蛸一蔄茹丸，见于《素问·腹中论》："时时前后血，病名血枯，此得之年少有所大脱血，若醉入房中，气竭肝伤，故月事衰少不来也，以四海螵蛸一蔄茹丸。丸以雀卵，饮以鲍鱼汁。"该方具有补肾活血、通补奇经之效。《蒲辅周医案》取二味去瘀生新，加味治愈崩漏的经验，为本方的活用做了示范。刘教授选二味，化瘀不伤血，止血不留瘀，有敛有活，通涩并用。在子宫腺肌病、子宫内膜异位症、子宫内膜息肉等疾病的治疗中常常选用，疗效满意。

（3）子宫内膜息肉

子宫内膜息肉是子宫内膜基底层局限性增生，带蒂突向宫腔，由分布不规则的内膜腺体和间质组成，一般包括：间质成分（少量致密的纤维结缔组织），厚壁血管以及子宫内膜腺体。息肉内常见单纯型或复杂型增生，伴或不伴有整个子宫内膜增生。子宫内膜息肉影响子宫腔环境，导致子宫内膜容受性下降，从而降低了 IVF-ET 胚胎着床的成功率。西医 IVF-ET 前常规行子宫腔镜检查，若发现子宫内膜息肉，则行息肉切除术。但本病复发率高，临床治疗很棘手。中医认为，女性胞中有结块，伴有小腹或少腹或胀或痛或满，或阴道异常出血者，称为癥瘕。西医的子宫内膜息肉属此范畴。刘教授对本病辨证为气滞血瘀、痰湿阻滞证。治疗以化痰除湿，活血消癥为大法。非经期方药选用止痛调血方加减，在原方基础上常加化痰散结之品，如茯苓、薏苡仁等；经期用经验方新桂枝茯苓丸方以温通祛瘀。因子宫内膜息肉常合并月经量多，故亦常加化瘀止血之品如三七粉、茜草、海螵蛸等。另外，在本病的治疗过程中，刘教授常中西医结合，中药活血化瘀、化瘀消癥同时，于经前期或非经期口服孕激素，以转化内膜，促进子宫内膜脱落，达到药物性刮宫的作用。中西药相辅相成，治疗 2～3 个周期，息肉常常会消失。

（4）盆腔炎

盆腔炎指女性内生殖器官及其周围结缔组织、盆腔腹膜发生的炎症。临床上常见的为急慢性输卵管炎、输卵管积水、输卵管卵巢炎等。由于输卵管炎、输卵管积水对胚胎的毒性作用和对子宫内膜容受性的影响，降低了 IVF-ET 的胚胎种植率和临床妊娠率，并增加了早期妊娠丢失率。由于本病迁延日久，正气渐衰，久病及肾，而湿热缠绵，稽留不去，与冲任之气血相搏结，从而导致血瘀肾虚，久病不愈，反复发作。刘教授常选用经验方祛瘀种子方加味。方中丹参、当归、赤白芍活血化瘀；败酱草、连翘清热利湿解毒；菟丝子、续断补肾；香附、木香、柴胡、延胡索、蒲黄理气化瘀止痛；皂角刺、鸡内金软坚散结；穿山甲、蜈蚣、路路通、王不留行化瘀通络。若兼有输卵管积水者，加薏苡仁、茯苓、泽兰等利水渗湿。

此外，在输卵管炎性不孕症 IVF 术前调理时，刘教授常配合中药保留灌肠。采用经验方盆炎消灌肠方（由红藤、败酱草、丹参、连翘、皂角刺、赤芍、乳香、没药、透骨草等组成）。中药直接作用于盆腔，可改善盆腔的血液循环，减少盆腔炎性积水对取卵的影响，有效控制输卵管积水，也有利于提高胚胎移植的存活率，有利于提高临床疗效。

（5）免疫系统异常

反复IVF失败的患者处于长期的心理压力和短期的焦虑状态，自身免疫系统容易出现紊乱。反复IVF失败的患者携带有自身抗体，包括抗磷脂抗体（APA）、抗核抗体（ANA）、抗甲状腺抗体（ATA），以及狼疮抗凝血因子（LA）、胚胎毒性因子（En）、抗卵巢抗体等。其中70%IVF-ET失败的患者至少有一种阳性结果。西医常于促排卵治疗前4周采用强的松和阿司匹林口服，但其疗效存在争议。针对免疫功能异常的患者，刘教授在补肾健脾、活血化瘀的基础上，常加清热解毒、抗过敏的药物，如徐长卿、黄芩、丹参、紫草等，以调节免疫功能，消除抗体。调理2～3个月经周期后再试孕或行IVF-ET方案。

2. 移植前期顺应促排方案

根据IVF-ET促排方案，长方案降调节以补肾滋阴为主。调经1号方去菟丝子、紫石英、仙灵脾、续断等温补肾阳之品，以顺应长方案垂体降调节。同时加阿胶、胎盘粉等养血滋阴之品以促进卵泡发育，提高超排卵中卵子的质量。短方案、自然周期者可继续服用调经1号方至胚胎移植前4～5天。

3. 移植后补肾健脾，温经助孕为主

根据调理期肾虚兼血瘀的特点，刘教授认为移植后当以肾虚为主要病机。临证未确定妊娠时，以补肾健脾、温经助孕为主，少佐养心安神、舒肝解郁。自拟补肾助孕方加减。方中菟丝子、桑寄生、续断、杜仲、枸杞子补益肝肾，益精养血；党参、黄芪、白术、砂仁补气健脾以滋肾；柏子仁、百合养心安神；少佐香附、柴胡疏肝理气解郁；另少佐苎麻根凉血止血。刘教授思维缜密，

考虑患者胚胎移植后因手术紧张以及长期 IVF-ET 失败导致的抑郁情绪，临证时养心安神，舒肝理气解郁，兼顾心肝两经。同时加少量苎麻根，防止因手术操作导致的子宫内膜损伤出血，取未病先防之意。

4. 妊娠后积极保胎治疗

临证确定宫内妊娠后，以补肾健脾、益气固胎为主，刘教授自拟补肾安胎方加减治疗。补肾安胎方乃张锡纯《医学衷中参西录》中寿胎丸加味，根据不同证型施以补肾健脾、养心安神、益气养血等治法。方中菟丝子补肾益精、固摄冲任，肾旺自能荫胎，故重用为君；桑寄生、续断、盐杜仲补益肝肾、养血安胎，为臣；佐以参、术、苓、草四君子健脾益气，是以后天养先天，生化气血以化精，先后天同补，加强安胎之功；百合、柏子仁养心安神，为佐使；加用阿胶滋养阴血；柴胡疏理气机。诸药同用，共奏补肾养血、固肾安胎、养心安神之效。同时中西合参，采用肌内注射黄体酮、HCG 等药物保胎治疗，直至孕 12 周且无其他不适。临证效果颇显。

三、中西医结合，各取所长，优势互补

刘瑞芬教授在临床治疗不孕症的过程中，并不排斥西医西药，常将中医辨病辨证与西医辨病相结合。若是病情严重的患者，长期中药疗效缓慢的，常中西医结合治疗。如卵巢早衰患者，常配合西药雌孕激素人工周期治疗；多囊卵巢综合征患者，应用中药促排卵效果欠佳的，常配合小剂量西药克罗米芬促排卵；排卵期子宫内膜太薄者，加用雌激素如芬吗通白片口服，并阴道内用，以增长子宫内膜厚度；排卵期肌内注射绒毛膜促性腺激素以促排卵；黄体期应用黄体酮或地屈孕酮，以增强黄体功能。中西医结合，各取所长，增强了疗效。

四、典型病案

病案1

苗某，女，40岁。初诊时间2013年5月6日。

主诉：已婚10余年未孕，欲行第11次胚胎移植，要求中药调理。

初诊：患者因双侧输卵管不通于2001—2003年行3次胚胎移植均未成功。2009年行宫腔镜检示：宫腔粘连，多发性子宫内膜息肉，行"宫腔粘连分离术及子宫内膜息肉摘除术"。术后至2013年5月共行7次胚胎移植，均未成功。既往月经20余天1行，6天净。LMP：2013年4月21日，5天净，量少，色暗，经行腰酸，经前乳胀。G_0。现月经第16天。白带量少。纳、眠可，二便调。舌红，苔薄黄，脉沉细。本月月经第4天查血：FSH 7.12mIU/mL，LH 5.69mIU/mL，PRL 7.13ng/mL，T 0.261ng/mL，E_2 43.0pg/mL。

中医诊断：不孕症。

西医诊断：原发性不孕症。

辨证分型：肾虚血瘀证。

治法：补肾活血，养血助孕。

处方：当归12g，熟地黄18g，山药12g，川断30g，菟丝子18g，淫羊藿18g，紫石英45g（先煎），川牛膝15g，丹皮9g，红花12g，柴胡12g，茯苓15g，陈皮9g，炙甘草6g，麦冬12g，桑椹子12g，黄芩12g，木香12g，丹参18g，石斛12g。7剂，水煎服，日1剂。

二诊（2013年5月16日）：LMP：2013年5月15日（周期25天）。现月经周期第2天，量少，色暗。舌淡红，苔薄白，脉沉细。患者自服上药后大便稀，1日3次，矢气频。

处方：①桂枝茯苓胶囊，3粒，每日3次，口服。②上方加阿胶10g（烊化），鹿角胶12g（烊化），胎盘粉3g（冲服），炒白术18g。7剂，水煎服，日1剂。

三诊（2013年6月28日）：LMP：2013年6月16日（周期32天），5天净，经量较前增多，色改善。舌淡红，苔薄白，脉沉细。现月经周期第13天，外院B超监测已有成熟卵泡，欲行体外受精，胚胎移植。

处方：①原方去阿胶、鹿角胶，继服3剂。②移植后改服：菟丝子18g，盐续断18g，桑寄生15g，盐杜仲12g，枸杞子12g，炒山药18g，党参30g，炙黄芪30g，炒白术12g，茯苓12g，炒白芍15g，黄芩12g，麦冬12g，木香9g，砂仁9g（后下），柏子仁12g，百合12g，炙甘草6g。7剂，水煎服，日1剂。

四诊（2013年7月18日）：胚胎移植后14天，阴道少量咖啡色分泌物7天，无腹痛，无恶心，呕吐。舌淡红，苔薄白，脉沉细。2013年7月16日查血：E_2 249.7Pg/mL，P 14.81ng/mL，β-HCG 276.30mIU/mL。查血结果提示已经受孕。

处方：①上方加苎麻根15g、墨旱莲18g、炒山药30g。7剂，水煎服，日1剂。②黄体酮60mg，肌内注射，每日1次。③补佳乐1mg，口服，每日2次。④达芙通20mg，口服，每日2次。

五诊（2013年7月21日）：查血：E_2 411.1pg/mL，P 18.83ng/mL，β-HCG 873.90mIU/mL。

处方：①HCG 2000U，隔日1次，肌内注射。②余治疗同前。

六诊（2013年8月1日）：胚胎移植后28天。近5日阴道有少量咖啡色分泌物，无腹痛，无腰酸，恶心，无呕吐。舌淡红，苔薄白，脉沉细。2013年7月31日，查血：E_2 1098pg/mL，P 45.32ng/mL，β-HCG 36332mIU/mL。

处方：①上方苎麻根改为18g，加莲房炭12g，山萸肉12g，竹茹 12g。7 剂，水煎服，日 1 剂。②停补佳乐。③余治疗同前。

七诊（2013 年 8 月 8 日）：患者服药 3 天后，血止。现胚胎移植后 35 天。纳、眠可，大便不成形，每日 1 次，小便调。舌红，苔白厚，脉细滑。2013 年 8 月 6 日检查 B 超示：早孕（双胎，均符合 7 周妊娠）。

处方：①菟丝子 30g，盐续断 18g，桑寄生 15g，盐杜仲 12g，枸杞子 12g，炒山药 18g，党参 30g，炙黄芪 30g，炒白术 18g，茯苓 12g，炒白芍 15g，黄芩 12g，麦冬 15g，木香 9g，砂仁 9g（后下），柏子仁 12g，百合 12g，苎麻根 12g，墨旱莲 15g，炒山药 30g，山萸肉 12g，竹茹 12g，炙甘草 6g。7 剂，水煎服，日 1 剂。②余治疗同前。次日查血：E_2 1630pg/mL，P 47.96ng/mL，β-HCG 91410mIU/mL。后继续治疗，调理至 12 周，妊娠。

患者后因产后前来复诊，得知其已平安产下一对男婴。

按：临床上多次 IVF-ET 失败的患者，西医多责之于卵巢储备功能差或子宫内膜容受性差，无有效治疗药物。刘瑞芬教授对此类患者进行分析，认为肾虚血瘀为其核心病机。肾藏精，主生殖。该患者病情迁延日久，耗伤气血，致肾亏精血不足，肾虚血行迟滞，血行缓慢则易成瘀阻。所谓"久病多虚，久病多瘀"。反过来，瘀血阻络，则肾失所养，化精乏源。肾虚为本，血瘀为标。另一方面，多次 IVF-ET 在一定程度上会加重已有的肾虚，使阴更亏，阳更衰，瘀加重，二者形成恶性循环。该患者素有血瘀，冲任阻滞不通，精卵不能结合，加之久病肾虚，精血不足，不能摄精成孕，故不孕；瘀血阻滞，故经色暗；瘀血阻滞，日久成癥，故有子宫内膜息肉。在治疗上主要以补肾填精、活血化瘀为主。方中熟地黄、当归、枸杞子、桑椹滋补阴血、益肾填精为君药；菟丝子、续断、紫石英、淫羊藿温补肾阳；炙黄芪、太子参补气养阴。以上药物为臣药，助生肾气。川牛膝、红花、丹皮、丹参养血活血，又可清血中余热，补而不滞；黄芩、麦冬、石斛清热养阴，防诸药温燥；柴胡、香附、木香调畅气机；山药、茯苓、砂仁、木香健脾和胃以助运化，共为佐药。炙甘草调和诸药为使。全方肾阴阳双补，养血活血，滋而不腻，温而不燥，补通兼施。因月经是下一个周期的开始，子宫内膜脱落后，新生的内膜得以修复。留得一分瘀，便影响一分新生，所以月经期当以祛瘀生新为主。故该患者经期给予桂枝茯苓丸，以温经散寒、活血化瘀生新，为阴长打好基础。因该患者阴虚较重，故进入胚胎移植周期后，在调经1号方中加入阿胶、鹿角胶、胎盘粉等血肉有情之品以大补阴血，促进卵泡发育及内膜生长。同时加丹参、通草以活血通络，百合、麦冬以滋阴清热，养心安神。根据病情加入炒白术、炒山药等健脾益肾之品。肾虚冲任损伤，则胎元不固，易导致流产的发生。在胚胎移植后，给予补肾安胎方加减。其中菟丝子、川断、桑寄生、枸杞子补益肝肾；党参、白术、甘草益气健脾安胎；黄芩、麦冬滋阴清热，凉血安胎。由于不孕及IVF-ET失败，患者精神压力大，致气血失和，肝郁化火，心肝火旺，所以刘教授对待该患者在补肾化瘀的同时，注重疏肝理气、养心安神、调理冲任。在胚胎移植后，除对其进行语言开导，用若干成功病例现身说法，增强其信心外，在补肾安胎方中注意加入百合、柏子仁以滋阴清热、养心安神。

病案 2

许某，女，47岁。初诊时间2014年9月9日。

主诉：月经依药物来潮2年，未避孕未孕1年。

初诊：患者以往月经3～4/30天，量、色正常。近2年无明显诱因出现月经停闭，间断服用药物维持月经。2013年一女意外死亡，现未避孕未孕。2013年9月行腹腔镜下子宫肌瘤剔除术和诊刮术，诊刮病理：子宫内膜复杂性增生。术后宫内放置曼月乐环，放环后，月经于 2013 年 11 月 24 日来潮 1 次，距上次 30 天，14 天干净。后一直未行经，于 2014 年 2 月 13 日济南青华医院查内分泌六项：FSH 40.13mIU/mL，LH 42.74 mIU/mL，PRL 120.34μIU/mL，E_2 54.22pg/mL，T 0.56ng/mL，P 1.19ng/mL。 断续口服中药，月经仍未来潮。2014 年 8 月 4 日于齐鲁医院查血：FSH 10.7mIU/mL，LH 5.6mIU/mL，E_2 30.1pg/mL。2014 年 8 月 8 日于口服黄体酮后，月经来潮，距上次 9 个月，4 天净，量中，色红，伴小腹胀痛、腰痛。现停经 33 天，白带量少。纳可，眠欠佳，二便调。平素精神抑郁。舌暗红，苔薄白，脉沉细。2014 年 8 月 11 日（月经第 4 天）查激素六项：FSH 52.4mIU/mL，LH 23mIU/mL，PRL 9.4ng/mL，E_2 54.22pg/mL，T 0.56ng/mL，P 1.19ng/mL。$G_2P_1L_0A_1$（孕 2 个月自然流产 1 次，2013 年女儿意外死亡）。

中医诊断：闭经；不孕症。

西医诊断：闭经；继发性不孕症。

辨证分型：肾虚精亏血瘀证。

治法：补肾益精，活血化瘀。

处方：①阿胶 10g（烊化），鹿角胶 12g（烊化），胎盘粉 3g（冲服），紫石英 60g（先煎），淫羊藿 18g，枸杞子 12g，熟地黄 18g，当归 12g，续断 30g，菟丝子 18g，炒山药 18g，茯苓 15g，柴胡 12g，醋香附 12g，川牛膝 15g，红花 12g，丹皮 12g，黄芩 12g，麦冬 12g，木香 12g，陈皮 12g，通草 6g，党参 30g，炙黄芪 30g，柏子仁 12g，莲子心 12g，百合 12g，炙甘草 6g。14 剂，水煎服，日 1 剂。②河车大造胶囊 2 粒，每日 3 次，口服。③克龄蒙 1 粒，每日 1 次，口服。④检查 B 超。

二诊（2014 年 10 月 7 日）：月经未行，停经 2 个月。舌暗红，苔薄白，脉沉细。

处方：①上方当归改为 18g，加仙茅 12g。14 剂，水煎服，日

1 剂。②芬吗通 1 粒，每日 2 次，口服。

三诊（2014 年 11 月 11 日）：LMP：2014 年 11 月 9 日，口服芬吗通来潮，量少，色淡红，有血块，小腹隐痛。现月经第 3 天。纳、眠可，二便调。舌暗红，苔白，脉细弦。

处方：①上方炒山药改为 30g，加制龟甲 12g（先煎）。14 剂，水煎服，日 1 剂。②芬吗通 1 粒，每日 2 次，继服第 2 个周期。

四诊（2014 年 11 月 28 日）：服上方平妥。LMP：2014 年 11 月 9 日。现月经第 20 天。眠欠佳。舌暗红，苔薄白，脉细弦。

处方：①上方加郁金 12g，炒枣仁 18g。14 剂，水煎服，日 1 剂。②经期服红花逍遥胶囊。③芬吗通继服。

五诊（2014 年 12 月 29 日）：LMP：2014 年 12 月 9 日（周期 30 天）。量少，色黑，1 天净。无血块，无不适。纳可，眠欠佳，小便调，大便干。舌暗红，苔薄白，脉细弦。

处方：①阿胶 10g（烊化），鹿角胶 12g（烊化），胎盘粉 3g（冲服），紫石英 60g（先煎），淫羊藿 18g，枸杞子 12g，熟地黄 18g，当归 18g，续断 30g，菟丝子 18g，炒山药 30g，茯苓 15g，柴胡 12g，醋香附 12g，川牛膝 15g，红花 12g，丹皮 12g，黄芩 12g，麦冬 12g，木香 12g，陈皮 12g，通草 6g，党参 30g，炙黄芪 30g，柏子仁 12g，莲子心 12g，百合 12g，制龟甲 12g（先煎），郁金 12g，炒枣仁 18g，炙甘草 6g。7 剂，水煎服，日 1 剂。②复查激素六项。

六诊（2015 年 1 月 12 日）：LMP：2015 年 1 月 7 日，服芬吗通来潮，距上次 34 天，经量少，色黑，1 天净。无血块，无不适。纳可，眠欠佳，二便调。舌暗红，苔薄白，脉细弦。

处方：①上方加仙茅 9g。14 剂，水煎服，日 1 剂。②芬吗通 1 粒，每日 2 次，继续第 4 个周期。

七诊（2015 年 2 月 10 日）：LMP：2015 年 1 月 7 日。本月已

服芬吗通。现停经 34 天。白带正常。舌暗红，苔薄白，脉细弦。

处方：上方莲子心改为 15g，14 剂，水煎服，日 1 剂。

八诊（2015 年 3 月 10 日）：LMP：2015 年 2 月 21 日（服芬吗通来潮），量少，色黑，无不适。纳可，眠欠佳，二便调。舌暗苔白，脉细弦。3 月 3 日检查 B 超示：右侧卵泡 1.3cm×1.16cm，内膜厚 0.6cm。舌红，苔薄黄，脉细。

处方：①上方莲子心改为 18g，黄芩改为 15g，加石斛 12g。3 剂，水煎服，日 1 剂。②芬吗通白片 1 粒，每日 2 次，口服；白片 1 粒，每晚 1 次，外用。③隔日监测卵泡。

九诊（2015 年 3 月 15 日）：现月经第 23 天，监测卵泡示：右卵泡 1.0cm×0.7cm，内膜厚 0.79cm。

处方：①上方继服 3 剂。②芬吗通灰片 1 粒，每日 2 次，共 10 日。

十诊（2015 年 3 月 20 日）：LMP：2015 年 3 月 16 日，量少，色暗，2 天净。现月经第 5 天。纳、眠可，二便调。舌暗，苔白，脉细弦。3 月 20 日查内分泌六项示：FSH 18.65mIU/mL，LH 13.12mIU/mL，E_2 15.25ng/mL，P 0.93ng/mL，T 0.183ng/mL，PRL 198.90mIU/mL。考虑其卵巢功能较前明显改善，本月给予克罗米芬和中药联合促排卵治疗。

处方：①阿胶 10g（烊化），鹿角胶 12g（烊化），胎盘粉 3g（冲服），紫石英 60g（先煎），淫羊藿 18g，枸杞子 12g，熟地黄 18g，当归 18g，续断 30g，菟丝子 18g，炒山药 30g，茯苓 15g，柴胡 12g，醋香附 12g，川牛膝 15g，红花 12g，丹皮 12g，黄芩 12g，麦冬 12g，木香 12g，陈皮 12g，通草 6g，党参 30g，炙黄芪 30g，柏子仁 12g，莲子心 12g，百合 12g，制龟甲 12g（先煎），郁金 12g，炒枣仁 18g，仙茅 9g，石斛 12g，炙甘草 6g。7 剂，水煎服，日 1 剂。②芬吗通白片，1 粒，每日 2 次，口服。③克罗米芬 50mg，每日 1 次，口服。

十一诊（2015 年 3 月 27 日）：LMP：2015 年 3 月 16 日。现月经第 12 天。纳、眠可，二便调。舌暗红，苔薄白，脉沉细。今日监测卵泡：右侧卵泡 0.64cm×0.79cm，左侧卵泡 0.84cm×0.62cm，内膜厚 0.76cm。

处方：①上方继服 7 剂，水煎服，日 1 剂。②芬吗通白片，1 粒，每日 2 次，口服。

十二诊（2015 年 3 月 30 日）：现月经第 15 天。纳、眠可，二便调。舌暗红，苔薄白，脉沉细。今日监测卵泡：右侧卵泡未见，左侧卵泡 1.45cm×1.36cm，内膜厚 0.85cm。

处方：①隔日监测卵泡。②上方继服。

十三诊（2015 年 4 月 1 日）：现月经第 17 天。纳、眠可，二便调。舌暗红，苔薄白，脉沉细。今日监测卵泡：右侧卵泡 0.64cm×0.79cm，左侧卵泡 1.72cm×1.59cm，内膜厚 0.96cm。

处方：HCG 10000U，肌内注射，卵泡达到 1.8cm 后用。

十四诊（2015 年 4 月 21 日）：LMP：2015 年 4 月 12 日，量不多，1 天净。上月 HCG 未用，芬吗通灰片未服。嘱本月继续用中西药促排卵治疗。

按：该患者就诊时已届七七之年，肾气已衰，天癸将竭。多次内分泌水平测定示促卵泡素升高，提示卵巢功能已经衰退。中医诊断为闭经（肾虚精亏血瘀证），治疗以补肾填精、养血活血、化瘀调经为大法。选用经验方调经 1 号方加阿胶、鹿角胶、胎盘粉等血肉有情之品，以补肾填精，大补精血。方中阿胶、鹿角胶、胎盘粉温肾阳，大补阴血为君药。紫石英、淫羊藿温补肾阳；熟地黄、当归、枸杞子、莲子心滋补阴血，益肾填精；菟丝子、续断平补肾阴肾阳；炙黄芪、党参、太子参补气养阴。以上药物为臣药，助生肾气。川牛膝、红花、丹皮养血活血，又可清血中余热，补而不滞；黄芩清热养阴，防诸药温燥；柴胡、香附调畅气机；柏子仁、百合宁心安神；山药、茯苓、砂仁、木香健脾和胃以助运化，共为佐药。炙甘草调和诸药为使。并配合西药雌孕激素序贯治疗。先维持按月行经，减轻患者精神压力。经调治数月，至八诊时检查B超见到卵泡发育，且内分泌检查示FSH较前明显下降，提示卵巢功能有改善。故在中药补肾活血的基础上，加用克罗米芬促排卵治疗，第一个周期即有优势卵泡发育至1.72cm，虽然未受孕，但卵巢功能已有明显改善，具备了受孕的能力。此病案为临床上高龄或卵巢功能衰退的不孕症妇女的中西医治疗提供了诊疗思路。

病案3

王某，女，27岁，初诊时间2014年12月14日。

主诉：未避孕未孕1年。

初诊：月经17岁初潮，4/40～60天，量偏少，色红，经行无不适。LMP：2014年10月25（周期70天），量偏少，4天净，无不适。现月经51天。G_0。面部痤疮较多，纳可，眠欠佳，多梦，二便调。舌暗红，苔薄白，脉沉细。辅助检查：2014年10月27日省立医院查内分泌六项示：FSH 5.37mIU/mL，LH 4.88mIU/mL，E_2 46.29ng/mL，P 0.37ng/mL，T 0.82ng/mL，PRL 8.94ng/mL。今日本院检查B超示：双侧卵巢多囊样改变，最大卵泡右侧0.9cm×0.7cm，左侧0.9cm×0.8cm，子宫内膜厚0.68cm。

中医诊断：不孕症；月经后期；痤疮。

西医诊断：原发性不孕症；多囊卵巢综合征（PCOS）。

辨证分型：肾虚血瘀证。

治法：补肾活血化瘀。

处方：①阿胶10g（烊化），鹿角胶12g（烊化），胎盘粉3g（冲服），紫石英60g（先煎），淫羊藿18g，枸杞子12g，熟地黄18g，当归 12g，续断 30g，菟丝子 18g，山药 18g，茯苓 15g，柴胡 12g，醋香附 12g，川牛膝 15g，红花 12g，丹皮 12g，黄芩 12g，麦冬 12g，木香 12g，陈皮 12g，皂角刺 12g，桑白皮 12g，薏苡仁 18g，炙甘草 6g。14 剂，水煎服，日 1 剂。②黄体酮胶丸 200mg，每晚 1 次，口服，连服 6 天。③下周期：月经第 5 天服达英 -35，1 片，每日 1 次，口服，连服 21 天。

二诊（2015 年 3 月 11 日）：LMP：2015 年 2 月 23 日（黄体酮），量少，色鲜红，4 天净。纳可，多梦，二便调。舌暗红，苔薄白，脉沉细。诉有胆囊结石病史。

处方：①非经期：上方加酸枣仁 18g，鸡内金 12g，丹参 18g。14 剂，水煎服，日 1 剂。②经期：祛瘀片 4 片，每日 3 次，口服。③继用达英 -35。此方案如无不适，连用 3 个月经周期。④不适随诊。

三诊（2015 年 4 月 26 日）：LMP：2015 年 3 月 19 日，5 天净。纳眠可，二便调。舌暗红，苔薄白，脉沉细。白带正常。近几日检测 BBT 示 36.8℃。

处方：①菟丝子 18g，盐续断 18g，桑寄生 15g，盐杜仲 12g，枸杞子 12g，炒山药 18g，党参 30g，炙黄芪 30g，炒白术 12g，茯苓 12g，炒白芍 15g，黄芩 12g，麦冬 12g，木香 9g，砂仁 9g（后下），柏子仁 12g，百合 12g，炙甘草 6g。7 剂，水煎服，日 1 剂。②月经第 2～4 天查激素六项。

四诊（2015 年 5 月 5 日）：LMP：2015 年 5 月 2 日，量中，色红，现未净，量少。现月经周期第 4 天。纳、眠可，二便调。舌暗红，苔薄白，脉沉细。白带正常。2015 年 5 月 3 日省立医院查内分泌六项示：FSH 6.71 mIU/mL，LH 4.65mIU/mL，E_2 46.43ng/mL，P 0.48ng/mL，T 0.5ng/mL，PRL 9.66ng/mL。

处方：①月经第 5 天予克罗米芬 50mg，每日 1 次，口服，连服 5 日。②芬吗通白片 1 片，每日 2 次，口服。③阿胶 10g（烊化），鹿角胶 12g（烊化），胎盘粉 3g（冲服），紫石英 60g（先煎），淫羊藿 18g，枸杞子 12g，熟地黄 18g，当归 12g，续断 30g，菟丝子 18g，山药 18g，茯苓 15g，柴胡 12g，醋香附 12g，川牛膝 15g，红花 12g，丹皮 12g，黄芩 12g，麦冬 12g，木香 12g，陈皮 12g，炙甘草 6g。7 剂，水煎服，日 1 剂。

五诊（2015 年 5 月 12 日）：LMP：2015 年 5 月 2 日，4 天净。纳、眠可，二便调。舌暗红，苔薄白，脉沉细。白带正常。辅助检查：今日监测卵泡右侧 1.45cm×1.36cm，左侧 0.71cm×0.84cm，子宫内膜厚 0.51cm。

处方：①芬吗通白片 1 片，每日 2 次，口服；1 片，每晚 1 次，阴道用。②上方加炒白术 15g，炒谷芽 9g，炒稻芽 9g。7 剂，水煎服，日 1 剂。③B 超监测卵泡。

六诊（2015 年 5 月 17 日）：现月经周期第 16 天。纳、眠可，二便调。舌暗红，苔薄白，脉沉细。白带正常。辅助检查：今日监测卵泡：右侧 2.45cm×1.9cm，左侧同上，子宫内膜厚 0.99cm。

处方：①HCG 10000U，肌内注射。②芬吗通灰片 1 片，每日 2 次，口服，连服 10 日。③上方继服，5 剂，水煎服，日 1 剂。④菟丝子 18g，盐续断 18g，桑寄生 15g，盐杜仲 12g，枸杞子 12g，炒山药 18g，党参 30g，炙黄芪 30g，炒白术 12g，茯苓 12g，炒白芍 15g，黄芩 12g，麦冬 12g，木香 9g，砂仁 9g（后下），柏子仁 12g，百合 12g，阿胶 10g（烊化），当归 9g，柴胡 9g，炙甘草 6g。7 剂，水煎服，日 1 剂。⑤B 超监测卵泡。

七诊（2015 年 5 月 31 日）：现月经周期第 30 天。纳眠可，二便调。舌暗红，苔薄白，脉沉细。白带正常。辅助检查：今日查早孕三项：β-HCG 132.60mIU/mL，E_2 621.60ng/mL，P 30.43ng/mL。

处方：①达芙通 10mg，每日 2 次，口服。②菟丝子 18g，盐续断 18g，桑寄生 15g，盐杜仲 12g，枸杞子 12g，炒山药 18g，党参 30g，炙黄芪 30g，炒白术 12g，茯苓 12g，炒白芍 15g，黄芩 12g，麦冬 12g，木香 9g，砂仁 9g（后下），柏子仁 12g，百合 12g，阿胶 10g（烊化），当归 9g，柴胡 9g，竹茹 12g，炙甘草 6g。7 剂，水煎服，日 1 剂。③1 周后复查早孕三项。

八诊（2015 年 6 月 7 日）：LMP：2015 年 5 月 2 日，4 天净。纳、眠可，二便调。舌暗红，苔薄白，脉沉细。白带正常。今日查早孕三项：血 β-HCG 2255.14mIU/mL，E_2 628.40ng/mL，P 30.93ng/mL。

处方：①达芙通 10mg，每日 2 次，口服。②上方继服，7 剂，水煎服，日 1 剂。③定期复查。

九诊（2015 年 6 月 15 日）：LMP：2015 年 5 月 2 日，4 天净。纳、眠可，二便调。舌暗红，苔薄白，脉沉细。白带正常。今日本院 B 超示：宫内早孕（符合 6^+ 孕周）。

处方：①达芙通 10mg，每日 2 次，口服。②上方麦冬改为 15g。7 剂，水煎服，日 1 剂。③复查早孕三项。

按：患者因未避孕未孕前来就诊，西医检测示睾酮偏高，结合 B 超、临床表现，诊断：①不孕症；②多囊卵巢综合征。临床上因多囊卵巢综合征导致不孕并行 IVF-ET 的患者不在少数，且一部分患者可以出现反复移植失败。该患者虽未行辅助生殖治疗，但存在长期不孕、月经稀发等情况。该患者通过中西药物治疗后，自然受孕，可以为此类患者的临床诊治提供思路。中医认为，不孕症的主要病机是肾气不足，冲任气血失调。引起肾气不足，冲任气血失调的常见病因病机有肾虚、肝郁、痰湿内阻和瘀滞胞宫。此患者前 3 个周期中医辨证为肾虚血瘀证，治疗以补肾活血、化痰除湿。后 2 个周期中医辨证为肾虚血亏证，治疗以补肾养血、调补冲任为大法。初诊时患者内分泌检查示睾酮偏高，刘教授结合西药达英-35治疗3个周期以减低雄激素水平。中药方用自拟方调经1号方加减，全方双补肾阴肾阳，养血活血，调经助孕，临床多获良效。三诊时患者复查内分泌激素示睾酮已恢复正常，此周期服用中药受孕未成功。四诊时中药结合西医卵泡期小剂量克罗米芬促排卵，芬吗通白片增长子宫内膜厚度；排卵期肌内注射HCG促排卵；黄体期服用芬吗通灰片增强黄体功能。六诊时黄体期服用自拟方补肾安胎方，结合达芙通助孕保胎治疗。七诊时患者血β-HCG已经升高，提示怀孕，故继续用补肾安胎方及达芙通保胎治疗，至九诊时检查B超提示宫内妊娠。

病案 4

邹某，女，45岁，初诊时间2015年3月8日。

主诉：未避孕未再孕2年余。

初诊：患者2012年取环后，同年9月孕3月胚胎停育自然流产，后未避孕，未再孕。2013年10月行子宫输卵管造影术示双侧输卵管远端上举。2014年行3次IVF-ET均失败。月经3~5/23~25天，量偏少，色红，有血块，无不适。LMP：2015年2月21日，距上次25天，量同前，5天净。现月经第16天。纳、眠可，二便调，白带量少。舌红，苔白，脉沉细。$G_2P_1L_1A_1$。

中医诊断：不孕症（肾虚血瘀证）；月经过少。

西医诊断：继发性不孕症；输卵管远端阻塞。

辨证分型：肾虚血瘀证。

治法：补肾活血化瘀。

处方：菟丝子15g，续断18g，枸杞子12g，杜仲12g，桑寄生15g，党参18g，炒白术12g，炒白芍15g，黄芩9g，麦冬9g，砂仁9g（后下），炙黄芪30g，山药18g，茯苓12g，香附9g，木香9g，柏子仁12g，百合12g，当归9g，柴胡9g，莲子心9g，阿胶 10g（烊化），炙甘草 6g。7 剂，水煎服，日 1 剂。

二诊（2015 年 3 月 15 日）：现月经周期第 23 天。纳眠可，二便调。舌红，苔白，脉沉细。处方：妇科再造胶囊 6 粒，每日 2 次，口服。

三诊（2015 年 3 月 25 日）：LMP：2015 年 2 月 21 日。现停经 33 天，自测尿 HCG 阳性。纳、眠可，二便调。舌红，苔白，脉沉细。今日查血早孕三项示：E_2 361.3pg/mL，P 30.33ng/mL，β-HCG 4387.00mIU/mL。舌红，苔薄白，脉细滑。

处方：①菟丝子 15g，续断 18g，枸杞子 12g，杜仲 12g，桑寄生 15g，党参 18g，炒白术 12g，炒白芍 15g，黄芩 9g，麦冬 9g，砂仁 9g（后下），炙黄芪 30g，山药 18g，茯苓 12g，香附 9g，木香 9g，柏子仁 12g，百合 12g，当归 9g，莲子心 9g，阿胶 10g（烊化），炙甘草 6g。6 剂，水煎服，日 1 剂。②黄体酮 20mg，肌内注射，每日 1 次。③达芙通 10mg，每日 2 次，口服。

四诊（2015 年 4 月 3 日）：现月经第 42 天。纳眠可，二便调。舌红，苔白，脉沉细。今日查早孕三项示：E_2 869.9pg/mL，P 36.07ng/mL，β-HCG：40115.00mIU/mL。

处方：①上方加苏梗 9g。9 剂，水煎服，日 1 剂。②黄体酮治疗同前。

五诊（2015 年 4 月 17 日）：停经 56 天。纳眠可，二便调。服上药无不适。舌红，苔薄白，脉细滑。今日查早孕三项示：E_2 1823.00pg/mL，P 40.97ng/mL，β-HCG 133882.00mIU/mL。今日查彩超示：宫内早孕（符合 8 孕周，探及胎心），多发性子宫肌瘤，最大者 3.6cm×3.4cm，位于浆膜下。

处方：①固肾安胎丸 1 包，每日 3 次，口服。②黄体酮治疗同前。

按：该患者初诊以未避孕未再孕 2 年为主诉，月经周期较短，伴有月经量少，曾因双侧输卵管上举行 3 次 IVF-ET 均未成功。其不孕原因可能与卵泡发育不良或黄体功能不全以及输卵管远端粘连梗阻等有关。因初诊时正值黄体期，患者未避孕，故给予补肾安胎方加味，补肾健脾，调经助孕。方中菟丝子、续断为君药，补肾益精，固摄冲任，肾旺自能荫胎。桑寄生、盐杜仲补肝肾，固冲任，使胎气强壮；枸杞子、炒山药补肾滋阴；党参、炙黄芪、炒白术、茯苓补气健脾；阿胶滋阴补血是以后天养先天，诸药为臣。炒白芍、当归养血柔肝缓急，可预防子宫收缩；黄芩、麦冬滋阴清热安胎；木香、香附、柴胡、砂仁理气和胃；柏子仁、百合养心安神，皆为佐药。炙甘草为使，调和诸药。服药 7 剂后，已到月经第 23 天，月经尚未来潮，继续予以补气养血、补肾调经的中成药妇科再造胶囊治疗。三诊时患者月经仍未来潮，停经 33 天，查血 β-HCG 已升高，提示妊娠，故继续给予补肾安胎方加味治疗，以补肾益气，养血安胎，并继续给予黄体酮补充孕激素。至五诊时检查 B 超提示宫内早孕，符合 8 孕周，探及胎心，伴有多发性子宫肌瘤。继续保胎治疗。治疗该患者时，刘教授根据其所处月经周期阶段，因人、因时制宜，通过补肾健脾、养血助孕的中药，健全了黄体功能，当月即自然受孕，解决了她多年不孕，数次试管未成功的难题。

临证医案

月经病医案

　　月经病是以月经的周期、经期、经量、经质异常为主症，或伴随月经周期，或于绝经前后出现的明显症状为特征的疾病，且连续2～3个周期以上者。常见的月经病有月经先期、月经后期、月经先后不定期、月经过多、月经过少、经期延长、经间期出血、崩漏、闭经、痛经、月经前后诸证、绝经前后诸证、经断复来、绝经妇女骨质疏松症等。月经病是妇科临床的常见病、多发病，被列为妇科病之首，同时也是中医妇科学中最重要、最具治疗优势的病种。月经病的主要病因是寒、热、湿邪侵袭、情志因素、房劳所伤、饮食失宜、劳倦过度和体质因素。病机主要为脏腑功能失调，血气不和，间接或直接地损伤冲、任、督、带及胞宫、胞脉、胞络，导致肾－天癸－冲任－胞宫轴失调而发病。月经病的治疗原则重在治本调经。治本，即抓住各病证的基本病机，消除病因；调经，即运用各种治疗方法平衡脏腑阴阳，调和气血。《校注妇人良方》引王子亨所说："经者，常候也，谓候其一身之阴阳愆状……阳太过则先期而至，阴不及则后时而来，其有乍多乍少，断绝不行，崩漏不止，皆由阴阳盛衰所致。"治本调经的主要思路：一是辨病之先后，《女科经论》提出"妇人先有病而后致经不调者，有经不调而后生诸病者。如先因病而后经不调者，当先治病，病去则经自调；若因经不调而后生病，当先调经，经调则病自除"。二是辨病之缓急，"急则治其标，缓则治其本"，如暴崩下血之际，亟须塞流止血，待病情缓解后，则辨证求因以治本。三是要顺应和掌握规律，顺应月经周期中阴阳转化和气血盈亏的变化规律，顺应不同年龄阶段论治的规律，掌握虚实补泻规律。调经之法，重在补肾调肝，健脾和胃，调理冲任气血。《景岳全书·妇人规》指出"调经之要，贵在补脾胃以资血之源，养肾气以安血之室，知斯二者，则尽善矣"。冲任气血调畅，血海按时满盈，胞宫定时藏泻，则经水自调。遣方用药须根据证候的属性与月经期和量的异常灵活化裁。经期用药，须慎用大寒大热、辛温动血或过于收涩之品；经后慎用猛攻峻伐、辛温香燥之品。

1. 月经后期伴月经量少

王某，女，27岁。初诊时间2009年11月18日。

主诉：月经量少1年，月经周期延后半年。

初诊：患者既往月经规律，3/30天，量中，色红，无块，经行无不适。近1年无明显诱因出现月经量较前减少一半以上。近半年，月经周期延后，3～4个月1行。LMP：2009年10月8日，量少，色暗红，有块，无不适，3天净。2008年8月检查B超示：双侧卵巢多囊样改变。2009年10月14日检查B超示：子宫及双附件未见明显异常。子宫内膜厚约5mm。尿HCG（-）。平素偶腰酸，无腹痛。纳眠可，二便调。舌淡红，苔薄白，脉沉细。G_0，计划妊娠。

中医诊断：月经后期；月经量少。

西医诊断：月经稀发。

辨证分型：肾虚血亏证。

治法：补肾益精，养血调经。

处方：紫石英30g（先煎），淫羊藿18g，续断30g，菟丝子18g，枸杞子12g，熟地黄18g，当归12g，山药18g，茯苓15g，柴胡12g，醋香附12g，川牛膝15g，红花12g，丹皮12g，麦冬12g，砂仁12g（后下），炙甘草6g。6剂，水煎服，日1剂。嘱其忌食辛辣燥热之品。

二诊（2009年11月25日）：服药后，月经未来潮。现停经48天，偶腰酸，无腹痛。纳眠可，二便调。舌淡红，苔薄白，脉沉细。

处方：①上方继服6剂。②补佳乐1mg，每日1次，口服，连服10日。③黄体酮胶丸0.1g，每日2次，口服，连服6日。

三诊（2009年12月2日）：现停经55天，口服黄体酮第4天。感小腹胀，偶腰酸。纳眠可，二便调。舌淡红，苔薄白，脉沉细。

处方：当归12g，川芎12g，桃仁12g，红花12g，香附12g，柴胡12g，肉桂6g，川断18g，杜仲12g，延胡索12g，茯苓12g，甘草6g。6剂，水煎服，日1剂。

四诊（2009年12月9日）：现停补佳乐及黄体酮5天，停经62天。偶腰酸，无腹痛。纳眠可，二便调。舌淡红，苔薄白，脉沉细。今日检查B超示：子宫及双侧附件未及明显异常，子宫内膜厚约4mm。

处方：①西药人工周期21天。②紫石英30g（先煎），淫羊藿18g，续断30g，菟丝子18g，枸杞子12g，熟地黄18g，当归12g，山药18g，茯苓15g，柴胡12g，醋香附12g，川牛膝15g，红花12g，丹皮12g，麦冬12g，砂仁12g（后下），木香12g，黄芩6g，延胡索15g，炙甘草6g。18剂，水煎服，日1剂。

五诊（2010年1月6日）：LMP：2009年12月31日（人工周期），量偏少，色暗，无块，无不适，3天净。偶腰酸，无腹痛。纳眠可，二便调。舌淡红，苔薄白，脉沉细。

处方：①西药人工周期继用。②上方加胎盘粉2g（冲服），鹿角胶12g（烊化），麦冬改为15g，当归改为18g，紫石英改为45g（先煎）。18剂，水煎服，日1剂。③月经第2～5天查内分泌六项。

六诊（2010 年 2 月 6 日）：今日查内分泌六项示：FSH 5.8mIU/mL，LH 6.0mIU/mL，E$_2$ 27pg/mL，PRL 320.20μIU/mL，T 0.34ng/dL，P 0.61ng/mL。

处方：①克罗米芬 50mg，每日 1 次，口服，月经第 5 天始服，共用 5 天。②月经第 6 天起服补佳乐 1mg，每日 1 次，口服。

七诊（2010 年 2 月 24 日）：LMP：2010 年 2 月 4 日（人工周期），量较上次增多，色红，有块，4 天净。偶腰酸，无腹痛。纳、眠可，二便调。舌淡红，苔薄白，脉沉细。白带正常。今日测卵泡：右侧 2.3cm×2.2cm，子宫内膜厚 0.9cm。

处方：①上方继服 6 剂。②西药人工周期继用。③B 超连续监测卵泡。

八诊（2010 年 2 月 27 日）：昨日测卵泡：右侧 2.5cm×2.3cm，子宫内膜厚 1.1cm。现偶腰酸，无腹痛。纳眠可，二便调。舌淡红，苔薄白，脉沉细。

处方：①紫石英 45g（先煎），淫羊藿 18g，续断 30g，菟丝子 18g，枸杞子 12g，熟地黄 18g，当归 18g，山药 18g，茯苓 15g，柴胡 12g，醋香附 12g，川牛膝 18g，红花 12g，丹皮 12g，麦冬 15g，砂仁 12g（后下），木香 12g，黄芩 6g，延胡索 15g，胎盘粉 2g（冲服），鹿角胶 12g（烊化），莪术 12g，皂角刺 12g，炙甘草 6g。6 剂，水煎服，日 1 剂。②3 天后测卵泡。

九诊（2010 年 3 月 3 日）：昨日测卵泡：右侧消失，子宫内膜厚 1.0cm。现偶腰酸，无腹痛。纳眠可，二便调。舌淡红，苔薄白，脉沉细。

处方：川断 18g，菟丝子 15，枸杞子 12g，当归 12g，桑寄生 15g，杜仲 12g，香附 12g，炒白术 12g，茯苓 12g，柴胡 12g，党参 18g，麦冬 12g，砂仁 9g（后下），甘草 6g。3 剂，水煎服，日 1 剂。

十诊（2010年3月17日）：现停经42天。偶腰酸，无腹痛。纳、眠可，二便调。舌淡红，苔薄白，脉沉细。尿HCG（+）。

处方：上方7剂，水煎服，日1剂。

十一诊（2010年3月24日）：现感神疲倦怠，无腹痛及腰酸，无阴道流血。纳、眠可，二便调。今日检查B超示：宫内早孕（符合6⁺孕周）；右侧卵巢囊肿。

处方：①上方去当归、香附，加沙参18g，黄芩9g，炒白芍15g。6剂，水煎服，日1剂。②服黄体酮胶丸及多维元素胶囊。

按： 患者素体肾虚，肾藏精，为元阴元阳之所，主生殖，"为月经之本"，"经水出诸肾"。肾精不足，元阴亏虚，冲任气血乏源，无以下注胞宫；肾阳虚，气化不利，火不暖土，脾土更虚，不能运化水湿，通调水道，水湿内停，聚液成痰，阻塞胞脉，气血不能下注胞宫，皆导致月经后期甚至闭经，量少，色暗红，质清稀。刘教授认为本病当肾阴阳并重，阴升阳长则肾气自旺。方中熟地黄、枸杞子、桑椹、当归滋肾填精养血；菟丝子、紫石英、淫羊藿、续断温补肾阳，温而不燥；另选用活血药如红花、川牛膝改善卵巢局部血液循环，促进卵泡发育；柴胡、香附舒肝解郁理气，茯苓健脾化痰，砂仁理气和胃，甘草调和诸药。调经当注重分期用药，经后期补肾填精，予调经1号方；经间期活血温肾以助重阴转阳，予促排卵方，方中桃仁、红花为君药，功奏活血化瘀；赤芍、川芎、莪术、醋延胡索活血行气止痛，共为臣药。柴胡、香附调畅冲任气机，使气行血行，增强活血之功；生黄芪补气扶正，当归养血，防诸药行气活血太过，皆为佐药。经后期当助孕安胎，予补肾安胎方，乃获良效。

2. 月经量少

任某，女，30岁。初诊时间2011年1月20日。

主诉：月经量减少1年半，未避孕未再孕1年。

初诊：患者既往月经 5/30～31 天，量中，色红，经行无不适。2009 年孕 4 月行引产术。术后阴道流血较多，15 天净。此后月经量较前明显减少，2 天即净，色暗，有块，经行小腹坠，双下肢无力。LMP：2011 年 1 月 17 日，量少，色、质同前，2 天净。月经中期小腹两侧刺痛，偶腰酸，平素自觉畏寒肢冷。纳、眠可，二便调。白带正常。舌暗红，苔薄白，脉沉细。G_3A_3。未避孕未再孕 1 年。

中医诊断：月经过少；不孕症。

西医诊断：继发性不孕症。

辨证分型：肾虚血瘀证。

治法：补肾益精，活血调经。

处方：紫石英 30g（先煎），淫羊藿 18g，续断 30g，菟丝子 18g，枸杞子 12g，熟地黄 18g，当归 12g，山药 18g，茯苓 15g，柴胡 12g，醋香附 12g，川牛膝 15g，红花 12g，丹皮 12g，柴胡 12g，桑椹 18g，丹参 18g，皂角刺 9g，炙甘草 6g。7 剂，水煎服，日 1 剂。

二诊（2011 年 1 月 27 日）：LMP：2011 年 1 月 17 日。近 3 天小腹胀，无腹痛及腰酸。纳、眠可，二便调。白带正常。舌暗，苔薄白，脉沉细。

处方：上方紫石英改为 60g（先煎），加木香 12g，胎盘粉 3g（冲服），炒谷芽 9g，炒稻芽 9g。14 剂，水煎服，日 1 剂。

三诊（2011 年 2 月 24 日）：LMP：2011 年 2 月 21 日，量较前增多，色红，有块。经前 5 天小腹坠痛。现经行第 4 天，无腰腹不适。纳、眠可，二便调。舌暗红，苔薄白，脉沉缓。

处方：上方加益母草 12g。7 剂，水煎服，日 1 剂。

四诊（2011 年 3 月 1 日）：LMP：2011 年 2 月 21 日，量较前增多，色红，有块，4 天净。经前 5 天小腹坠痛，下肢无力，经净后消失。现无腰腹不适。纳、眠可，二便调。舌暗红，苔薄白，脉沉缓。妇科检查：外阴正常；阴道通畅，分泌物量多，色黄，无充血；宫颈光滑；宫体后位，大小正常，活动可，无压痛；右侧附件条索状增粗，压痛（±），左侧附件区未及明显异常。补充诊断：慢性附件炎。

处方：当归12g，连翘12g，赤芍12，白芍12g，皂角刺12g，鸡内金12g，败酱草18g，香附12g，延胡索15g，蒲黄12g（包煎），川断30g，丹参30g，菟丝子15g，木香12g，柴胡12g，枸杞子12g，茯苓15g，紫石英60g（先煎），炙甘草6g。7剂，水煎服，日1剂。

五诊（2011年3月10日）：现无腰腹不适。纳、眠可，二便调。舌暗红，苔薄白，脉沉细。

处方：上方去紫石英，加制乳香6g，制没药6g，延胡索改为18g。12剂，水煎服，日1剂。

六诊（2011年3月26日）：现停经34天。今晨自测尿HCG（＋），现无腰腹不适及阴道流血，夜间小腹胀。纳、眠可，小便调，大便偏稀，一日2～3次。白带正常。舌暗红，苔薄白，脉沉滑。

处方：川断18g，菟丝子15g，枸杞子12g，桑寄生15g，杜仲12g，香附12g，炒白术12g，党参18g，炒山药15g，炒白芍15g，砂仁9g（后下），木香12，甘草6g。6剂，水煎服，日1剂。

七诊（2011年4月1日）：现停经40天，无阴道流血及腹痛，无恶心呕吐。纳、眠可，小便频，大便调。今日查妇科彩超示：宫内早孕，符合5$^+$孕周。上方继服。

按：患者有多次流产史。《妇科玉尺胎前小产》云："小产重于大产，盖大产如栗熟自脱，小产如生采，破其皮壳，断其根蒂，岂不重于大产。"金刃损伤胞宫，肾气受损，气血生化无源，血海不盈以致经行量少。经期、小产后摄生不慎，感受寒邪，或过食生冷，寒邪伏于冲任，血为寒滞，运行不畅，胞脉阻滞，故经行涩少，色紫暗有块，小腹刺痛，血块下后痛减。刘教授自拟调经1号方，重视肾阴阳并补。《血证论》曰："故行经也，必天癸之水至于胞中，而后冲任之血应之，亦至胞中，于是月事乃下。"患者四诊妇科检查后，诊为慢性附件炎，证型为血瘀肾虚证。治以化瘀为主，佐以补肾。选用盆腔炎方。以丹参、赤芍为君药，活血化瘀，清热利湿，补肾培元；紫石英温补肾阳；枸杞子、当归补血行血，取扶正祛邪，活血补肾之效；柴胡疏肝理气。五诊去紫石英，加乳香、没药以加强祛瘀止痛之力。六诊发现妊娠，予补肾安胎方，补肾健脾、固冲安胎。孕后应积极保胎，补肾健脾，养血安胎。

3. 月经先期伴经期延长

刁某，女，12岁，初诊时间2013年4月27日。

主诉：月经周期提前伴经期延长5个月。

初诊：患者2012年12月初潮，月经8～12/18～21天，量中，色红，有血块，伴小腹隐痛。LMP：2013年4月20日，量中，色红，有血块，伴小腹隐痛，近2天量减少，未净。现已服用血平胶囊，葆宫止血颗粒3天。纳、眠可，二便调。舌红，苔薄黄，脉细数。2013年4月19日检查妇科彩超示：子宫双附件未见明显异常，子宫内膜厚约6mm。

中医诊断：月经先期；经期延长。

西医诊断：异常子宫出血。

辨证分型：阴虚内热兼血瘀证。

治法：益气养阴，化瘀清热，固冲止血。

处方：益母草30g，马齿苋30g，党参30g，炙黄芪30g，熟地黄18g，蒲黄18g（包煎），三七粉3g（冲服），地榆30g，茜草炭15g，贯众炭30g，仙鹤草30g，陈棕炭15g，赤石脂12g，海螵蛸 30g，煅龙骨 30g（先煎），煅牡蛎 30g（先煎），川断 18g，炙甘草 6g。6 剂，水煎服，日 1 剂，忌食辛辣刺激之品。

二诊（2013 年 8 月 1 日）：LMP：2013 年 7 月 23 日（月经周期 18 天），量中，色红，伴小腹隐痛。现未净，量少，色暗。纳眠可，二便调。舌红，苔白，脉细数。

处方：①上方继服 6 剂。②血净后黄精 12g，党参 30g，沙参 18g，麦冬 12g，生地黄 12g，白芍 9g，牡蛎 18g（先煎），酒萸肉 12g，黄芩 9g，茯苓 12g，盐续断 18g，酒女贞 15g，墨旱莲 18g，益母草 12g，茜草 9g，海螵蛸 15g，木香 9g，莲子肉 12g，三七粉 3g（冲服），炙甘草 6g。7 剂，水煎服，日 1 剂。

三诊（2013 年 12 月 9 日）：8、9、10 月月经正常。LMP：2013 年 12 月 7 日，月经周期 13 天，量偏少，色红，有块，无明显不适。现经行第 3 天，未净。纳、眠可，二便调。

处方：①益母草 30g，马齿苋 30g，党参 30g，炙黄芪 30g，熟地黄 18g，炒川断 18g，蒲黄 18g（包煎），三七粉 3g（冲服），生地榆 30g，茜草炭 15g，贯众炭 30g，仙鹤草 30g，陈棕炭 15g，赤石脂 12g，海螵蛸 30g，煅龙骨 30g（先煎），煅牡蛎 30g（先煎），炙甘草 6g。6 剂，水煎服，日 1 剂。②血净后：黄精 12g，党参 30g，沙参 18g，麦冬 12g，生地黄 12g，白芍 9g，牡蛎 18g（先煎），酒萸肉 12g，黄芩 9g，茯苓 12g，盐续断 18g，酒女贞 15g，墨旱莲 18g，益母草 12g，茜草 12g，海螵蛸 15g，木香 9g，莲子肉 12g，三七粉 3g（冲服），炙甘草 6g。7 剂，水煎服，日 1 剂。

四诊（2014 年 1 月 2 日）：LMP：2013 年 12 月 7 日，量偏少，色红，7 天净。纳、眠可，二便调。白带正常。舌淡红，苔薄白，脉沉细。

处方：①淫羊藿 18g，枸杞子 12g，熟地黄 15g，当归 12g，续断 30g，菟丝子 18g，山药 18g，茯苓 15g，柴胡 12g，醋香附

12g，川牛膝 15g，红花 12g，丹皮 12g，黄芩 12g，麦冬 12g，通草 6g，桑椹 18g，木香 12g，紫石英 30g（先煎），炙甘草 6g。7 剂，水煎服，日 1 剂。②月经来潮第 2 天，2013 年 12 月 9 日①方。6 剂，水煎服，日 1 剂。

五诊（2014 年 1 月 16 日）：LMP：2014 年 1 月 6 日（月经周期 30 天），量中，色红，经行无不适，7 天净。纳、眠可，二便调。白带正常。舌淡红，苔薄白，脉沉细。

处方：①上①方加山药 18g。7 剂，水煎服，日 1 剂。②阿胶 10g（烊化），鹿角胶 12g（烊化），胎盘粉 3g（冲服），紫石英 60g（先煎），淫羊藿 18g，枸杞子 12g，熟地黄 18g，当归 12g，续断 30g，菟丝子 18g，山药 18g，茯苓 15g，柴胡 12g，醋香附 12g，川牛膝 15g，红花 12g，丹皮 12g，黄芩 12g，麦冬 12g，木香 12g，陈皮 12g，益母草 12g，炙甘草 6g。6 剂，水煎服，日 1 剂。

六诊（2014 年 2 月 13 日）：LMP：2014 年 2 月 9 日（月经周期 34 天），量中，色红，经行小腹轻微隐痛。现月经周期第 5 天，未净。纳、眠可，二便调。舌淡红，苔薄白，脉沉细。

处方：①益母草 30g，马齿苋 30g，党参 30g，炙黄芪 30g，熟地黄 18g，蒲黄 18g（包煎），三七粉 3g（冲服），地榆 30g，茜草炭 12g，贯众炭 12g，仙鹤草 30g，陈棕炭 15g，赤石脂 12g，海螵蛸 18g，煅龙骨 30g（先煎），煅牡蛎 30g（先煎），炒谷芽 9g，炒稻芽 9g，川断 18g，炙甘草 6g。7 剂，水煎服，日 1 剂。②淫羊藿 18g，枸杞子 12g，熟地黄 15g，当归 12g，续断 30g，菟丝子 18g，山药 18g，茯苓 15g，柴胡 12g，醋香附 12g，川牛膝 15g，红花 12g，丹皮 12g，黄芩 12g，麦冬 12g，通草 6g，桑椹 18g，木香 12g，紫石英 30g（先煎），益母草 12g，桑白皮 9g，砂仁 9g（后下），炙甘草 6g。8 剂，水煎服，日 1 剂。

七诊（2014 年 3 月 18 日）：经治疗，患者已连续 3 个月经周期正常。LMP：2014年3月9日，量、色可，经行无不适，6天净。纳、眠可，二便调。舌淡红，苔薄白，脉沉细。

处方：三七养血胶囊，舒肝颗粒。

按：患者天癸初至，禀赋不足，肾气稚弱，封藏失职，冲任不固，故月经先期；患者因长期月经紊乱，忧思恼虑，损伤脾气，血失统摄，故经行过期不止。唐容川在《血证论》亦提到："血乃中州脾土所统摄，脾不摄血是以崩溃……示人治崩必治中州也。"刘教授主张治疗上应分期辨证用药，经行过期未止，应以止血为主，选用通用止血方；经净后，着重调整脾肾，补肾填精，滋阴养血，选用加减调经2号方，滋阴养血，固冲调经。方中党参、生地黄共为君药，能健脾益气，清热生津，脾气健旺，则血得以统摄，清热凉血以防热入血分，迫血妄行；黄精、茯苓、沙参、麦冬、莲子为臣药，补肺脾气，养阴清热；佐以白芍、牡蛎、海螵蛸、酒萸肉收涩止血，敛阴养血；三七粉化瘀止血；茜草凉血止血；女贞子、墨旱莲为二至丸，滋阴止血；续断温补肾阳；木香理气和胃；黄芩清透虚热；炙甘草调和诸药。四诊时正处于经前期，应温肾活血，予加味调经1号方。五诊时患者正处于经后期，于加减调经2号方，滋阴养血，固冲调经。经后期再予加减调经1号方，体现了中药人工周期的用药思路。

4. 月经过少

王某，女，40岁。初诊时间2009年5月8日。

主诉：月经量少3年。

初诊：患者自2005年行人工流产后术出现月经量较前明显减少，周期30天，经期2～3天，色暗红，有块，经行小腹胀。LMP：2009年4月21日，量少，色红，有块，3天净。自流产后血压升高，最高200/120mmHg，服降压药后效不佳，2009年4月19日尿蛋白（＋）。患者平素性情急躁，时有头胀头痛，胸闷乏力，双下肢轻度水肿。纳可，眠差，多梦，小便调，排便无力。舌暗红，苔白，少津，脉沉涩。$G_3P_1L_1A_2$。

中医诊断：月经过少。

西医诊断：月经量少。

辨证分型：肾虚血瘀，肝阳上亢。

治法：补肾活血，平肝息风。

处方：枸杞子12g，菊花12g，生地黄12g，熟地黄12g，山药12g，酒萸肉12g，茯苓12g，黄芩6g，柴胡12g，生龙骨30g（先煎），生牡蛎30g（先煎），泽兰12g，钩藤30g（后下），丹参18g，川牛膝15g，香附12g，炙甘草6g。12剂，水煎服，日1剂。

二诊（2009年5月23日）：患者服上药后，血压缓慢恢复正常。现血压130/90mmHg。LMP：2009年5月23日，量可，色鲜红，有少量血块，小腹坠痛，腰酸。现经行第1天。患者平素心烦易怒，牙龈肿痛。纳可，眠差，多梦，小便调，大便黏而不爽。舌红，苔白，脉沉涩。

处方：血府逐瘀口服液1支，每日2次，口服。

三诊（2009年6月5日）：LMP：2007年5月23日，量中，色红，少血块，伴腰酸。月经第1天小腹坠痛。纳、眠可，二便调。舌暗红，苔薄白，脉沉细。血压正常。

处方：枸杞子12g，菊花12g，生地黄12g，熟地黄12g，山药12g，酒萸肉12g，茯苓12g，黄芩6g，柴胡12g，生龙骨30g（先煎），生牡蛎30g（先煎），泽兰12g，钩藤30g（后下），丹参18g，川牛膝15g，香附12g，百合20g，甘草6g。14剂，水煎服，日1剂。

后患者未来诊，电话随诊，月经已恢复正常。

按：患者素体肝肾阴虚，加之孕产多次，金刃损伤胞宫，肾气受伤，或人工流产术后离经之血不能速去，或经期产后，感受外邪，伏于冲任，瘀血阻滞冲任胞脉，气血生化无源，血海不盈，以致经行量少。患者素体肝火偏旺，性情急躁，加之阴精亏虚，阴不制阳，肝阳上亢，上扰清窍，肝脉过巅顶，故头痛眩晕；阴虚内热，故口舌干燥，舌红少津。《证治准绳》载："经水涩少，为虚为涩，虚则补之，涩则濡之。"治疗宜补肾活血、平肝息风。刘教授选用杞菊地黄丸加减。方中熟地黄、生地黄为君药，滋阴补肾，填精益髓；酒萸肉、山药滋补肝肾、健脾，为臣；菊花、枸杞子补肾养血，清肝明目；茯苓健脾益气，且利水渗湿；柴胡、香附舒肝解郁调经；黄芩清热凉血；龙骨、牡蛎重镇降逆，平肝潜阳；钩藤清热平肝；泽兰、川牛膝活血调经，利水消肿，且能引血下行；丹参活血调经兼清心除烦，皆为佐药；甘草调和诸药，为使药。二诊正值经期，予血府逐瘀口服液活血化瘀、疏肝理气。三诊加百合，与生地黄相伍，滋阴清热。

5. 痛经

赵某，女，34岁。初诊时间 2009 年 11 月 18 日。

主诉：经行腹痛 20 年，月经周期延后 20 年。

初诊：患者 14 岁月经初潮，6 ~ 7/28 ~ 44 天，量中，色暗红，有块。自初潮经行第 1 天小腹疼痛难忍，畏寒，恶心呕吐，需服止痛药缓解。LMP：2009 年 10 月 11 日，量、色、质及伴随症状同前，7 天净。患者平素小腹凉。纳可，眠欠佳，小便调，大便不成形。舌暗红，苔白，脉弦细。$G_2P_1L_1A_1$。2009 年 5 月查妇科彩超示：子宫及附件未见异常。尿 HCG：阴性。

中医诊断：痛经；月经后期。

西医诊断：原发性痛经。

辨证分型：寒凝血瘀证。

治法：温经散寒，化瘀止痛。

处方：肉桂 6g，川芎 15g，当归 15g，炒白芍 18g，吴茱萸

9g，炮姜 6g，乌药 12g，炒小茴香 12g，蒲黄 12g（包煎），没药 6g，延胡索 18g，白芥子 12g，白芷 12g，柴胡 12g，香附 12g，木香 12g，姜半夏 12g，巴戟天 12g，炙甘草 6g。6 剂，水煎服，日 1 剂。忌食寒凉食物。

二诊（2009 年 12 月 22 日）：LMP：2009 年 11 月 23 日，量中，色红，经行小腹痛较前明显减轻，腰酸，心烦易怒，7 天净。纳、眠可，二便调。舌暗红，苔白，脉沉细。

处方：经期前 5 天，服上方加炒杜仲 12g。6 剂，水煎服，日 1 剂。

三诊（2010 年 1 月 19 日）：LMP：2009 年 12 月 26 日，量中，色红，无经行腹痛。纳、眠可，二便调。舌暗红，苔白，脉沉细。

处方：上方继服 7 剂。水煎服，日 1 剂。半年后随访，月经周期正常，无经行腹痛。

按：患者平素贪食生冷，内伤于寒，尤其经期血室正开，摄生不慎，冒雨涉水，寒邪侵袭下焦，凝滞血脉，或久居湿地，风寒湿邪侵袭下焦，与血相搏，血遇寒则凝，寒凝血瘀，阻滞冲任胞宫，不通则痛，发为痛经。《傅青主女科·女科上卷》云："妇人有经水将来三五日前而脐下作疼，状如针刺者……寒气生浊，而下如豆汁之黑者，见北方寒水之象也。"表现为经期小腹冷痛，得热则舒，经量偏少，色紫暗，有块，形寒肢冷，小便清长，脉沉紧。刘教授根据少腹逐瘀汤自拟经痛停方，用于治疗寒凝血瘀型痛经。方中肉桂、川芎共为君药，可温经散寒，化瘀止痛。吴茱萸、炮姜、乌药、巴戟天、炒小茴香温经散寒；蒲黄、没药活血化瘀，共为臣药。白芥子、白芷、延胡索通络散寒止痛；当归、炒白芍活血养血，缓急止痛；柴胡、香附、木香舒肝解郁；姜半夏止呕，诸药合用为佐药。炙甘草调和诸药，为使药。

6. 月经后期

麦某，女，35 岁。初诊时间 2008 年 3 月 14 日。

主诉：月经周期延后 7 个月。

初诊：患者既往月经规律，5/30 天，量中，色红。近 7 个月无明显诱因出现月经周期延后，40 ~ 48 天 1 行，且经量逐渐减少，3 天净。LMP：2008 年 3 月 12 日（月经周期 40 天），量少，护垫可，色暗。现月经周期第 3 天，未净。平素性情急躁。纳可，眠差，小便调，大便干。白带量中，色微黄，无异味及阴痒。舌红，苔薄黄，脉沉细。G_5A_5。

中医诊断：月经后期；月经过少。

西医诊断：月经稀发。

辨证分型：肝郁肾虚，瘀血阻滞。

治法：补肾活血，疏肝理气。

处方：淫羊藿 18g，续断 30g，菟丝子 18g，枸杞子 12g，当归 12g，山药 18g，茯苓 15g，柴胡 12g，醋香附 12g，川牛膝 15g，红花 12g，丹皮 12g，栀子 9g，丹参 18g，生麦芽 30g，炒枣仁 18g，炙甘草 6g。6 剂，水煎服，日 1 剂。忌食寒凉辛辣食物。

二诊（2008 年 3 月 26 日）：患者面部痤疮明显，尤其经前及两次月经中间显著。平素自觉乏力。纳可，眠差，小便调，大便时干。舌红，苔黄厚，脉沉细。

处方：麦冬 12g，沙参 18g，生地黄 12g，赤芍 12g，白芍 12g，炙枇杷叶 12g，黄芩 12g，生石膏 18g，丹皮 9g，栀子 9g，荆芥 9g，菟丝子 15g，丹参 18g，柴胡 12g，生麦芽 30g，炙甘草 6g。6 剂，水煎服，日 1 剂。

三诊（2008 年 4 月 2 日）：服药后，面部痤疮明显减轻。现觉乏力。纳可，眠欠佳，大便略干，小便调。舌红，苔黄厚，脉沉细。LMP：2008 年 3 月 12 日。

处方：上方黄芩改为9g，荆芥改为6g，加川牛膝15g，茯苓12g。6剂，水煎服，日1剂。

四诊（2008年4月11日）：LMP：2008年4月3日，量中，色红，有少量血块，4天净。纳可，眠欠佳，二便调。舌暗红，苔白，少津，脉沉细。

处方：2008年3月26日方加茯苓12g，川断18g。6剂，水煎服，日1剂。

五诊（2008年4月23日）：LMP：2008年4月20日，量少，色暗，伴腰酸。现经行第4天未净。纳可，眠欠佳，二便调。舌红，苔白，脉沉细。测尿HCG（－）。

处方：黄精12g，党参30g，沙参18g，麦冬12g，生地黄12g，白芍9g，牡蛎18g（先煎），酒萸肉12g，黄芩9g，茯苓12g，珍珠母30g，酸枣仁30g，炙甘草6g，6剂，水煎服，日1剂。

六诊（2008年9月7日）：近3个月月经周期正常，30～32天1行。LMP：2008年8月8日，量中，色红，4天净。现偶有小腹不适。纳可，眠欠佳，二便调。舌暗红，苔黄燥，脉沉细。今日复查PRL 377.4μIU/mL。

处方：麦冬12g，生地黄12g，当归12g，川芎12g，桃仁12g，红花12g，柴胡12g，川牛膝15g，肉桂3g，王不留行12g，香附12g，川断18g，甘草6g。6剂，水煎服，日1剂。

按： 患者流产数次，使肝肾之精受损。精血不足，冲任血海不充，直接影响肾－天癸－冲任－胞宫轴的调节系统，加之手术损伤胞宫，致瘀血内阻，经脉不畅，冲任受阻，新血不生，胞宫不能按时满溢，故表现为月经后期，经量少；流产后瘀血浊液留滞胞络，气血运行受阻，导致月经后期；肾水不足，不能涵养肝木，阴虚阳亢，故性情急躁；虚火灼伤津液，故舌干，少津，大便干。治疗上当补肾活血、舒肝解郁，兼以清热。方中当归、枸杞子滋肾填精养血为君；菟丝子、仙灵脾、续断温补肾阳，温而不燥为臣；另选用活血药红花、川牛膝、丹参活血调经；柴胡、香附舒肝解郁理气；山药、茯苓健脾益气；丹皮、栀子清热凉血泻火；麦芽行气健脾，回乳消胀；酸枣仁养心安神；甘草调和诸药为佐使。患者之后出现月经周期提前，痤疮加重，改用清热凉血、清肝泻火之法。热清火祛后，改用调经 2 号方益气养阴、凉血调经。经治疗，患者连续 3 个周期月经周期规律。

7. 经间期出血

王某，女，31 岁。初诊时间 2009 年 8 月 7 日。

主诉：两次月经中间阴道少量出血 1 年。

初诊：患者既往月经规律，7/30 天，量中，色红，有块。经前乳胀，经行小腹隐痛，腰酸。近 1 年工作压力较大，经常熬夜工作，出现两次月经中间阴道少量流血，色红，1 ~ 10 天净。LMP：2009 年 7 月 15 日，量、色、质同前，7 天净。2009 年 7 月 27 日出现少量阴道流血，1 天净。患者平素无腹痛，偶腰酸。纳、眠可，二便调。舌暗红，苔薄白，脉沉细。G_0。

中医诊断：经间期出血。

西医诊断：排卵期出血。

辨证分型：气阴两虚证。

治法：滋肾健脾，养阴清热。

处方：沙参 18g，麦冬 12g，生地黄 12g，黄精 12g，党参 30g，白芍 9g，牡蛎 18g（先煎），酒萸肉 12g，黄芩 9g，丹皮 9g，茯苓 12g，女贞子 15g，墨旱莲 18g，茜草 12g，炒川断 18g，炙甘草 6g。12 剂，水煎服，日 1 剂。忌食寒凉辛辣食物。

二诊（2009 年 10 月 21 日）：LMP：2009 年 10 月 12 日，量中，色红，有少量血块，经前乳胀，6 天净。患者 8 月、9 月两次月经中间复现阴道少量流血，8 ~ 10 天净。纳、眠可，二便调。

舌暗红，苔薄白，脉沉细。

处方：上方去茜草，加茜草炭 15g，海螵蛸 30g，五味子 12g、地榆 15g。12 剂，水煎服，日 1 剂。

三诊（2009 年 12 月 4 日）：患者 10 月、11 月未见经间期少量阴道流血。LMP：2009 年 11 月 10 日，量、色、质同前，6 天净。纳、眠可，二便调。舌暗红，苔薄白，脉沉细。

处方：上方去地榆 30g。8 剂，水煎服，日 1 剂。

四诊（2010 年 2 月 24 日）：患者服药后，未再出现两次月经中间阴道流血。LMP：2010 年 2 月 11 日，7 天净。

处方：上方继服 6 剂。

按：经间期出血属于西医学排卵期出血，是妇科临床常见病。《傅青主女科》曰："先期而来少者，火热而水不足也"，"先期经来只一二点者，肾中火旺而阴水亏"，指出其基本病机为肾阴虚。患者近 1 年工作压力大，耗伤肾阴，肾中阴水不足，虚火内生，虚火与阳气相搏，损伤阴络，冲任不固，而出现阴道流血。治疗应以滋肾健脾、养阴清热为原则。选用两地汤合二至丸加减。生地黄、麦冬、沙参滋阴清热凉血，为君药；黄精益肾健脾，补气养阴；党参健脾益气；女贞子、墨旱莲滋补肾阴，壮水以制阳，凉血止血，为臣药；川断、酒萸肉补益肝肾；白芍养血敛阴；牡蛎收敛固涩，滋阴潜阳；黄芩、丹皮清热凉血；茜草凉血止血，化瘀通经，为佐药；炙甘草调和诸药，为使药。二诊正值排卵期，故加用茜草炭、海螵蛸、五味子收涩止血，地榆凉血止血。

8. 月经前后诸证

张某，女，44 岁。初诊时间 2011 年 3 月 22 日。

主诉：经前口干半年余。

初诊：患者自述半年前无明显诱因出现经前口干，乳房胀痛，烦躁易怒，伴腰酸，月经来潮后缓解。既往月经 6/22～23 天，量中，色红，有血块。LMP：2011 年 3 月 16 日，量、色、质及伴随症状同前，6 天净。纳、眠可，小便黄，大便干。白带正常。舌暗红，苔薄白，脉沉细。$G_2P_1L_1A_1$。

中医诊断：月经前后诸证。

西医诊断：经前期综合征。

辨证分型：肺胃阴虚火旺兼气郁。

治法：滋阴降火，舒肝解郁。

处方：黄精 12g，党参 30g，沙参 18g，麦冬 12g，生地黄 12g，白芍 9g，牡蛎 18g（先煎），酒萸肉 12g，黄芩 9g，丹皮 9g，茯苓 12g，柴胡 12g，焦栀子 6g，益母草 12g，茜草 12g，川断 18g，炙甘草 6g。6 剂，水煎服，日 1 剂。嘱其忌食辛辣燥热之品。

二诊（2011 年 3 月 29 日）：患者服药后大便稀，日 3～4 次。LMP：2011 年 3 月 16 日。纳、眠可，小便调，大便稀。白带量多，色白，无异味及阴痒。舌暗红，苔薄白，脉沉细。

处方：上方去黄芩，加炒山药 18g。6 剂，水煎服，日 1 剂。

三诊（2011 年 4 月 8 日）：现无口干、烦躁。纳、眠可，二便调。舌暗红，苔薄白，脉沉细。

处方：上方去益母草、茜草。6 剂，水煎服，日 1 剂。

四诊（2011 年 4 月 15 日）：LMP：2011 年 4 月 10 日，量中，色红。经前无口干、乳胀及腰酸减轻。现经行第 6 天，未净。纳、眠可，二便调。舌暗红，苔薄白，脉沉细。

处方：黄精 12g，党参 30g，沙参 18g，麦冬 12g，生地黄 12g，白芍 9g，牡蛎 18g（先煎），酒萸肉 12g，炒山药 18g，丹皮 9g，茯苓 12g，炙甘草 6g，柴胡 12g，焦栀子 6g，益母草 12g，茜草 12g，川断 18g，女贞子 15g，墨旱莲 18g。6 剂，水煎服，日 1 剂。

五诊（2011 年 5 月 20 日）：LMP：2011 年 5 月 8 日，量中，色

红，有血块，无经行口干，6天净。纳、眠可，二便调。

处方：黄精12g，党参30g，沙参18g，麦冬12g，生地黄12g，白芍9g，牡蛎18g（先煎），酒萸肉12g，黄芩9g，丹皮9g，茯苓12g，炙甘草6g，柴胡12g，益母草12g，茜草12g，川断18g，炒山药15g，女贞子18g，墨旱莲30g，五味子12g。12剂，水煎服，日1剂。

按：患者素体阴虚，经行之际，阴血下注冲任胞宫，虚火益盛，阴津虚少，不能上乘，故口燥咽干；阴虚火旺，热扰冲任，冲任不固，故月经先期。《景岳全书·妇人规》亦云："凡血热者，多有先期而至，然必察其阴气之虚实。"患者素性抑郁，情志不畅，经期阴血下泄，肝血不足，失于濡养，肝气更郁，肝失疏泄，则经前乳胀，烦躁易怒。刘教授自拟调经2号方。方中党参、生地黄共为君药，能补脾益气，清热生津，脾气健旺则统摄有权，凉血则防热入血分，迫血妄行；山萸肉、黄精、茯苓、沙参、麦冬为臣药，养阴清热；佐以牡蛎收涩止血；茜草凉血止血；益母草化瘀止血；续断温补肾阳；柴胡舒肝解郁；白芍养血柔肝；黄芩、焦栀子、丹皮清热凉血；炙甘草调和诸药。二诊患者服药后，大便稀，故去黄芩之苦寒，加山药健脾止泻。三诊已至经前期，去活血化瘀的益母草、茜草。四诊加女贞子、墨旱莲以滋肾养阴，凉血止血。五诊加五味子合党参、麦冬，取生脉散之义。

9. 经行鼻衄

满某，女，33岁。初诊时间2014年3月15日。

主诉：经前1周鼻涕夹血丝半年。

初诊：自述平素月经周期规律，3～4/28～30天，量中，色红，有血块。经行前2天小腹胀痛明显。2008年曾行左侧巧克力囊肿剥离术。近半年，经前1周鼻涕内夹有血丝，血色鲜红，口鼻干燥，伴咳嗽，盗汗，嗜睡，疲倦乏力，腹胀如鼓。LMP：

2014年3月2日。纳眠可，小便灼热感，大便略干。舌红，少苔，脉细涩。

中医诊断：经行鼻衄；痛经。

西医诊断：代偿性月经；原发性痛经。

辨证分型：肺肾阴虚兼血瘀证。

治法：非经期：滋肾润肺，生津润燥，化瘀止血；经期：活血化瘀，行气止痛。

处方：①非经期：白茅根12g，炙百部12g，茯苓12g，益母草15g，连翘12g，白芍12g，制鳖甲12g（先煎），牡蛎18g（先煎），延胡索18g，香附12g，生蒲黄18g（包煎），杜仲12g，川断18g，木香12g，茜草12g，海螵蛸18g，川牛膝15g，浙贝母9g，枳壳12g，三七粉3g（冲服）。14剂，水煎服，日1剂。②经期：当归15g，炒白芍18g，乌药6g，麦冬12g，沙参15g，蒲黄12g（包煎），没药6g，延胡索18g，白芷12g，柴胡12g，香附12g，木香12g，炙甘草6g，三七粉3g（冲服）。7剂，水煎服，日1剂。经前3天及经期服用。

二诊（2014年4月3日）：LMP：2014年3月30日，4天净。服药后，经行鼻衄及咳嗽消失，小腹胀痛明显减轻，仍有盗汗，前胸及后背明显。

处方：上①方加太子参30g，泽兰12g。7剂，水煎服，日1剂。

三诊（2014年4月10日）：近1周眼睛干涩，困倦乏力，矢气多，小便灼热感，盗汗较前减轻。

处方：①白茅根12g，炙百部12g，茯苓12g，益母草15g，连翘12g，白芍12g，制鳖甲12g，牡蛎18g（先煎），延胡索18g，香附12g，生蒲黄18g（包煎），杜仲12g，川断18g，木香12g，茜草12g，海螵蛸18g，川牛膝15g，浙贝母9g，枳壳12g，三七粉 3g（冲服），太子参 30g，生薏苡仁 18g，黄柏 9g，丹皮 9g，炙黄芪 18g。14 剂，水煎服，日 1 剂。②初诊②方。7 剂，水煎服，日 1 剂。经前 3 天起及经期服用。

四诊（2014 年 5 月 1 日）：LMP：2014 年 5 月 1 日，经量正常，无经行咳嗽及衄血，小腹轻微胀痛。其余诸症减轻。

按：患者素体肺阴亏虚，经行阴血下注冲任，阴虚更甚，虚火上炎，灼伤肺络，络损血溢，故见鼻涕中夹有血丝；且患者有巧克力囊肿病史，瘀血阻滞冲任，瘀久化热，血不循经下注为经，反逆行而致鼻衄。阴血亏虚，不能濡养清窍及肠腑，故口鼻干燥，眼睛干涩，大便干；阴虚火旺，迫津外泄，故夜间盗汗。《傅青主女科·女科上卷》："或谓经逆在肾不在肝，何以随血妄行，竟至从口上出也，是肝不藏血之故乎？抑肾不纳气而然乎？殊不知少阴之火急如奔马，得肝火直冲而上，其势最捷，反经而为血，亦至便也，正不必肝不藏血，始成吐血之症。"《沈氏女科辑要笺正》月事异常云："倒经一症，亦曰逆经。乃有升无降，倒行逆施，多由阴亏于下，阳反上冲。"皆认为阴虚于下，气反上逆，少阴之火上冲，而致经逆。治疗上当滋肾润肺，引血下行，使阴血循经而不妄行，同时兼化瘀消癥治疗子宫内膜异位症。刘教授主张分期用药。非经期宜滋肾润肺，凉血化瘀，予止痛调血方加减。方中益母草为君药，活血行气，利水消肿，清热解毒；茯苓、炙百部化痰祛湿；生牡蛎软坚散结，清热益阴，潜阳，固涩，与茯苓共为臣药；制鳖甲、浙贝母、海藻、连翘活血化瘀，软坚散结；延胡索、川牛膝、香附、木香、生蒲黄、赤芍、白芍活血化瘀，散结止痛；白茅根、茜草凉血止血；海螵蛸收敛止血；三七粉化瘀止血；杜仲、川断补肝肾强腰膝；枳壳理气宽中，以治其本虚，共为佐药；炙甘草调和诸药为使。经期胞宫泻而不藏，排出经血，应活血化瘀，温经止痛，选用经痛停方。

10. 经行咯血

艾某，女，29岁。初诊时间2012年5月4日。

主诉：经行咯血1年余。

初诊：患者自述1年前带避孕环后，出现经行咯血，色鲜红，无食物残渣，服消炎药未见效。且经行小腹坠痛明显，腰酸，乳胀。既往月经规律，4～5/40+天，量中，色红。LMP：2012年4月29日，量中，色红，有块，伴经行咯血，小腹痛，腰酸，5天净。现无腰酸、腹痛。纳眠可，二便调。舌红，苔少，无津，脉沉涩。白带量少，色白，无异味及阴痒。$G_1P_1L_1$。今年1月曾行胸透，肺部CT未见异常。今日妇科彩超：PCO（？）；宫内节育器位置正常。

中医诊断：经行吐衄。

西医诊断：代偿性月经。

辨证分型：肺肾阴虚证。

治法：滋阴润肺，引血下行。

处方：沙参18g，麦冬12g，益母草12g，白芍18g，生地黄12g，百部12g，川牛膝18g，女贞子15g，墨旱莲18g，茜草12g，白茅根15g，茯苓12g，炒白术12g，炙甘草6g。12剂，水煎服，日1剂。

二诊（2012年6月19日）：LMP：2012年6月1日，量少，日用巾1～2片，色红，无血块，无咳嗽咯血，经行腰酸缓解，5天净。现无不适。纳、眠可，二便调。白带量偏少，色白。舌红，苔少，无津，脉沉涩。

处方：上方加炒川断18g。12剂，水煎服，日1剂。

按：本患者素体肺肾阴虚，经行阴血下注冲任，阴虚更甚，虚火上炎，损伤肺络，故见经行咯血。如《万病回春》载："错经妄行于口鼻者，是火载血上，气之逆也。"阴虚有热，则经血色鲜红；虚火煎熬津液，故舌红，少苔，无津。治疗以"热者清之，逆者平之"为原则，但清热不可过于苦寒；降逆只可平冲，引血下行，慎用重镇直折之品，以免逆气难舒，变生血崩等疾患。本方中沙参、麦冬养阴润肺，益胃生津；白茅根清肺胃热，凉血止血为君药。百部润肺止咳；益母草活血调经，清热解毒；女贞子、墨旱莲滋补肝肾，凉血止血；白芍、生地黄养血敛阴，生地黄兼清热凉血；茜草凉血化瘀止血，为臣药。川牛膝补肝肾兼引血下行；炒白术、茯苓补脾益气，脾气旺则统血有力；甘草调和诸药，为佐使。

11. 经行头晕

谭某，女，32岁。初诊时间2014年7月11日。

主诉：经行头晕2年。

初诊：患者近2年每值经前或经期感头晕目眩，烦躁易怒，口干咽燥，腰酸耳鸣．曾服中药治疗，效欠佳。既往月经：2～3/28～30天，量偏少，色淡红，质清稀。经前头晕，无腹痛及腰酸。LMP：2014年7月10日，量、色、质及伴随症状同前，现经行第2天。平素无头目眩晕，无腰酸腹痛。纳可，眠浅，多梦，小便调，大便干，2～3天1行。舌暗红，苔白，脉沉细。G_3A_3。

中医诊断：经行眩晕。

西医诊断：经前期综合征。

辨证分型：阴虚阳亢。

治法：滋阴养血，平肝潜阳。

处方：枸杞子12g，菊花12g，生地黄12g，熟地黄12g，酒萸肉12g，茯苓12g，当归12g，川芎15g，丹皮12g，制龟甲12g（先煎），白芷12g，泽泻9g，陈皮12g，酸枣仁18g，山药18g。14剂，水煎服，日1剂。

二诊（2014 年 9 月 5 日）：LMP：2014 年 8 月 5 日，量、色可，经前头晕消失，3 天净。现无头晕，无腰酸及腹痛。纳眠可，二便调。舌暗红，苔白，脉沉细。

处方：上方继服 14 剂。

按：中医学认为"头为诸阳之会"，五脏六腑之气皆上荣于头，足厥阴肝经会于巅。肝之功能主要表现为调节全身气血流畅，情绪变动，冲任协调，血海盈亏及月经潮落，女子以肝为先天。患者房劳多产，耗伤精血，损伤肝肾，且平素七情郁结，肝失条达，阴血不足，血不养肝，肝体失养；肾水不足，水不涵木，冲气上逆，夹肝阳上扰清窍，而致头晕。加之经行时阴血下注冲任，冲气偏旺，冲气夹肝气上逆，气火循经上扰清窍，而发为头晕。故治以滋阴养血、平肝潜阳，方选杞菊地黄丸加味。方中六味地黄汤养阴泻火；菊花、枸杞子补肾养血，清肝明目；茯苓、泽泻健脾益气，且利水渗湿；酸枣仁养血宁心安神；川牛膝活血调经，利水消肿，且能引血下行；陈皮行气化痰；制龟甲滋阴潜阳；甘草调和诸药，为佐使药。此外，经行头晕的患者还应保持良好的情绪，生活规律，保证充足的睡眠，适当运动，避免辛辣刺激、肥甘厚味之品。

12. 经行感冒

尹某，女，45 岁。初诊时间 2012 年 9 月 14 日。

主诉：经前易感冒 2 年。

初诊：患者近 2 年每值经前 3 ~ 4 天寒热往来，胸胁苦满，心烦欲呕，头痛鼻塞，微恶风寒，不欲饮食，便秘。既往月经 4/23 ~ 25 天，量中，色红，有血块。经前乳胀，小腹胀。LMP：2012 年 9 月 8 日，量、色、质同前，伴随症状同前，7 天净。近 10 余天，眠差易醒，纳可，小便调，大便干，1 ~ 2 日 1 行。舌暗红，苔少，脉沉细。$G_2P_1L_1A_1$。

中医诊断：经行感冒。

西医诊断：经前期综合征。

辨证分型：邪犯少阳兼气阴两虚证。

治法：补气养阴，和解少阳。

处方：柴胡9g，黄芩9g，清半夏9g，防风6g，生黄芪15g，黄精12g，党参30g，沙参18g，麦冬12g，生地黄12g，白芍9g，酒萸肉12g，丹皮9g，茯苓12g，五味子12g，远志12g，柏子仁12g，酸枣仁30g，炒川断18g，制龟甲12g（先煎），炙甘草6g。12剂，水煎服，日1剂。

二诊（2012年9月28日）：睡眠改善，纳可，小便调，大便干，1～2日1行。白带正常。舌暗红，苔少，脉沉细。

处方：上方去五味子，生黄芪改为30g，黄芩改为12g，加酒大黄9g，肉苁蓉12g。12剂，水煎服，日1剂。

三诊（2012年10月12日）：LMP：2012年10月6日，量中，色鲜红，有少量血块，经行无不适，4天净。纳可，眠欠佳，小便调，大便干，1～2日1行。白带正常。舌暗红，苔少，脉沉细。

处方：2012年9月14日方，加夜交藤30g，钩藤30g（后下），生牡蛎30g（先煎）。10剂，水煎服，日1剂。

四诊（2012年11月11日）：LMP：2012年11月4，量中，色红，无经前感冒症状，5天净。纳可，眠欠佳，小便调，大便略干。白带正常。舌暗红，苔少，脉沉细。

处方：上方加肉苁蓉12g。7剂，水煎服，日1剂。

按：经行感冒的病机特点为正虚邪恋。患者素体禀赋不足且胎产2次，耗伤正气，肺脾气虚，卫外不固，加之经行之时阴血下注于胞宫，营卫化源不足而致腠理疏松，外邪乘虚而入少阳经，故出现寒热往来，心烦欲呕，头痛鼻塞，微恶风寒，不欲饮食等感冒症状。正所谓"邪之所凑，其气必虚"，"风者，百病之长也"。

本病性质属本虚标实，表里同病，故治疗大法为扶正祛邪，表里同治。具体而言，扶正以益气养阴、调理冲任为主，祛邪以祛风解表、和解少阳为主。刘教授选用经验方调经2号方合小柴胡汤加减。调经2号方补气养阴，方中黄精补气养阴，健脾益肾；党参、茯苓健脾益气；沙参、麦冬、生地黄养阴生津，清心除烦；白芍、酒萸肉、五味子滋阴养血。小柴胡汤和解少阳，黄芪补中气益肺气；防风走表祛风邪，且"黄芪得防风而功愈大"，二者固表实卫；远志、酸枣仁、柏子仁养心安神；龟甲滋补肝肾，养心安神；炙甘草调和诸药，为使药。

带下病医案

带下病是以带下量明显增多或减少，色、质、气味发生异常为主症，并伴有局部或全身症状为特征的疾病。带下有广义和狭义之分。广义者，泛指经、带、胎、产等妇科疾病，因其多发生在带脉以下，故以此称；狭义者，又有生理和病理之分。生理性带下属于妇女体内的一种阴液，是由胞宫渗润于阴道的色白或透明，无特殊气味的黏液，其量不多。带下量明显增多者称为带下过多，带下量明显减少者称为带下过少，临床上以前者较为多见，严重者影响女性的正常生活。带下一词，首见于《素问·骨空论》："任脉为病……女子带下瘕聚。"狭义带下病的病机早在《黄帝内经》中已指出是"任脉为病"。作为一个独立的病，在《诸病源候论》始有记载。《沈氏女科辑要笺正·带下》对其临床表现作了较为具体的描述："如其太多，或五色稠杂及腥秽者，斯为病候。"带下属阴液，与阴液关系最大的是肾、脾。《素问·逆调论》曰："肾者水脏，主津液。"《景岳全书·妇人规》："盖白带……精之余也。"指出生理性带下，由肾精所化。又脾主运化，行精液，布精微，脾气健运，传输津液各走其道，其渗灌于前阴空窍，与精之余和合而为带下。刘瑞芬教授认为带下病的治疗分为外治和内治。常用的外治法包括：坐浴、外阴及阴道冲洗、阴道纳药等。内治一般治脾宜运、宜升、宜燥；治肾宜补、宜固、宜涩；湿热和热毒宜清、宣利。外治法、内治法结合治疗带下病，能明显提高临床疗效。

1. 赤白带

路某，女，33 岁。初诊时间 2011 年 3 月 19 日。

主诉：白带夹有血丝 5 年。

初诊：患者近 5 年白带夹有血丝，暗褐色，PV：外阴：（－），阴道（－），宫颈光滑，宫体前位，大小正常，附件未触及异常。既往月经 8 ~ 10/28 ~ 30 天，量中，色红，经前乳胀。LMP：2011 年 2 月 22 日，量、色可，9 天净。平素急躁易怒，胸闷气短。纳可，眠一般，二便调。舌暗红，苔白，脉沉细。$G_4P_1L_1A_3$。TCT（2011 年 2 月）：未见上皮内病变及恶性细胞。

中医诊断：带下病；经期延长。

西医诊断：慢性宫颈炎。

辨证分型：脾虚肝旺证。

治法：抑肝扶脾，固冲摄血。

处方：薏苡仁 18g，茯苓 18g，柴胡 12g，丹皮 12g，黄柏 9g，芡实 12g，川断 18g，酒萸肉 12g，益母草 15g，茜草 12g，海螵蛸 18g，连翘 12g，女贞子 15g，墨旱莲 18g，炙甘草 6g。6 剂，水煎服，日 1 剂。

二诊（2011 年 5 月 4 日）：服药后，未再出现白带夹血丝。LMP：2011 年 4 月 24 日，量中，色红，有血块，经行无不适，6 天净。现偶有胸闷气短、纳、眠尚可，尿频，大便调。舌暗红，苔白，脉沉细。

处方：上方加桔梗 9g，川牛膝 12g。6 剂，水煎服，日 1 剂。

按：患者素性肝经火旺，急躁易怒，木旺乘土，湿热之邪乘虚入侵，脾虚气不摄血，胞络之血并于带下。《傅青主女科》说："妇人忧思伤脾，又加郁怒伤肝，于是肝经之郁火内炽，下克脾土，脾土不能运化，致湿热之气蕴结于带脉之间，而肝不藏血，亦渗于带脉之内，湿热之气，与血俱下，所以似血非血之形象，现于其色。"刘教授选用易黄汤合固冲汤，方中黄柏为君药，清热利湿，补益肝肾；薏苡仁、茯苓健脾益气，利水渗湿为臣药；川断温肾助阳，芡实固涩止带，连翘清热除烦，女贞子、墨旱莲、酒萸肉滋补肝肾阴血，丹皮、柴胡舒肝清热，茜草、海螵蛸收敛止血，固精止带，益母草活血调经利水，以上诸药，共为佐药；炙甘草调和诸药，为使药。

2. 阴痒一

于某，女，29 岁。初诊时间 2016 年 9 月 22 日。

主诉：阴痒 1 周。

初诊：近 1 周阴痒难忍，白带量多，色黄，呈豆渣样。近 1 年反复经期前后阴痒，曾用洁尔阴外洗，盐酸特比萘芬阴道泡腾片阴道纳药，效可，停药后复发。既往月经规律，LMP：2016 年 9 月 8 日，7 天净，量中，色红，经行无不适。小便调，大便黏腻不爽。舌淡红，苔黄腻，脉濡数。今日查白带常规示：PH > 4.5，霉菌（＋），余正常。妇科检查：外阴发育正常；阴道通畅，见大量黄色分泌物，呈豆渣样；宫颈 I 度糜烂，无触血；宫体前位，大小正常，活动可，无压痛；双附件（－）。TCT（2016 年 6 月）：NILM。

中医诊断：阴痒。

西医诊断：霉菌性阴道炎。

辨证分型：湿热下注。

治法：清热利湿。

处方：①黄柏12g，山药12g，车前子12g（包煎），茯苓12g，白术12g，薏苡仁18g，炒白果9g，白芷12g，川楝子12g，丹皮12g，柴胡12g，炙甘草6g。14剂，水煎服，日1剂。嘱其少食辛辣油腻之品，饮食宜清淡。②苦参30g，黄柏15g，蛇床子30g，枯矾12g，白鲜皮30g，木槿皮15g，土茯苓30g，冰片2g（后下），白花蛇舌草18g，川椒15g，乌梅15g。7剂，水煎外洗，日1剂，每日1次，坐浴30分钟。③米可定阴道泡腾片，1片，中药坐浴后阴道纳药，每晚1次，连用7日。

二诊（2016年10月6日）：用药后，阴痒消失，白带量减少。上方，于经净后继用1个疗程。

随访半年，未复发。

按：霉菌性阴道炎是妇科临床常见疾病，属于中医"阴痒""带下病"范畴。辨证多为湿热下注，治疗则应清热利湿。中药内服外洗，标本兼治，内外兼施，结合西药米可定阴道泡腾片，不仅疗效满意，且复发率低。口服方用加减易黄汤。方中黄柏、山药为君药，清热利湿，补益肝肾；车前子清热利湿，茯苓、白术、薏苡仁健脾利湿，为臣药；炒白果、白芷收涩燥湿止带；川楝子行气止痛；丹皮清热凉血；柴胡疏肝理气，皆为佐药；炙甘草调和诸药为使。外洗方中苦参、黄柏为君药，清热燥湿；蛇床子、枯矾、白鲜皮、木槿皮共为臣药，除湿杀虫止痒；佐以冰片清热止痛，乌梅敛阴生津，川椒温中止痛，杀虫止痒，且防诸药寒凉太过。睡前外洗坐浴后，米可定阴道泡腾片阴道纳药，药效直指病所。

3. 阴痒二

赵某，女，30岁。初诊时间2016年7月13日。

主诉：阴痒5天。

初诊：近 1 年反复阴痒，曾于外院诊断为滴虫性阴道炎，予甲硝唑片阴道纳药，效可，停药则反复。近 5 天阴痒，白带量多，色黄，有异味，自行用洁尔阴外洗，无效。平素月经规律，LMP：2016 年 7 月 3 日，5 天净，量中，色红，无血块，经行无不适。小便调，大便黏腻不爽。舌红，苔薄黄，脉滑。今日妇科检查示：外阴充血；阴道通畅，见大量黄绿色稀薄分泌物；宫颈光滑，无举痛；宫体前位，大小正常，活动可，无压痛；双附件（－）。今日查白带常规示：滴虫（＋）。

中医诊断：阴痒。

西医诊断：滴虫性阴道炎。

辨证分型：湿热下注。

治法：清热利湿，杀虫止痒。

处方：①黄柏 9g，山药 12g，薏苡仁 30g，白术 15g，苍术 12g，炒白果 9g，党参 15g，茯苓 12g，白芷 12g，川楝子 12g，柴胡 12g，炙甘草 6g。14 剂，水煎服，日 1 剂。嘱其少食辛辣油腻之品，饮食宜清淡。②苦参 30g，百部 30g，地肤子 15g，黄柏 15g，蛇床子 30g，枯矾 12g，白鲜皮 30g，木槿皮 15g，土茯苓 30g，白花蛇舌草 18g，乌梅 15g。10 剂，水煎外洗，日 1 剂。③甲硝唑 1 片，阴道纳药，每晚 1 次，共 7 日。

二诊（2016 年 7 月 28 日）：用药后，阴痒消失，白带正常。复查白带常规示：滴虫（－）。

按：阴道炎属"阴痒""带下病"范畴。其发生系脾虚生湿，湿热下注，湿蕴生虫或外阴不洁，邪毒内侵，虫蚀阴中所致。治疗以"清热利湿，杀虫止痒"为原则，中药内服外用相结合，不仅可改善整体症状，且使药效直指病所。内服方在易黄汤基础上加入健脾利湿之品，使脾健湿自除，加强利湿的作用。外洗方清热燥湿，杀虫止痒。外洗坐浴半小时后，甲硝唑片阴道纳药。中药内外合用，不仅杀虫止痒，且不易复发。

4. 阴痒三

朱某，女，54 岁。初诊时间 2015 年 5 月 12 日。

主诉：外阴瘙痒渐重 2 年余。

初诊：绝经 5 年，近 2 年外阴瘙痒难忍，逐渐加重，入夜尤甚。白带量少，阴中干涩，眼目昏花，腰膝酸软，口咽干燥，时盗汗。舌红，苔少，脉沉细数。白带常规正常。支原体、衣原体检测均为阴性。妇科检查：外阴萎缩，大阴唇内侧及小阴唇颜色减退，呈灰白色，弹性差，阴道分泌物极少。余未查。

中医诊断：阴痒。

西医诊断：外阴硬化性苔藓。

辨证分型：肝肾阴虚兼血虚风燥证。

治法：补益肝肾，养血祛风止痒。

处方：①生地黄 18g，知母 12g，黄柏 12g，女贞子 15g，熟地黄 18g，墨旱莲 12g，当归 15g，白芍 15g，川芎 12g，制首乌 15g，淫羊藿 12g，荆芥 12g，防风 12g，白蒺藜 12g，丹皮 12g，生甘草 6g。21 剂，水煎服，日 1 剂。嘱其少食辛辣油腻之品，饮食宜清淡。②蛇床子 30g，苦参 15g，当归 15g，川椒 12g，乌梅 18g，鹿衔草 18g，淫羊藿 18g，制首乌 18g，白鲜皮 30g，木槿皮 15g，丹参 18g。21 剂，水煎外洗，日 1 剂。熏洗、坐浴 30 分钟。

二诊（2015 年 6 月 5 日）：阴痒缓解，阴道干涩减轻。

处方：上方继用 3 个月。

3 个月后复诊，阴痒无反复。

按：该患者为老年人，就诊时白带常规、支原体、衣原体均为阴性，可排除阴道炎引起的阴痒。患者年老体虚，阴精不足，无以濡养外阴局部皮肤组织，故阴痒；夜间阴气使，故夜间加重。带下本为肾之阴精所化，带下量少，可见肾中阴精亏虚。肝开窍于目，肝血亏虚则眼目昏花。腰为肾之府，肾主骨，在液为唾，口干咽燥、腰膝酸软、时盗汗均为肾阴不足的表现。肝肾阴虚日久，无以化精血，血虚则内风作祟。继参舌脉，该患者为肝肾阴虚兼血虚风燥证。方中生地黄、熟地黄、制何首乌补肾填精，女贞子、墨旱莲滋补肾阴，当归、白芍养肝血，使阴血充足，则外阴局部皮肤得以濡养。《医学入门》中淫羊藿"补肾虚，助阳"，淫羊藿温补肾阳，意为阳中求阴，泉源不绝，增强补阴之力。知母、黄柏滋阴清热。荆芥、防风、白蒺藜祛风止痒。生黄芪既可补气以助正气驱邪，又可走表而生肌；丹皮、川芎凉血活血行气，使整方补而不滞。诸药补益肝肾，养血祛风，标本同治，正中病机。同时自拟外洗方局部外洗，内外兼施，疗效显著。

妊娠病医案

妊娠期间，发生与妊娠有关的疾病，称为妊娠病，又称"胎前病"。致病因素有外感六淫，情志内伤，房事不节，劳役过度，跌仆闪挫及素体虚弱，或阴阳气血的偏胜偏虚等。妊娠期母体内环境的改变正如《沈氏女科辑要》云："妊娠病源有三大纲：一曰阴亏；二曰气滞；三曰痰饮。"内因和外因相结合，影响脏腑、气血、冲任、胞宫、胞脉、胞络或胎元，导致妊娠病的发生。妊娠病的治疗原则：以胎元的正常与否为前提。胎元正常者，宜治病与安胎并举，如因母病而致胎不安者，重在治病，病去则胎自安；若因胎不安而致母病者，重在安胎，胎安则病自愈。安胎之法，以补肾健脾、调理气血为主，补肾为固胎之本，健脾为益血之源，理气以通调气机，理血以养血为主或佐以清热，使脾肾健旺，气血和调，本固血充，则胎可安。若胎元不正，胎堕难留，或胎死不下，或孕妇有病不宜继续妊娠者，则宜从速下胎益母。妊娠期用药原则：凡峻下、滑利、祛瘀、破血、耗气、散气以及一切有毒药品，都应慎用或禁用。如病情确实需要，亦可适当选用，但应严格掌握剂量，"衰其大半而止"，以免动胎伤胎。

1. 胎动不安

常某，女，40岁。初诊时间2016年3月30日。

主诉：停经38天，阴道少量流血1天。

初诊：患者既往月经规律，4～5/28～29天，量中，色暗红，有血块。偶经前小腹坠痛、乳胀、烦躁。LMP：2016年2月21日，量、色、质同前。白带量、色、质正常。$G_2P_1P_1A_1$（本周期未避孕）。2016年3月28日自测尿HCG（＋）。今晨见少量褐色分泌物，伴轻微小腹坠痛、腰酸。纳、眠可，二便调。舌暗红，苔薄白，脉细滑。检查B超示：早孕（符合5孕周）

中医诊断：胎动不安。

西医诊断：先兆流产。

辨证分型：肾虚型。

治法：补益肾气，固冲安胎。

处方：①菟丝子18g，盐续断18g，桑寄生15g，盐杜仲12g，枸杞子12g，炒山药18g，党参30g，炙黄芪30g，炒白术12g，茯苓12g，炒白芍15g，黄芩12g，麦冬12g，木香9g，砂仁9g（后下），柏子仁12g，百合12g，苎麻根15g，墨旱莲18g，炙甘草6g。7剂，水煎服，日1剂。②地屈孕酮，10mg，每日2次，口服。③查早孕三项、B超。

二诊（2016年4月7日）：现无阴道流血，无腹痛，偶腰酸。纳、眠可，二便调。舌暗红，苔薄白，脉细滑。查早孕三项示：E_2 306.40pg/mL，P 32.17ng/mL，β-HCG 50612.21mIU/mL。

处方：①上方去苎麻根、墨旱莲。7剂，水煎服，日1剂。②停用地屈孕酮。③1周后复查。

三诊（2016年4月25日）：现停经64天，无腹坠痛、腰酸。今日检查B超示：早孕（符合8孕周），未探及胎芽及胎心搏动。纳、眠可，二便调。舌暗红，苔薄白，脉沉细。诊断为胎停。建议清宫术。

四诊（2016年6月6日）：患者清宫术后1个月余。LMP：2016年6月1日，量中，色红，无血块。纳、眠可，二便调。舌暗红，苔薄白，脉沉细。2016年6月4日检查B超示：子宫肌瘤。2016年6月4日查性激素六项示：FSH 4.79mIU/mL，LH 3.85mIU/mL，PRL 15.57ng/mL，E_2 71.62pg/mL，P 0.428ng/mL，T 0.24ng/mL。

处方：①党参30g，炙黄芪30g，当归12g，紫石英30g（先煎），熟地黄15g，白芍12g，桑椹18g，茯苓12g，炒白术12g，淫羊藿18g，续断18g，香附15g，柴胡12g，川芎12g，红花12g，丹参18g，陈皮12g，木香12g，砂仁12g（后下），丹皮12g，莲子心12g，麦冬12g，鹿角胶6g(烊化)，阿胶10g(烊化)，连翘12g，龟甲胶6g（烊化），炒山药30g，石斛12g，莪术9g，炒谷芽9g，炒稻芽9g，炙甘草6g。14剂，水煎服，日1剂。②查甲状腺功能＋生殖抗体。③查ABO血型抗体。④配偶查精液常规。

五诊（2016年6月20日）：LMP：2016年6月1日。纳、眠可，二便调。舌暗红，苔薄白，脉沉细。2016年6月15日查血：FT_3 3.82pmol/L，FT4 12.05pmol/L，TSH 2.165μIU/mL，抗心磷脂抗体、抗核抗体（－），血型：女方O型Rh（＋），男方AB型Rh（＋）；IgG抗A效价512，IgG抗B效价1024。2016年6月10日男方精液常规：液化时间：30分钟，密度20.50×10^6/mL，PR＋NP 23.40，PR 19.00，精子总数：36.90×10^6个/L。补充诊断：ABO血型不合。

处方：上方去龟甲胶、阿胶，加黄芩 12g，茵陈 12g，酒大黄 9g，生薏苡仁 30g。14 剂，水煎服，日 1 剂。

六诊（2016 年 7 月 3 日）：LMP：2016 年 6 月 28 日，量偏少，色红，无血块。纳眠可，二便调。舌暗红，苔薄白，脉沉细。2016 年 6 月 15 日总抗心磷脂抗体（±），IgM 型抗心磷脂抗体（±）。

处方：上方丹参改为 30g，莪术改为 12g，加徐长卿 12g，赤小豆 30g，玫瑰花 12g。14 剂，水煎服，日 1 剂。

七诊（2016 年 7 月 24 日）：服药平妥。纳、眠可，二便调。舌暗红，苔薄白，脉沉细。

处方：①上方去熟地黄，酒大黄改为 6g，加阿胶 10g（烊化），龟甲胶 6g（烊化）。14 剂，水煎服，日 1 剂，非经期服用。②经期：桂枝茯苓胶囊。

八诊（2016 年 8 月 8 日）：LMP：2016 年 7 月 26 日。纳、眠可，二便调。舌暗红，苔薄白，脉沉细。

处方：上方去紫石英。14 剂，水煎服，日 1 剂。

九诊（2016 年 8 月 29 日）：LMP：2016 年 8 月 25 日。纳、眠可，二便调。舌暗红，苔薄白，脉沉细。

处方：上方去石斛，加泽兰 12g。14 剂，水煎服，日 1 剂。

十诊（2016 年 9 月 19 日）：现无不适。纳、眠可，二便调。舌暗红，苔薄白，脉沉细。2016 年 9 月 18 日查血：IgG 抗 A 效价 128，IgG 抗 B 效价 256。

处方：菟丝子 18g，盐续断 18g，桑寄生 15g，盐杜仲 12g，枸杞子 12g，炒山药 18g，党参 30g，炙黄芪 30g，炒白术 12g，茯苓 12g，炒白芍 15g，黄芩 12g，麦冬 12g，木香 9g，砂仁 9g（后下），柏子仁 12g，百合 12g，阿胶 10g（烊化），当归 9g，柴胡 6g，红小豆 30g，炙甘草 6g。8 剂，水煎服，日 1 剂。

十一诊（2016 年 9 月 26 日）：今晨自测尿 HCG（＋），无腰酸及腹痛，无阴道流血。纳、眠可，二便调。舌暗红，苔薄白，脉细滑。查早孕三项示：E_2 210pg/mL，P 24.3ng/m，β-HCG 368mIU/mL。

处方：①上方去当归、柴胡、红小豆，加茵陈 12g，栀子 9g。7 剂，水煎服，日 1 剂。②黄体酮注射液 20mg，肌内注射，每日 1 次。

十二诊（2016 年 10 月 4 日）：现停经 41 天，今晨少量咖啡色分泌物，无腹痛。纳、眠可，二便调。舌暗红，苔薄白，脉细滑。今日查血：P 31.2ng/mL，β-HCG 3648mIU/mL。检查 B 超示：宫内早孕，符合 5 孕周，收入院保胎治疗。入院后继以上方加减治疗，黄体酮肌内注射，3 个月后检查 B 超示胎儿正常，出院。

按： 刘教授初以加味补肾安胎方补肾益气，固冲安胎。二诊时患者无阴道流血，无腹痛，未按时来诊。51 天时胚胎停育，遂行清宫术。四诊时患者处于清宫术后 1 个月余，采用益气养血，补肾活血之法以调理冲任气血。五诊时诊断为 ABO 血型不合，刘教授认为此病因多为湿热，蕴阻胞胎，导致胎元不固，在前方的基础上加茵陈、大黄、黄芩以清热利湿，加薏苡仁利水渗湿。现代研究表明，茵陈具有抑制免疫性抗体的作用，配合黄芩、大黄、甘草起到抑制抗 A（B）抗体，降低抗体效价，减少溶血现象对胎儿的影响，以维持正常妊娠的作用。六诊时抗心磷脂抗体（±），加大丹参、莪术用量，配以徐长卿、玫瑰花、赤小豆，以活血化瘀，从而降低免疫抗体效价。十诊时查血：IgG 抗 A 效价 128，IgG 抗 B 效价 256，后期继续采用中药人工周期疗法以调经助孕。孕后积极予以保胎治疗。

2. 胎漏

刘某，女，31 岁。初诊时间 2013 年 8 月 26 日。

主诉：停经 26 周，阴道少量流血 1 个月。

初诊：自述孕 26 周，近 1 个月无明显原因及诱因出现阴道少量流血，淋漓不尽，量少，色红，无腹痛。2013 年 8 月 1 日于齐鲁医院行妇科检查，TCT 均正常，检查 B 超示：胎儿发育正常，符合 23⁺⁴ 孕周，胎盘位置正常。胎心率 142 次 / 分。纳眠可，二便调。无宫缩。舌淡红，苔薄白，脉沉细。

中医诊断：胎漏。

西医诊断：先兆流产；中期妊娠。

辨证分型：肾虚证。

治法：补肾健脾，益气安胎。

处方：菟丝子 15g，续断 18g，桑寄生 15g，枸杞子 12g，杜仲 12g，党参 18g，炒白术 12g，炒白芍 18g，黄芩 9g，麦冬 12g，砂仁 9g（后下），苎麻根 18g，莲房炭 15g，墨旱莲 18g，香附 12g，炙黄芪 18g，炙甘草 6g。7 剂，水煎服，日 1 剂。

二诊（2013 年 9 月 2 日）：服药后阴道流血明显减少，偶见少量咖啡色分泌物。纳、眠可，二便调。舌淡红，苔薄白，脉沉细。

处方：上方苎麻根改为 30g。7 剂，水煎服，日 1 剂。

三诊（2013 年 9 月 9 日）：现阴道流血已止 3 天，无腰酸腹痛。纳、眠可，二便调。

处方：固肾安胎丸 6g，每日 3 次，口服，继服 3 日。

按：患者以肾虚为主，兼有脾虚，治以益肾安胎为主，佐以健脾益气。方用补肾安胎方加减。方中菟丝子、续断为君药，补肾益精，固摄冲任，肾旺自能荫胎。桑寄生、盐杜仲补肝肾，固冲任，使胎气健旺；枸杞子、炒山药补肾滋阴；党参、炙黄芪、炒白术、茯苓补气健脾，是以后天养先天，诸药为臣。炒白芍养血柔肝缓急，可预防子宫收缩；黄芩、麦冬滋阴清热安胎；香附理气安胎；莲房炭、墨旱莲清热凉血，止血安胎；砂仁理气和胃，皆为佐药。炙甘草为使，调和诸药。

3. 滑胎

牛某，女，29岁。初诊时间2003年8月30日。

主诉：自然流产3次，计划妊娠。

初诊：既往月经：4/30～35天，量中，色可，有血块，经行小腹隐痛，四肢不温。LMP：2003年8月13日（周期32天），5天净，量、色、质同前。带下正常。$G_5P_1L_1A_4$，未避孕。2000年于孕40天人工流产1次，2001年5月自然流产1次，2002年4月于孕40余天自然流产1次，2003年1月孕40余天自然流产1次。现平素全身乏力，易困倦，腰酸。纳可，眠差，眠浅易醒，二便调。舌淡，苔白，脉沉细。

中医诊断：滑胎。

西医诊断：复发性流产。

辨证分型：肾虚血亏证。

治法：补肾益精，养血调经。

处方：紫石英60g（先煎），淫羊藿18g，枸杞子12g，熟地黄18g，当归12g，续断30g，菟丝子18g，山药18g，茯苓15g，柴胡12g，醋香附12g，川牛膝15g，红花12g，丹皮12g，黄芩12g，麦冬12g，木香12g，陈皮12g，炒谷芽12g，炒稻芽12g，炒枣仁30g，炙甘草6g。7剂，水煎服，日1剂。

二诊（2003年9月7日）：现仍全身乏力，腰酸，四肢不温。LMP：2003年8月13日（周期32天）。带下量可。纳可，眠差，但较前改善，二便调。舌淡红，苔薄白，脉沉细。

处方：上方加炙黄芪30g。7剂，水煎服，日1剂。

三诊（2003年9月14日）：LMP：2003年8月13日（周期32天）。现月经周期第29天。带下量可。现乏力较前减轻。纳可，眠差，但较前改善，二便调。舌淡红，苔薄白，脉沉细。

处方：①上方 7 剂继服。②经期：肉桂 6g，赤芍 9g，桃仁 12g，丹皮 9g，茯苓 12g，川牛膝 18g，当归 12g，红花 12g，香附 12g，柴胡 12g，泽兰 12g，王不留行 12g，炙甘草 6g。7 剂，水煎服，日 1 剂。

四诊（2003 年 11 月 12 日）：现停经 44 天，腹痛腰酸 2 天，阴道少量流血 1 天。10 月 28 日自测尿 HCG（+），11 月 4 日于我院就诊，给予寿胎丸加减，黄体酮 20mg，肌内注射，每日 1 次。早孕三项：E_2 306pmol/L，P 22.67nmol/L，β-HCG 1652U/L。11 月 12 日妇科彩超示：多发性子宫肌瘤合并早孕（符合 5^+ 孕周）。11 月 12 日无明显诱因出现阴道少量流血，色暗，时感小腹胀痛，腰酸。LMP：2003 年 9 月 30 日，量、色、质同前。现小腹胀痛，腰酸，阴道少量流血，无血块，色暗，恶心，干呕。眠差，纳可，二便调。舌淡红，苔薄白，脉细滑。

处方：①桑寄生 30g，菟丝子 30g，炒续断 18g，炒杜仲 18g，炒白术 15g，党参 30g，黄芩 9g，苎麻根 30g，白芍 18g，莲子心 6g，山药 15g，炙甘草 12g。7 剂，日 1 剂，水煎服。②黄体酮继用。

五诊（2003 年 11 月 19 日）：现仍感腰酸，无腹痛，阴道少量褐色分泌物。眠欠佳，纳可，二便调。舌淡红，苔薄白，脉细滑。今日查彩超示：宫体前壁探及 2.7cm×2.4cm，4.5cm×3.9cm，1.2cm×1.4cm 突向浆膜层非均质性光团，妊娠囊 1.7cm×1.8cm，胎心搏动未探及。

处方：①上方加砂仁 6g（后下）、阿胶 10g（烊化）、莲房炭 12g、煅牡蛎 18g（先煎）。7 剂，水煎服，日 1 剂。②维生素 E 胶丸 100mg，每日 2 次，口服。③黄体酮注射液 20mg，肌内注射，每日 1 次。

六诊（2003 年 11 月 25 日）：一般情况可，无恶心呕吐，阴道少量褐色分泌物。眠差，多梦，纳可，二便调。舌淡，苔红，脉沉细。基础体温37℃。

处方：①上方加炒白芍18g，椿根白皮12g，枸杞子12g。7剂，水煎服，日1剂。②余治疗方案同前。

七诊（2003年12月2日）：停经63天，神志清，精神可，无恶心呕吐，阴道仍有少量褐色分泌物。纳、眠可，二便调。舌淡，苔红，脉沉细。

处方：①上方加仙鹤草18g。7剂，水煎服，日1剂。②余治疗方案同前。

八诊（2003年12月9日）：停经70天，晨起恶心，无呕吐，阴道少量褐色分泌物，腰酸，无腹痛。纳可，眠差，二便调。舌淡，苔红，脉沉细。BBT 37℃。

处方：①上方加黄芩炭9g，生地黄炭15g。7剂，水煎服，日1剂。②与治疗方案同前。

九诊（2003年12月16日）：停经77天，晨起恶心，无呕吐。阴道无褐色分泌物，腰痛不适，无腹痛。纳可，眠差，二便调。舌淡，苔红，脉沉细。BBT 37℃。2003年12月3日妇科彩超：多发性子宫肌瘤合并早孕（符合7.7周），探及胎心搏动。

处方：上方加香附9g。7剂，水煎服，日1剂。

十诊（2003年12月23日）：停经84天，晨起恶心，无呕吐。阴道无褐色分泌物，腰酸不适。纳可，眠差，二便调。舌淡，苔红，脉沉细。BBT 37℃。

处方：上方去熟地黄、黄芩炭、生地黄炭。7剂，水煎服，日1剂。

十一诊（2003年12月30日）：停经91天，晨起恶心，无呕吐，阴道无褐色分泌物，无腰酸及腹痛。纳可，眠差，二便调。舌淡，苔红，脉沉细。BBT 37℃。

处方：上方去黄连、苎麻根、仙鹤草，加柏子仁 12g。7 剂，水煎服，日 1 剂。

按：患者禀素肾气不足，曾 4 次流产，加之房事不节，损伤肾气，肾虚冲任不固，胎失所系，而致滑胎；肾虚腰失所养，因而腰酸、全身乏力、四肢不温。遂予调经 1 号方补肾益精，养血调经。经期予新桂枝茯苓丸加味方活血化瘀，行气消癥。后患者孕期出现阴道少量流血，乃肾虚冲任不固，无力系胎，故使屡有堕胎。患者以肾虚为主，兼有脾虚，治以益肾安胎为主，佐以健脾益气。方用补肾安胎方加减。五诊时因患者仍阴道少量流血，遂加入莲房炭、煅牡蛎清热止血，阿胶补血止血，砂仁行气安胎。六诊加炒白芍，合炙甘草缓急止痛，枸杞子滋阴补肾，椿根白皮清热燥湿止血。七诊加仙鹤草收敛止血。八诊加黄芩炭、生地黄炭清热止血。九诊加香附理气安胎。十诊因患者无阴道流血，遂去熟地黄、黄芩炭、生地黄炭。十一诊去黄连、苎麻根、仙鹤草，加柏子仁养心安神。

4. 妊娠恶阻

刘某，女，35 岁。初诊时间 2004 年 8 月 31 日。

主诉：停经 37 天，恶心呕吐 7 天，加重 3 天。

初诊：既往月经：4 ～ 5/30 天，量中，色暗红，无血块，无经行腹痛。LMP：2004 年 7 月 24 日，量、色、质同前。停经 30 天时出现恶心、呕吐，日数次，呕吐物为胃内容物。近 3 天呕吐加重，进食即吐，每日下午较上午更重，伴头晕、心慌、乏力。现感乏力，口渴，恶心，呕吐，无腹痛，无阴道流血。近 1 日小便量少、色黄，眠可，大便调。舌淡红，苔少干，脉细滑。G_4A_4，1989 年早孕 40$^+$ 天人工流产 1 次；1994 年早孕 3$^+$ 月因"妊娠剧吐"行人工流产 1 次；1995 年孕 2 个月再次因"妊娠剧吐"行人工流产 1 次；2001 年孕 2$^+$ 月自然流产 1 次。妇科检查为避免刺激未查，尿 HCG（＋），尿常规：酮体（＋）。

中医诊断：妊娠恶阻。

西医诊断：妊娠剧吐。

辨证分型：气阴两虚证。

治法：益气养阴，健胃和中，降逆止呕。

处方：木香 12g，砂仁 9g（后下），党参 15g，姜半夏 12g，茯苓 12g，炒白术 12g，麦冬 12g，生地黄 12g，竹茹 12g，苏梗 12g，陈皮 9g，白芍 15g，甘草 6g。7 剂，水煎服，日 1 剂。

二诊（2004 年 9 月 6 日）：现停经 44 天，恶心、呕吐减轻，无腹痛及阴道流血。纳眠欠佳，二便调。舌淡红，苔少干，脉细滑。尿常规：酮体（－）。

处方：上方继用。7 剂，水煎服，日 1 剂。

三诊（2004 年 9 月 13 日）：现停经 51 天，仍恶心、呕吐，上午较轻，下午较重，呕吐物一般为痰涎。饥饿、大便未解时胃部不适，发胀。呕吐重时，阴道有咖啡色分泌物。无小腹疼痛，无肛门坠胀。舌淡红，苔少干，脉细滑。检查 B 超示：早孕，符合 7^+ 孕周，探及胎芽及胎心搏动。

处方：上方继用，去党参、姜半夏，加菟丝子 15g，苎麻根 12g，黄连 6g，生姜 3 片。3 剂，水煎服，日 1 剂。

四诊（2004 年 9 月 16 日）：现停经 54 天，仍恶心、呕吐，但较前减轻，能进食物，食后未吐。今日阴道无咖啡色分泌物，无小腹疼痛。眠可，二便调。舌淡红，苔少干，脉细滑。尿常规：酮体阴性。

处方：上方继用。4 剂，水煎服，日 1 剂。

五诊（2004 年 9 月 20 日）：现停经 58 天，仍恶心、呕吐，能进食物，食后未即吐。阴道无咖啡色分泌物，无小腹疼痛，无腰酸。近 2 日时有心慌，心电图未见异常。纳、眠可，二便调。舌淡红，苔少干，脉细滑。患者要求暂停中药，故停中药，嘱清淡饮食，注意休息，慎重养胎。

六诊（2004年9月29日）：现停经67天，恶心、呕吐夜间较频，无阴道流血，无腹痛腰酸。纳、眠可，二便调。舌淡红，苔少干，脉细滑。昨日尿沉渣示：酮体：阴性，钠133mmol/L，钙2.04mmol/L，总胆固醇2.93mmol/L，低密度脂蛋白1.51mmol/L，尿素氮2.02mmol/L，总胆红素23.6μmol/L，间接胆红素18.9μmol/L。检查B超示：妊娠囊6.3cm×3.2cm，头臀长3.5cm，胎心探及，符合10孕周。

处方：①补充维生素。②服芦根粥。

七诊（2004年10月6日）：现停经74天，患者恶心、呕吐明显减轻。昨日、今晨均未恶心、呕吐，无腰腹疼痛，能进饮食，不吐。纳、眠可，二便调。舌淡红，苔少干，脉细滑。

处方：①补充维生素。②继服芦根粥。

八诊（2004年10月13日）：现停经81天，精神佳，饮食可，无恶心、呕吐，睡眠可，二便调。舌淡红，苔少干，脉细滑。

处方：继服芦根粥食疗。

按：患者孕后，血聚于下以养胎元，冲气偏盛而上逆，胃气虚弱，失于和降，冲气夹胃气上逆，故呕吐不食，或食入即吐；脾胃虚弱，运化失职，因而胃脘胀闷不思饮食。中阳不振，清阳不升，则头晕、体倦。因呕吐不止，不能进食，而导致阴液亏损，精气耗散，出现精神萎靡，形体消瘦，眼眶下陷，四肢无力，口渴，尿少，舌红，苔少，脉细滑，均为气阴两虚之证。方中党参、茯苓、炒白术为君，健脾益气；木香、砂仁为臣，和胃行气止痛；半夏、陈皮化痰除湿，麦冬、生地黄、白芍养阴生津，竹茹、苏梗降逆止呕，共为佐药；甘草为使药，调和诸药。三诊见阴道有少量流血，故加菟丝子、苎麻根补肾安胎，黄连清胃热，生姜和胃降逆止呕。患者停中药后予芦根粥以清热止呕。

5. 妊娠腹痛

王某，女，28 岁。初诊时间 2017 年 3 月 31 日。

主诉：妊娠 24^{+6} 周，腹痛加重 1 周。

初诊：既往月经 2 ~ 3/28 天，量少，色暗，伴腰痛。LMP：2016 年 10 月 8 日（周期 30 天），量少，色暗，腰痛，2 天净。现妊娠 24^{+6} 周，近 1 周腰腹疼痛剧，口服固肾安胎丸后腹痛减轻。$G_2P_1L_1A_1$。现腰酸，腹胀痛，头晕，目眩，乏力.纳差，恶心，无呕吐，失眠，多梦，易醒，醒后难以入睡。手足麻木，二便调。既往有萎缩性胃炎病史。舌略红，苔白，脉沉滑。昨日于省立医院产科检查均无异常。

中医诊断：妊娠腹痛。

西医诊断：先兆流产。

辨证分型：脾肾两虚证。

治法：补肾健脾，固冲安胎，缓急止痛。

处方：香附 12g，木香 12g，茯苓 12g，苏梗 12g，当归 6g，菟丝子 15，续断 18g，枸杞子 12g，杜仲 12g，槲寄生 15g，党参 30g，炒白术 12g，炒白芍 15g，黄芩 12g，麦冬 12g，砂仁 9g，炙黄芪 30g，山药 18g，柏子仁 12g，百合 12g，炙甘草 6g。7 剂，水煎服，日 1 剂。

二诊（2017 年 4 月 22 日）：现妊娠 28 周，腰痛较前减轻。无小腹痛，无恶心呕吐，伴头晕，鼻衄，偶夜间手足麻木。现胃脘不适，纳可，眠差，多梦易醒，醒后入睡困难，二便调。舌淡红，苔薄白，脉沉细。

处方：上方加石斛 12g，菊花 12g，制黄精 12g。7 剂，水煎服，日 1 剂。

三诊（2017 年 5 月 18 日）：妊娠 31^{+5} 周，现偶腹痛，偶宫缩，服药后缓解。腰背痛，自觉心悸，乏力，汗出，手足麻木，头晕，鼻衄，口干，口苦，胃胀。纳可，失眠多梦，易醒，小便色黄，大便不爽，日1行。舌暗红，苔白，脉沉滑。

处方：①上方麦冬改为18g，加红小豆30g。7剂，水煎服，日1剂。②铁皮石斛50g，西洋参50g，代茶饮。

四诊（2017年5月27日）：孕33周。腹痛较前减轻。现觉口苦，头晕，目眩，头痛，心悸，四肢无力，偶汗出，偶宫缩，腹痛，烘热，鼻衄。纳可，失眠，小便黄，大便黏，日1行。血压90～100/50～58mmHg。舌略红，苔白腻。

处方：上方麦冬改为12g，加莲子心12g，苎麻根12g。7剂，水煎服，日1剂。

五诊（2017年6月8日）：孕34^{+5}周。现头晕，胸闷，目眩，心悸，乏力，偶汗出，服药则宫缩减轻。现仍腰背疼痛，偶有烘热。纳可，多梦，小便调，大便不成形，日2～3次。舌略红，苔白，脉沉滑。

处方：上方去苎麻根，加菊花12g。7剂，水煎服，日1剂。

六诊（2017年6月29日）：孕37^{+5}周。现头晕目眩剧，胸闷，汗出，无心悸，无腹痛，无阴道流血，胎动良好，血压103/50mmHg。胃脘胀痛，右下腹疼痛。纳差，恶心，眠一般，失眠，小便黄，大便不爽，日1行。舌略红，苔白，脉沉滑。患者4天后行剖宫产术。

处方：上方加佩兰12g。4剂，水煎服，日1剂。

七诊（2017年7月13日）：7月5日剖宫产一男婴。现剖宫产术后8天，哺乳期，乳汁充足。现自觉疲倦乏力，汗出较多，腰酸，眼花眼干，胃部不适。纳可，眠差，小便调，大便不成形。舌略红，苔白，脉沉滑。

处方：当归9g，川芎9g，党参30g，生黄芪30g，茯苓15g，炒白术 15g，枸杞子 12g，柴胡 9g，佩兰 12g，益母草 30g，薏苡仁 30g，红小豆 30g，砂仁 12g，藿香 12g，木香 12g，连翘 12g，炒山药 30g，炒白扁豆 30g，炙甘草 6g。7 剂，水煎服，日 1 剂。

　　按：妊娠腹痛病名始于隋代《诸病源候论》。该病肾虚血亏致胞脉、胞络阻滞或失养，气血运行不畅，不荣则痛。患者平素月经量少，经行伴腰痛，孕后腰痛伴腹痛，均为肾虚所致，舌脉俱为佐证。头晕、乏力多是气血两虚所致。方中菟丝子补肾益精，固摄冲任，肾气旺自能荫胎；续断、寄生补益肝肾，养血安胎；枸杞子、杜仲补肝肾，固冲安胎；党参、炒白术、茯苓、黄芪健脾益气，固冲安胎，以后天养先天；黄芩清热安胎，与炒白术相配，"黄芩、白术乃安胎妙药"；当归、白芍补血养肝；麦冬养阴生津；山药平补脾、肺、肾；柏子仁、百合养心安神；香附、木香行气止痛；苏梗理气宽中，止痛安胎；炙甘草调和诸药，也能缓急止痛。全方共奏补肾安胎之功。二诊患者鼻衄、手足麻木、胃脘不适，多是肺胃阴虚，遂加石斛益胃生津、滋阴清热，菊花平肝明目、疏风清热，加黄精补气养阴、健脾益肾。三诊患者仍腹痛，腰痛，遂上方继服；但汗出，手足麻木，考虑为阴虚，经脉失于濡养所致，遂增加麦冬用量，增强养阴生津之功；患者胃胀，大便不爽为脾虚湿盛，遂加红小豆"利小便以实大便"。患者乏力，口干，汗出，遂给予石斛、西洋参代茶饮，共奏清热生津、补气养阴之功。四诊患者服药后，腹痛较前减轻，但仍偶腹痛，遂上方继服；汗出减轻，口干消失，遂麦冬减量；患者烘热，鼻衄、口苦，小便黄，舌红，失眠，遂加莲子心清心安神，加苎麻根清热凉血止血。五诊患者鼻衄消失，遂去苎麻根；现仍头晕，目眩，烘热，遂予菊花平肝明目、疏风清热。六诊服药后，腹痛减轻，仍头晕目眩、胸闷、胃脘胀痛、大便不爽，为脾虚湿盛，遂加佩兰芳香化湿、醒脾开胃。七诊患者行剖宫产术后，多虚多瘀，故予当归、川芎补血活血行气；党参、黄芪、白术健脾益气；茯苓利水渗湿、健脾宁心；枸杞子滋补肝肾，益精明目；连翘、柴胡舒肝清热；佩兰、砂仁、藿香利湿化浊；益母草活血通经；木香健脾和胃、行气止痛；炒山药、炒白扁豆补肾健脾；炙甘草调和诸药。

产后病医案

产妇在产褥期内发生的与分娩或产褥有关的疾病，称为"产后病"。从胎盘娩出至产妇全身各器官（除乳腺外）恢复至孕前状态的一段时期，称为"产褥期"，一般为 6～8 周；产后 7 日内，称为"新产后"。产后 1 个月（弥月）为小满月，产后 3 个月（百日）为大满月。

产后病的病因病机可以概括为四个方面：一是亡血伤津；二是元气受损；三是瘀血内阻；四是外感六淫或饮食房劳所伤。总之，产后病源于气血津液虚损。其正虚邪盛，多虚多瘀是其发病特点。

产后病的诊断要注意"三审"，即先审小腹痛与不痛，以辨有无恶露停滞；次审大便通与不通，以验津液之盛衰；再审乳汁行与不行及饮食多少，以察胃气之强弱。同时，结合舌、脉及产妇体质，必要时配合妇科检查及辅助检查，进行全面的综合分析，才能做出正确的诊断。

产后病的治疗原则：应根据亡血伤津，元气受损，瘀血内阻，多虚多瘀的特点，本着"勿拘于产后，亦勿忘于产后"的原则，结合病情进行辨证论治。具体治法有补虚化瘀、益气固表、清热解毒、调理肾肝脾等。同时掌握产后用药"三禁"，即禁大汗以防亡阳，禁峻下以防亡阴，禁通利小便以防亡津液。

产后病的调护：居室宜寒温适宜，空气流通，阳光充足；衣着宜温凉合适，厚薄得当，以防受凉或中暑；饮食宜清淡，富含营养，容易消化，不宜过食生冷，辛辣，肥腻和煎炒之品；注意劳逸结合，以免耗气伤血；保持心情舒畅，以防情志致病。产后百日内不宜交合，以防房劳所伤；保持外阴清洁，以防邪毒滋生。

1. 产后身痛

王某，女，28岁。初诊时间2014年6月17日。

主诉：产后肩部手臂疼痛3个月。

初诊：自述于2014年2月份顺产一男婴，满月后因不慎受风寒肩部、手臂及手关节疼痛，曾服中药治疗，关节疼痛减轻，但双肩及手臂仍疼痛不适，体倦乏力、头晕。查风湿四项无异常。纳、眠可，二便调。月经未行，乳汁量可，时有腰痛。舌淡红，苔薄白，脉细弱。

中医诊断：产后身痛。

辨证分型：气血两虚兼有风邪。

治法：补气养血，祛风止痛。

处方：熟地黄15g，当归12g，白芍12g，川芎12g，党参30g，炙黄芪30g，茯苓12g，白术12g，羌活12g，独活12g，秦艽12g，红花12g，鸡血藤30g，延胡索18g，川断18g，炙甘草6g。5剂，水煎服，日1剂。

二诊（2014年6月22日）：服药后，肩部及手臂疼痛明显减轻。纳、眠可，二便调。舌淡红，苔薄白，脉细弱。偶腰痛。

处方：上方继用，7剂，服法同上。

三诊（2014年7月1日）：患者仍感腰痛，余无不适。纳、眠可，二便调。舌淡红，苔薄白，脉细弱。

处方：菟丝子15g，续断12g，杜仲12g，枸杞子12g，党参30g，黄芪30g，炒白术12g，茯苓12g，香附12g，当归9g，炙甘草 6g。7 剂，水煎服，日 1 剂。

按：产后身痛主要是产后营血亏虚，经脉失养或风寒湿邪乘虚而入，稽留关节、经络所致。患者产后气血不足，元气亏损，风寒之邪乘虚而入，使气血凝滞，经络阻滞或失养，而致关节疼痛。刘教授自拟八珍祛痛方治疗本病，效果明显。八珍祛痛方由《瑞竹堂经验方》的八珍汤加减而成，八珍汤（熟地黄、当归、白芍、川芎、党参代替人参、茯苓、白术、炙甘草）以补气养血；羌活、独活、秦艽祛除一身上下之风寒湿邪；红花、鸡血藤、延胡索活血祛瘀止痛；川断、秦艽又有补肝肾，强筋骨之功效。

2. 缺乳

王某，女，26 岁。初诊时间 2013 年 7 月 22 日。

主诉：产后乳汁不足 10 天。

初诊：自述于 10 天前顺产一女婴，产后乳汁量少，质稀。恶露不多，色淡红，无腹痛。现觉头晕目眩，精神疲乏。纳、眠可，二便调。舌淡红，苔薄白，脉细弱。

中医诊断：缺乳。

辨证分型：气血虚弱证。

治法：补气养血，佐以通乳。

处方：当归 12g，麦冬 12g，党参 30g，炙黄芪 30g，桔梗 12g，炒白术 12g，漏芦 12g，醋山甲 9g（先煎），炒王不留行 12g，陈皮 12g，通草 12g，熟地黄 9g，炙甘草 6g。7 剂，水煎服，日 1 剂。

二诊（2013 年 8 月 1 日）：服药后，乳汁量较前增多，仍不足。头晕目眩症状较之前减轻，但仍感乏力。纳、眠可，二便调。舌淡，苔薄白，脉细。

处方：上方加白芍 12g、川芎 6g、香附 9g。7 剂，水煎与猪蹄汤同服。服上方 21 剂后随访，乳汁充足，其余症状均消失。

按：患者产后气血虚弱，乳汁化生乏源，因而乳汁甚少或无乳可下，而发为本病。治疗以补气养血，佐以通乳之法。方中党参、黄芪补气；当归、麦冬、熟地黄养血滋阴；炒白术健脾益气；桔梗、陈皮、王不留行、漏芦、通草、醋山甲行气通乳；炙甘草调和诸药。全方补气养血，通络下乳，使气血充足，乳络通畅，则乳汁自下。

3. 子肿产后恢复期

张某，女，30岁。初诊时间2016年3月23日。

主诉：产后11天，双下肢水肿。

初诊：患者曾因"孕33周，尿蛋白（+++），血压160/100mmHg"以"重度子痫前期"于济南市中心医院收入院并当天行剖宫产术，2016年3月16日（产后4天）出院，出院血压150/100mmHg，尿蛋白（+++）。现产后11天，双下肢水肿，心中烦闷，脘腹胀满，偶感头晕，无胸闷憋喘，少许恶露，无异味，双侧乳房胀，乳汁可。口淡而腻，食欲不振，眠可，二便调。双足、小腿延及大腿上1/3见水肿，皮薄，色白而光亮，按之凹陷难起，腹壁亦可见水肿，宫底位于脐下两指。舌红，苔厚腻，脉虚数。

中医诊断：子肿产后恢复期。

西医诊断：重度子痫前期产后恢复期。

辨证分型：气血虚弱，血瘀湿盛证。

治法：补益气血，祛瘀利湿，调理阴阳。

处方：给予药膳：党参枸杞子甲鱼汤、阿胶蒸鸡蛋膏、冬瓜老鸭汤等。同时服益母草颗粒，配合清热利湿饮，药物组成：红小豆30g，生薏苡仁30g，鲜冬瓜带皮50g。水煎服，每天代茶饮。

二诊（2016年3月30日）：患者产后18天。产妇述于3月26日水肿已明显减退。现双下肢无凹陷性水肿，触之软，无头痛、头晕，子宫复旧好，少许恶露。近1周血压维持在

120～138/80～88mmHg。纳、眠可，二便调。舌红，苔白厚，脉虚数。

处方：嘱其继续服用利湿饮及药膳。

三诊（2016年4月6日）：患者产后25天。产妇未再出现水肿及其他不适。现恶露已净。近1周血压108～110/60～78mmHg。4月5日复查尿蛋白（+）。纳、眠可，二便调。舌红，苔白厚，脉虚数。

处方：继用以上方案。

四诊（2016年4月15日）：产妇血压110/70mmHg，乳汁充足，无其他不适。纳、眠可，二便调。舌红，苔白厚，脉虚数。

处方：继用以上方案。

按：妊娠期高血压是妊娠期所特有的疾病，发病率在我国为9.4%～10.4%，在国外为7%～12%。本病发生于妊娠20周以后，临床表现为高血压、蛋白尿、水肿，严重时可出现抽搐、昏迷，甚至母婴死亡。症状轻者仅有水肿、头晕、头痛等不适，重者可出现晕厥、四肢抽搐、牙关紧闭、两目上视等。一般于产后12周内血压恢复正常，尿蛋白转阴。本病属中医"子肿""子晕""子痫"范畴。孕后阴血下注养胎，精血益虚，水不涵木，阴虚火旺，故患者表现有头晕、心中烦闷、舌红、脉细数等。脾主肌肉四肢，脾虚不运，水湿停聚，泛溢肌肤，故出现肢体水肿；脾阳不运，故出现食欲不振、脘腹胀满、口淡而腻。又因新产后气血亏虚，亡血伤津，多虚多瘀。刘老师辨证为气血虚弱，瘀血内阻，阴虚阳亢，脾虚湿盛，故调治当以补益气血、祛瘀利湿、调理阴阳为原则。因考虑到患者在哺乳期，为易于患者接受，未予中药汤剂，而选用以药膳为主的调治方法，药食并用。其中阿胶蒸蛋、党参枸杞甲鱼汤大补气血，固本培元，滋阴潜阳；益母草凉血化瘀，促进子宫复旧。利湿饮中赤小豆、薏苡仁健脾利湿，冬瓜皮利水消肿。各类药膳相互协同，达到既能补益气血又能避免滋生内火的功效，阴阳并调，寒温并用，故获良效，较自然恢复时间明显缩短。

4. 产后水疥

乔某，女，32 岁。初诊时间 2016 年 4 月 6 日。

主诉：产后丘疹 8 天。

初诊：产妇自述在医院待产期间，右足被蚊虫叮咬，继之起一水疱，抓破后渐起丘疹，之后水肿渐蔓延至小腿。曾给予维生素 C、葡萄糖酸钙、地塞米松静脉注射，效果不明显。于 2016 年 3 月 29 日剖宫产一男婴，产后使用炉甘石局部外洗，口服维生素 C，但水肿未见减轻。现产后 8 天，双下肢水肿，散在红斑，伴瘙痒，无心慌胸闷，恶露少，无异味，乳汁可。查体：产妇双下肢、大腿外侧、臀部、上臂见凹陷性水肿，并见散在红斑，宫底位于脐下 3 指，血压 119/82mmHg，双乳胀。纳、眠可，二便调。舌暗红，苔黄腻，脉滑数。

中医诊断：水疥。

西医诊断：丘疹性荨麻疹。

辨证分型：气血两虚，外感邪毒证。

治法：补益气血，清热解毒，利湿止痒。

处方：①黄柏 15g，苦参 30g，白鲜皮 15g，茯苓 18g，徐长卿 15g。3 剂，水煎外洗，日 1 剂。②红小豆 30g、生薏苡仁 30g、鲜冬瓜皮 50g，水煎服，日 2 次。③药膳：阿胶蒸鸡蛋膏、黄芪土鸡汤、西洋参甲鱼汤。

二诊（2016 年 4 月 13 日）：患者产后 15 天。自述 4 月 9 日后水肿已明显消退。现双下肢触之无凹陷性水肿，无红斑，恶露干净 1 天，子宫复旧可，乳汁可。舌暗红，有瘀点，脉滑。纳、眠可，二便调。

处方：嘱其继服利湿饮。药膳同前。

三诊（2016年4月20日）：患者产后22天。现无下肢水肿，乳汁可。舌暗红，脉和缓。纳、眠可，二便调。

处方：继续补益气血，药膳同前，继续中药外洗。

按：水疥是一种以肤起栗疹、顶有水疱、瘙痒如疥为特征的皮肤病。多发于春夏秋闷热之际，常见病因为蚊、蚤刺咬后复感外邪。此例患者，于待产时被毒邪侵袭，因孕后期，阴血下聚养胎，各脏腑功能不足，故易为外邪所侵。而产后阴血骤然亏虚，血室正开，百节空虚，无力驱邪，以致邪毒滞留体内化为热毒，火热炽盛，燔灼营血，外发于皮肤，故见红肿及散在丘疹。且因产后气血亏虚，瘀血内阻，故调治当以补益气血，活血化瘀，兼以清热利湿，泻火解毒，祛风止痒为原则，内服与外用联合治疗。药膳中选用阿胶蒸蛋、黄芪土鸡汤、西洋参甲鱼汤补气养血，同时配合利湿饮（其中红小豆利水消肿、健脾止泻，生薏苡仁清热利湿、健脾补肺，冬瓜皮利水消肿）。外洗方中，黄柏性苦寒，能清泻下焦湿热；苦参既能清热祛湿，又能杀虫止痒，善于治疗湿热所致皮肤病；茯苓利水渗湿；徐长卿利水消肿，活血解毒，祛风止痒。诸药合用，共奏清热利湿、解毒消肿、补益气血的功效，取得良效。

杂病医案

凡不属经、带、胎、产和前阴疾病范畴，而又与女性的解剖、生理、病理特点密切相关的妇科疾病，统称为妇科杂病。常见的妇科杂病有不孕症、癥瘕、盆腔炎性疾病、阴挺、阴痒、阴疮等。

妇科杂病的病因病机较复杂，总结有三：一是起居不慎，感受外邪；二是脏腑气血阴阳失调；三是禀赋不足，或情志因素，心理因素，环境刺激等导致脏腑功能失常，气血失调，冲任，胞宫，胞脉，胞络直接或间接损伤。

妇科杂病的表现复杂，亦可影响经、带、胎、产。诊断时应根据病史、症状、舌象、脉象等，结合妇科检查和必要的辅助检查，进行准确诊断。

妇科杂病病情多变，治疗时必须以脏腑、经络、气血为核心辨证施治。其治疗要点是：癥瘕宜理气散结，破血逐瘀，然必察正气盛衰，酌用攻补；阴挺宜补气升提为主，夹湿热者又宜清热渗湿；阴痒、阴疮因湿而致病者宜健脾化湿，或清热利湿；杂病大多病程缠绵日久，治疗难图速愈，必须坚持服药，同时需帮助患者树立战胜疾病的坚定信念。

1. 癥瘕一

李某，女，36岁。初诊时间2011年12月2日。

主诉：发现左侧卵巢囊肿5个月。

初诊：2011年7月22日于夏津县人民医院查妇科彩超，发现盆腔内囊性占位（8.1cm×4.1cm）。3个月前查肿瘤标志物未见异常，2011年11月25日复查彩超：左侧卵巢囊肿（6.6cm×3.4cm）。既往月经：7/23～25天，量中，色暗，有块。经前乳胀明显，伴腰酸，小腹隐痛。LMP：2011年11月7日，量色质同前，7天净。$G_4P_1L_1A_3$。2010年10月曾黄体破裂1次，服中药治疗好转。有乳腺增生病史多年。平素感左侧小腹隐隐刺痛，劳累后加重，口渴。纳欠佳，眠可，大便干，小便黄。舌红，苔薄黄，脉沉涩。

中医诊断：癥瘕。

西医诊断：卵巢囊肿。

辨证分型：湿热瘀结证。

治法：清利湿热，化瘀散结。

处方：茯苓18g，连翘12g，赤芍12g，白芍12g，生薏苡仁

30g，黄芩 12g，制鳖甲 12g（先煎），败酱草 18g，生牡蛎 30g（先煎），益母草 12g，酒萸肉 12g，炒白术 12g，柴胡 12g，车前草 12g，茜草 12g，生蒲黄 15g（包煎），皂角刺 12g，鸡内金 12g，冬瓜仁 12g，白芷 12g，麦冬 12g，炙甘草 6g。14 剂，水煎服，日 1 剂，嘱其忌食辛辣燥热之品。

二诊（2011 年 12 月 17 日）：服药后大便偏稀。LMP：2011 年 12 月 7 日，量中，色红，无腹痛，7 天净。左侧小腹刺痛减轻，无口渴。纳、眠可，二便调。舌红，苔薄黄，脉沉涩。

处方：上方去麦冬，加山药 15g。28 剂，水煎服，日 1 剂。

三诊（2012 年 1 月 28 日）：LMP：2012 年 1 月 6 日，量中，色红，无腹痛，7 天净。偶有左侧小腹刺痛。纳、眠可，二便调。舌红，苔薄黄，脉沉涩。今日复查 B 超示：卵巢囊肿（3.5cm×2.1cm）；盆腔积液（2.9cm×0.7cm）；宫颈囊肿。

处方：上方加丹参 15g，五灵脂 12g，延胡索 18g，香附 12g。28 剂，水煎服，日 1 剂。

四诊（2012 年 3 月 10 日）：服药后无不适。LMP：2012 年 3 月 2 日，量中，色红，有少许血块，经行无不适，5 天净。纳、眠可，二便调。舌红，苔薄黄，脉沉细。今日复查 B 超示：子宫及双附件未见明显异常。

按：卵巢囊肿是妇科常见病，其病因主要与气滞，痰湿，血瘀有关。《三因极一病证方论》提出其病因"多因经脉失于将理，产褥不善调护，内伤七情，外感六淫，阴阳劳逸，饮食生冷，遂致营卫不输，新陈干杵，随经败浊，淋露凝滞，为癥为瘕"。患者素体脾虚，健运失职，湿浊内停，聚湿为痰，痰湿阻滞冲任胞脉，与气血相结，渐积成癥。且患者有多次流产史，瘀血留滞胞络，湿热之邪乘虚而入，湿热瘀结，气血运行不畅，故经前乳胀，小腹刺痛。瘀久化热，邪热伤津，则口干，大便秘结，小便黄，苔黄。方中薏苡仁、茯苓、益母草活血化瘀，利水渗湿，为君。败酱草、连翘、车前草、冬瓜仁清热解毒，消痈排脓；赤芍、白芍合用，既可活血化瘀，并能缓急止痛，为臣。牡蛎、鳖甲软坚散结；茜草、蒲黄凉血活血；白术益气健脾，燥湿利水；酒萸肉补益肝肾，收敛固涩；柴胡理气，舒肝解郁，气行则血行；鸡内金健胃消积；皂角刺活血消肿排脓；白芷辛温，既燥湿消痈排脓，又能防诸药过于寒凉阻碍气血运行；麦冬益胃生津，清心除烦，共为佐药。甘草调和诸药。

2. 癥瘕二（盆腔脓肿术后复发）

张某，女，46岁。初诊时间2002年5月12日。

主诉：少腹痛7天。

初诊：患者7天前无明显诱因出现少腹疼痛，呈持续性，无发热恶寒。于当地医院就诊，给予青霉素等静脉点滴后，腹痛缓解。现患者经净3天，但少腹仍持续性隐痛。时有小腹坠感，白带量多，色黄，有异味。纳呆，尿频，大便调。舌暗红，苔黄厚腻，脉涩。平素月经5~6/30天，色红，量中等，有血块。LMP：2002年5月7日。现月经周期第6天。有多产史。1年前患者因少腹疼痛、发热3天于当地某医院诊为盆腔脓肿，行手术切开引流。妇科检查：外阴（－），阴道（－），宫颈光滑，无举痛。宫体前位，略大。附件左侧（－），右侧触及12.0cm×11.0cm的包块，质稍软，活动度差，压痛明显。检查B超示：宫体偏左上方，膀胱右侧探及12.2cm×11.9cm×2.7cm囊性包块，边界清晰，与膀胱界限明显，其内探及隔状反射，内见增强的短线状反射。

中医诊断：慢性盆腔炎；癥瘕。

西医诊断：慢性盆腔炎；盆腔包块。

辨证分型：湿热瘀结证。

治法：清热利湿，化瘀散结。

临证医案

处方：①薏苡仁 30g，赤芍 12g，白芍 12g，制鳖甲 12g（先煎），生牡蛎 30g（先煎），浙贝母 12g，益母草 18g，生山楂 15g，冬瓜仁 12g，川楝子 12g，鸡内金 12g，茯苓 15g，车前草 12g，败酱草 30g，皂角刺 12g，甘草 6g。10 剂，水煎服，日 1 剂。②败酱草 30g，皂角刺 15g，土鳖虫 12g，制乳香 15g，制没药 15g，延胡索 15g，益母草 30g，莪术 9g，连翘 15g，赤芍 15g，白芍 15g。7 剂，水煎浓缩至 100mL，灌肠，日 1 剂。

二诊（2002 年 5 月 19 日）：自觉少腹疼痛明显减轻。白带量少，色白，无异味。纳、眠可，二便调。舌暗红，苔黄厚腻，脉涩。

处方：①口服方继用。②灌肠方继用 3 剂。

三诊（2002 年 5 年 28 日）：现少腹时有隐痛。纳、眠可，二便调。舌暗红，苔黄，微腻，脉涩。检查 B 超示：盆腔包块（5.5cm×3.2cm×1.0cm）。

处方：①口服方加莪术 9g，白芥子 12g。7 剂，水煎服，日 1 剂。②灌肠方加丹参 30g、透骨草 12g。7 剂，每剂水煎浓缩至 100mL，灌肠。

四诊（2002 年 6 月 5 日）：LMP：2002 年 6 月 5 日，量不多，色红，有血块，轻微腹痛。现月经周期第 1 天，未净。舌暗红，苔黄厚腻，脉涩。检查 B 超示：盆腔包块（3.7cm×2.1cm×0.5cm）。

处方：①口服方停用 4 天后，继用 10 剂。②灌肠方停用 7 天后，继用 10 剂。

五诊（2002 年 6 月 22 日）：患者无腹痛。纳、眠可，二便调。舌暗红，苔黄厚腻，脉涩。检查 B 超示：子宫及双附件未探及异常。妇科检查：外阴（－），阴道（－），宫颈光滑，宫体前位，略大。附件左侧（－），右侧增厚，压痛（±）。

处方：当归 9g，连翘 12g，丹参 30g，赤芍 12g，白芍 12g，

薏苡仁 30g，皂角刺 12g，鸡内金 12g，延胡索 12g，香附 12g，党参 18g，甘草 6g。6 剂，水煎服，日 1 剂。

按： 癥瘕是妇科常见病，常见的病因病机有气滞血瘀、痰湿凝滞。本病的病因病机为湿热瘀结。患者素体脾虚，或饮食不节损伤脾胃，脾失健运，湿浊内停，加之经期产后，瘀血未尽之时，感受湿热之邪，湿热与血搏结，日久而成癥瘕。正如《景岳全书·妇人规》云："瘀血留滞作癥惟妇人有之，其证则或由经期，或由产后，凡内伤生冷，或外受风寒……总由血动之时，瘀血未净，而一有所逆，则留滞日积，而渐以成癥矣。"瘀阻冲任，不通则痛，故见腹痛。湿热下注，带脉失约，故见带下色黄，有异味。方中制鳖甲、生牡蛎、浙贝母、鸡内金、益母草、生山楂、赤芍可活血化瘀、软坚散结；薏苡仁、茯苓、车前草、冬瓜仁可健脾利湿；川楝子舒肝清热；败酱草、皂角刺可清热利湿排脓；白芍、甘草缓急止痛。全方共奏清热利湿、化瘀散结之功。二诊加莪术破血逐瘀，白芥子辛温气锐，性善走散，能豁痰利气，散结消肿，又能防诸清热药物过于苦寒，有反佐之义。

3. 癥瘕三（子宫内膜息肉）

曹某，女，35 岁。初诊时间 2015 年 3 月 24 日。

主诉： 发现子宫内膜息肉半年余。

初诊： 既往月经 5 ~ 7/27 天，量中，色红，经行腰酸，无腹痛。LMP：2015 年 3 月 14 日（周期 27 天），4 天净。现月经周期第 11 天。2013 年底体检发现"宫腔内占位半个月余"。于北大第一医院行宫腔镜检查＋分段诊刮术＋子宫内膜息肉摘除术。出院诊断为子宫内膜多发息肉。2015 年 3 月 24 日山东大学齐鲁医院检查 B 超示：子宫内膜强回声（1.8cm×1.3cm）。诊断为子宫内膜息肉。$G_2P_1L_1A_1$（工具避孕）。纳、眠可，二便调。舌暗红，苔薄白，脉沉涩。

中医诊断：癥瘕。

西医诊断：子宫内膜息肉。

辨证分型：痰瘀互结兼肾虚证。

治法：化痰除湿，活血消癥兼补肾。

处方：①非经期：益母草15g，茯苓12g，生牡蛎18g(先煎)，制鳖甲12g（先煎），浙贝母12g，海藻12g，连翘12g，延胡索18g，香附12g，木香12g，生蒲黄18g（包煎），赤芍12g，白芍12g，杜仲12g，川断18g，炙甘草6g。14剂，水煎服，日1剂。②经期：益母草软胶囊，4粒，每日3次，口服。③月经第16天，达芙通10mg，每日2次，口服，连服9日。

二诊（2015年4月15日）：LMP：2015年4月8日（周期26天），量偏少，色红，经行无不适，3天净。现月经周期第8天。纳、眠可，二便调。舌暗红，苔薄白，脉沉涩。2015年4月15日省中医院检查B超示：子宫内膜强回声（0.49cm×0.43cm）；盆腔积液；宫颈囊肿；子宫内膜厚1.08cm。

处方：①非经期：继用上方。15剂，水煎服，日1剂。③经期：肉桂6g，赤芍9g，桃仁12g，丹皮9g，茯苓12g，川牛膝18g，当归12g，红花12g，香附12g，炙甘草6g，柴胡12g，泽兰12g，王不留行12g。3剂，水煎服，日1剂。②月经第16天，达芙通10mg，每日2次，口服，连服9日。

三诊（2015年5月23日）：LMP：2015年5月4日（周期26天），量偏多，色红，经行无不适，5天净。现月经周期第19天。纳、眠可，二便调。舌暗红，苔薄白，脉沉涩。2015年5月13日北京大学第一医院检查B超示：子宫及附件未见异常；子宫内膜厚约1.1cm。2015年5月15日中国中医科学院广安门医院检查B超示：内膜回声不均，厚约1.1cm。

处方：①非经期：继用上方。14剂，水煎服，日1剂。②定期复查。

按：子宫内膜息肉在中医学中并无确切的病名记载，根据其临床症候和体征的特点，多数学者将其归属于月经过多、崩漏、经期延长、癥瘕等疾病范畴。临床多为异常子宫出血（月经过多，经期延长、崩漏）、不孕等，部分患者常无明显症状，而在体检或不孕检查中偶然发现。子宫内膜息肉的病因以血瘀为主，正气不足或外邪内侵，或七情、房事、饮食所伤，导致脏腑功能失调，气机阻滞，从而形成瘀血、痰饮、湿浊，积聚于小腹，日积月累而形成。刘教授认为正气不足，或经产所伤，或七情内伤，情志不畅，肝气郁结，导致血瘀，"血不利则为水"，再加上正气不足，气化失职，导致水液输布异常，形成痰湿，痰瘀互结，阻滞胞宫胞脉，冲任不固，导致血证，如月经过多、经期延长；导致冲任失调，如月经周期、经期紊乱；冲任瘀阻，不通则痛，则致痛证，如小腹疼痛、痛经。本病初期多是实证，病程迁延日久，日久正气必耗，邪盛正衰，而成虚实夹杂之证。治疗时需扶正以祛邪，在活血化瘀的同时，注意扶正，或补气，或养血。月经间期采用化痰除湿、活血消癥之法。方选止痛调血方。方中益母草为君药，活血行气，利水消肿，清热解毒。茯苓化痰祛湿，健脾消积；生牡蛎化瘀散结，清热益阴，潜阳，固涩，与茯苓共为臣药。制鳖甲、浙贝母、海藻、连翘活血化瘀，软坚散结；延胡索、香附、木香、生蒲黄、赤芍、白芍活血化瘀，散结止痛；杜仲、川断补肝肾强腰膝，以治其本虚，共为佐药。炙甘草调和诸药为使。月经期采用活血化瘀、行气消癥之法。月经量少者，可用新桂枝茯苓丸加味方。方中肉桂为君药，温通经脉，以行瘀滞；臣以桃仁、赤芍、丹皮、红花活血化瘀，川牛膝活血通经，补益肝肾；佐以茯苓健脾渗湿，当归养血活血，泽兰活血利水，香附、柴胡、王不留理气化滞；炙甘草调和诸药为使。月经过多者，用宫清方，并配合西药达芙通，使子宫内膜完全转化，抑制息肉增长。

4. 淋证

张某，女，46岁。初诊时间2009年12月22日。

主诉：小便频1年，加重2个月。

初诊：患者近1年小便频，咳嗽时亦有尿液溢出，一日十余次，其中夜尿4次，尿色清，无尿痛。平素左侧小腹偶有隐痛，腰酸，体倦乏力。白带量较少，色白，无异味，无阴痒。平素月经4～5/28～30天，量中，色红，经行无明显不适。LMP：2009年12月18日，量、色、质同前，5天净。纳、眠可，大便调。舌淡红，苔薄白，脉沉细。$G_7P_4L_4A_3$。妇科检查：阴道前后壁略膨出；阴道通畅，见少许白色分泌物，无充血；宫颈肥大，轻度糜烂，触血（－）；宫体前位，大小正常，活动欠佳，无压痛；双侧附件（－）。

中医诊断：淋证。

西医诊断：压力性尿失禁。

辨证分型：脾肾气虚证。

治法：补脾益肾，固精缩尿。

处方：炙黄芪30g，党参30g，茯苓12g，当归9g，炙升麻6g，柴胡9g，枳壳18g，川断18g，菟丝子15g，桑螵蛸15g，覆盆子30g，金樱子12g，酒萸肉12g，五味子12g，生山楂15g，陈皮9g，丹皮9g，炙甘草6g。14剂，水煎服，日1剂。忌食辛辣刺激之品。

二诊（2010年1月7日）：服药后，尿频较前明显减轻。平素偶有小腹正中隐痛，乏力减轻。纳、眠可，大便调。舌淡红，苔薄白，脉沉细。

处方：上方川断改30g，桑螵蛸改为30g，金樱子改为18g，加延胡索12g，丹参15g，砂仁12g（后下）。12剂，水煎服，日1

剂。

三诊（2010年1月21日）：现小便已基本恢复正常，一日5~6次。LMP：2010年1月15日，量中，色红，有血块，5天净。现无其他不适。纳、眠可，二便调。舌淡红，苔薄白，脉沉细。

处方：上方继服10剂。水煎服，日1剂。

按：压力性尿失禁属中医学"遗尿""小便不禁""淋证"范畴，病位在膀胱，与肝、脾、肺、肾、三焦等脏腑功能失调有着密切的关系。患者孕产多次，大伤脾肾之气，中气下陷，升举无力，故而阴道前后壁膨出；肾气虚，膀胱失约，故尿频；腰为肾之府，故腰酸。《诸病源候论》中指出："小便不禁者，肾气虚……不能温制其水液，故小便不禁。"方中党参、黄芪、茯苓、甘草益气补中固脱，辅以升麻、柴胡升阳举陷，以当归养血和营，协党参、黄芪补气养血，枳壳行气宽中。五子衍宗丸是著名的补肾良方，能补肾益精。方中3味植物种仁，味厚质润，既能滋补阴血，又擅于益气温阳。菟丝子温肾壮阳力强，与川断合用温肾力著；五味子五味皆备，而酸味最浓，补中寓涩，敛肺补肾；覆盆子甘酸微温，固精益肾；桑螵蛸甘咸性平，既补益又收涩，为补肾助阳、固精缩尿之良药；金樱子固精缩尿；酒萸肉补益肝肾，收敛固涩；山楂、陈皮理气和胃，使诸药补而不滞。同时，指导患者加强盆底肌功能锻炼，多做提肛运动。

5. 黧黑斑

王某，女，43岁。初诊时间2012年11月12日。

主诉：面部暗斑5年。

初诊：自述近5年面部起暗斑，始为点状，后呈片状，布满眼周、鼻周。近1年加重，余无明显不适。平素月经5/30天，量中，色红，有血块，伴乳房胀。LMP：2012年10月29日，量、色、质同前。白带正常。平素感体倦乏力。纳可，眠差，二便调。舌红，边有瘀点，脉弦细。

中医诊断：黧黑斑。

西医诊断：面部黄褐斑。

辨证分型：气滞血瘀证。

治法：疏肝理气，活血化瘀。

处方：当归12g，赤芍12g，白芍12g，丹参18g，沙参18g，麦冬12g，茯苓12g，柴胡12g，香附12g，玫瑰花15g，白芷12g，蝉蜕12g，红花12g，川断18g，菟丝子15g，黄芪30g，党参30g，柏子仁12g，炙甘草6g。14剂，水煎服，每日1剂。

二诊（2012年12月28日）：服用上方14剂后，无不适，继服上方14剂。服药后，面部暗斑颜色较前稍淡，未再出新斑点。纳、眠可，二便调。LMP：2012年11月28日，量、色、质同前。舌红，边有瘀点，脉弦细。

处方：上方去柏子仁。14剂，水煎服，每日1剂。

按：患者肝气不舒，肝郁气滞，气滞则血瘀，是形成黄褐斑的主要病机。治以疏肝理气，活血化瘀。方中当归、白芍、丹参养血活血，祛瘀通络，为君。柴胡、香附、玫瑰花疏肝理气，气行则血行；赤芍、红花清热凉血，活血化瘀，以上共为臣。沙参、麦冬养阴清热；白芷疏风解表；蝉蜕疏风清热，以上四味皆归肺经，取肺主皮毛之义；菟丝子、川断补益肝肾；黄芪、党参健脾益气；柏子仁养心安神，共为佐药。炙甘草调和诸药，为使。

6. 不孕症（胎骨残留）

王某，女，29岁。初诊时间2001年3月20日。

主诉：未避孕未再孕3年。

初诊：患者1997年曾于当地医院行人工流产术，术后无不适。近3年夫妇性生活正常，但未再孕。平素月经5/28～30天，量中等，色红，有少许血块，无经行腹痛。LMP：2001年3月12

日。现月经周期第 9 天。曾就诊于省内多家医院，均未查出原因，2001 年 1 月在省某医院行输卵管通水术示通畅。内分泌及妇科检查均正常。配偶精液常规正常。夫妇双方抗精子抗体阴性。纳、眠可，二便调。舌暗红，边有瘀点，苔薄白，脉涩。检查 B 超示：子宫、卵巢大小正常，宫腔内探及一增强光点。

中医诊断：不孕症。

西医诊断：继发性不孕症。

辨证分型：气虚络瘀证。

治法：活血化瘀，养血益气。

处方：①当归 9g，桃仁 9g，连翘 12g，丹参 30g，鸡内金 12g，延胡索 12g，香附 12g，党参 18g，菟丝子 18g，甘草 6g。7 剂，水煎服，日 1 剂。②建议行诊刮术。

二诊（2001 年 3 月 27 日）：现偶腰酸。纳、眠可，二便调。舌暗红，边有瘀点，苔薄白，脉涩。诊刮术后病理示：骨状物。

处方：上方加川断 15g。7 剂，水煎服，日 1 剂。半年后随诊，患者已孕 2 个月。

按：不孕症为妇科疑难病症。古人认为不孕的病因病机有肾虚、肝郁、痰湿、血瘀的不同。本患者为异物停留于胞宫，导致气血失和，瘀血内阻，瘀久化热，瘀热互结，阻于胞中，不能成孕。正如《医宗金鉴·妇科心法要诀》云："女子不孕之故，由伤其冲任也……或因宿血积于胞中，新血不能成孕；或因胞寒胞热，不能摄精成孕，皆当细审其因，按证调治，自能有子也。"行诊刮术祛除异物后，予中药清热祛瘀、补肾益气之品以调理善后，故能有子。方中当归、连翘、桃仁、丹参、鸡内金活血化瘀，党参、菟丝子补肾益气，延胡索、香附舒肝理气止痛，甘草缓急止痛。

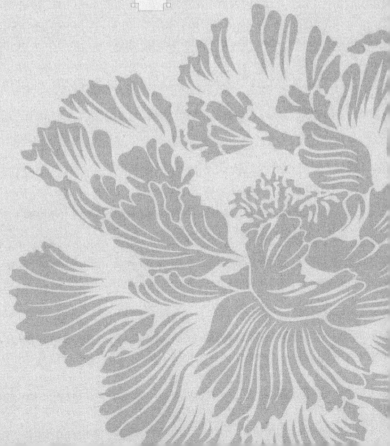

验方介绍

月经病经验方

1. 通用止血方

【组成】益母草 30g，马齿苋 30g，党参 30g，炙黄芪 30g，熟地黄 18g，炒川断 18g，蒲黄 18g（包煎），三七粉 3g（冲服），生地榆 30g，茜草炭 15g，贯众炭 30g，仙鹤草 30g，陈棕炭 15g，赤石脂 12g，海螵蛸 30g，煅龙骨 30g（先煎），煅牡蛎 30g（先煎），炙甘草 6g。

【功用】化瘀清热，益气养阴，固经止血。

【主治】气阴两虚兼血瘀证。症见经血非时而下，或量少淋漓不尽，或量多势急，或时多时少，时出时止；或见月经量多；或见经期延长，经量或多或少；色紫暗，有块；经行腹痛拒按，体倦乏力，头晕；舌质紫暗或有瘀点，脉涩。适用于崩漏、月经量多、经期延长等见上述诸症者。

【方解】方中益母草、马齿苋活血调经，清热凉血止血，塞流澄源，共为君药；党参、炙黄芪、熟地黄益气养阴，炒续断补肾培元，共为臣药；蒲黄、三七粉化瘀止血，生地榆、茜草炭、贯众炭凉血止血，仙鹤草、陈棕炭收敛止血，赤石脂、海螵蛸、煅龙骨、煅牡蛎收敛止血，诸药合用增强止血之功，共为佐药；炙甘草调和诸药，为使药。

【加减】

（1）若见气血虚弱者，症见头晕眼花，神疲体倦，面色苍白，心悸气短等，加人参、阿胶。

（2）若阳气虚，怕冷者，加艾叶炭。

2. 调经 1 号方

【组成】紫石英 60g（先煎），淫羊藿 18g，枸杞子 12g，熟地黄 18g，当归 12g，续断 30g，菟丝子 18g，山药 18g，茯苓 15g，柴胡 12g，醋香附 12g，川牛膝 15g，红花 12g，丹皮 12g，黄芩 12g，麦冬 12g，木香 12g，陈皮 12g，炙甘草 6g。

【功用】补肾益精，养血调经。

【主治】肾气虚证。症见月经周期延后，迟发或闭经，或婚久不孕，经量少，色淡暗；头晕耳鸣，腰膝酸软，精神疲倦；舌淡，苔薄白，脉沉细，两尺尤甚。或子宫发育不良，性欲淡漠，夜尿多；眼眶暗，面部暗斑，或环唇暗；舌质淡暗，苔白，脉沉细尺弱。适用于不孕症、闭经、月经后期、月经量少、卵巢早衰等，而见上述诸症者。

【方解】方中熟地黄、当归滋补阴血，益肾填精，为君药。紫石英、淫羊藿温补肾阳，枸杞子滋补肾阴，菟丝子、续断平补肾阴肾阳，炙黄芪、太子参补气养阴，共为臣药。川牛膝、红花、丹皮养血活血，又可清血中余热，补而不滞，黄芩、麦冬清热养阴，防诸药温燥，柴胡、香附调畅气机，山药、茯苓、砂仁、木香健脾和胃以助运化，共为佐药。炙甘草调和诸药为使。

【加减】

（1）合并功能性高泌乳素血症者，加生麦芽、薄荷、川牛膝等。

（2）合并多囊卵巢综合征肥胖型者，当健脾祛湿化痰，可酌加苍术、白术、制半夏、胆南星、薏苡仁、赤小豆、神曲等。

（3）血瘀甚者，加赤芍、皂角刺、通草、泽兰等。

（4）脾胃虚弱者，加砂仁、炒白术等。

3. 调经 2 号方

【组成】黄精 12g，党参 30g，沙参 18g，麦冬 12g，生地黄

12g，白芍 9g，牡蛎 18g（先煎），酒萸肉 12g，黄芩 9g，丹皮 9g，茯苓 12g，炙甘草 6g。

【功用】益气养阴，固冲调经。

【主治】气阴两虚证。症见月经周期提前，量或多或少，或经间期阴道少量流血；色深红或紫红，质稠；神疲肢倦，气短懒言，小腹空坠；或腰膝酸软、面色晦暗；两颧潮红，手足心热，咽干口燥；舌红，少苔，脉沉细弱。适用于月经先期、经间期出血而见上述诸症者。

【方解】方中党参、生地黄共为君药，能健脾益气，清热生津，脾气健旺，血得以统摄，清热凉血则防热入血分，迫血妄行。黄精、茯苓、沙参、麦冬为臣药，养阴清热。佐以白芍、牡蛎、酒萸肉收涩止血，滋阴养血；黄芩、丹皮清热凉血。炙甘草调和诸药。

【加减】

（1）若阴虚较甚，经量多者，酌加女贞子、墨旱莲、茜草、地榆等。

（2）若气虚较甚者，加炙黄芪、太子参等。

4. 参归石英方

【组成】党参 30g，炙黄芪 30g，当归 12g，紫石英 30g（先煎），熟地黄 15g，白芍 12g，桑椹 18g，茯苓 12g，炒白术 12g，淫羊藿 18g，续断 18g，香附 15g，柴胡 12g，川芎 12g，红花 12g，丹参 18g，陈皮 12g，木香 12g，砂仁 12g（后下），丹皮 12g，莲子心 12g，麦冬 12g，炙甘草 6g。

【功用】益气养血，补肾健脾。

【主治】气血两虚兼肾虚证。症见月经周期延后，经量少，色淡或暗，质清稀，或带下清稀；或神疲体倦乏力，小腹隐痛，头晕眼花，心悸少寐，面色苍白或萎黄；或腰膝酸软，头晕耳鸣，面色晦暗；舌淡，苔薄白，脉细弱。适用于月经后期、月经量少，而见上述诸症者。

【方解】方中党参、当归、紫石英为君药，益气养血，补肾健脾。熟地黄、白芍、桑椹滋阴养血、益肾填精，淫羊藿温肾阳，续断平补肾阴肾阳，炙黄芪、炒白术、茯苓健脾益气，共为臣药。川芎、红花、丹参、丹皮养血活血调经，清血中郁热，香附、柴胡调畅气机，使诸药补而不滞，陈皮、木香、砂仁理气和胃，莲子心养心安神，合麦冬滋阴清热，共为佐药。炙甘草调和诸药，为使药。

【加减】

（1）兼见血虚者，加阿胶。

（2）兼见血热者，加黄芩、麦冬、赤芍等。

（3）兼见经期延长、经间期出血者，去红花、淫羊藿、紫石英，加三七粉、茜草等。

（4）脾肾功能虚弱者，加炒山药、炒谷芽、炒稻芽、炒薏苡仁、鸡内金等。

5. 调经 4 号方

【组成】柴胡 12g，醋香附 15g，麦芽 18g，当归 12g，赤芍 12g，白芍 12g，丹皮 12g，栀子 6g，茯苓 12g，白术 12g，青皮 12g，陈皮 12g，续断 18g，菟丝子 15g，炙甘草 6g。

【功用】舒肝解郁，补肾调经。

【主治】肝郁气滞证。症见经行乳房胀满疼痛，甚则痛不可触；经行不畅，经量正常或量少，色暗红，有血块；胸胁胀满，小腹胀痛，精神抑郁，善太息；苔薄白，脉弦。适用于经行乳房胀痛而见上述诸症者。

【方解】方中柴胡苦平，舒肝解郁，使肝气得以条达，为君药。白芍酸苦微寒，养血敛阴，柔肝缓急。当归甘辛苦温，养血和血，乃血中气药。当归、白芍与柴胡同用，补肝体调肝用，共为臣药。佐以白术、茯苓、甘草健脾益气，香附、青皮、陈皮、麦芽舒肝健脾理气，丹皮、栀子、赤芍清肝经郁热，续断、菟丝子补肾调经。炙甘草调和诸药，为使药。

【加减】

（1）合并乳腺结节者，酌加橘核、荔枝核、浙贝母、鸡内金、皂角刺等。

（2）兼见头痛者，酌加菊花、川芎、延胡索等。

（3）合并 PRL 高者，酌加生麦芽、薄荷、川牛膝等。

6. 调经 5 号方

【组成】柴胡 12g，香附 15g，麦芽 18g，薄荷 12g（后下），当归 12g，白芍 12g，丹皮 12g，栀子 6g，赤芍 12g，红花 12g，川牛膝 18g，续断 18g，菟丝子 15g，茯苓 12g，炒白术 12g，炙甘草 6g。

【功用】舒肝清热，补肾健脾。

【主治】肝郁肾虚证。症见月经周期正常或延后，经量正常或少，色暗红，有血块；经前或经行乳房胀痛，胸闷胁胀，小腹胀痛，腰膝酸软；舌质暗红，苔薄白，脉弦。适用于高泌乳素血症而见上述诸症者。

【方解】方中柴胡苦平，舒肝解郁，使肝气得以条达，为君药。白芍酸苦微寒，养血敛阴，柔肝缓急；当归甘辛苦温，养血和血，乃血中气药。当归、白芍与柴胡同用，补肝体调肝用，共为臣药。佐以白术、茯苓、炙甘草健脾益气，香附、麦芽、薄荷疏肝理气，麦芽又可回乳，红花、川牛膝活血调经，川牛膝又引血下行，丹皮、栀子、赤芍清肝经郁热，续断、菟丝子补肾调经。炙甘草调和诸药，为使药。

【加减】

（1）若肾虚症状明显者，酌加熟地黄、山萸肉、枸杞子等。

（2）若痰湿症状明显者，酌加炒苍术、陈皮、清半夏、胆南星、泽兰等，健脾燥湿，理气化痰。

7. 调经6号方

【组成】苍术12g，白术12g，茯苓18g，陈皮12g，清半夏9g，胆南星9g，枸杞子12g，菟丝子15g，续断18g，紫石英60g（先煎），淫羊藿18g，泽兰12g，当归12g，丹皮12g，神曲12g，香附15g，黄芩9g，炙甘草6g。

【功用】化痰除湿，补肾活血调经。

【主治】痰湿阻滞，肾虚血瘀证。症见月经周期正常或延后，经量正常或少，色淡红，质黏腻，有血块；形体肥胖，胸闷泛恶，神疲体倦，腰膝酸软；舌淡红，苔白腻，脉滑。适用于闭经、多囊卵巢综合征、子宫肌瘤等，而见上述诸症者。

【方解】方中苍术、白术、茯苓、陈皮健脾祛湿；清半夏、胆南星、陈皮清热理气化痰；枸杞子、菟丝子、续断、紫石英、淫羊藿补肾培元；泽兰、当归、丹皮养血活血调经，泽兰又可利水；神曲健脾消食，兼助脾运；香附疏肝理气，气行则血行；黄芩燥湿又可清痰热；炙甘草调和诸药。

【加减】

（1）带下量多者，酌加薏苡仁、莲子、芡实等。

（2）兼见痰多黏腻、色黄者，酌加瓜蒌、胆南星、竹茹等。

（3）兼见胸膈满闷者，酌加郁金、佛手、瓜蒌、黄连等。

8. 经痛停方

【组成】肉桂6g，川芎15g，吴茱萸9g，炮姜6g，乌药12g，炒小茴香12g，蒲黄12g（包煎），没药6g，白芥子12g，白芷12g，延胡索18g，当归15g，炒白芍18g，柴胡12g，香附12g，木香 12g，炙甘草 6g。

【功用】温经散寒，化瘀止痛。

【主治】寒凝血瘀证。症见经前或经期小腹冷痛拒按，得热痛减；月经或见推后，量少，经色暗而有瘀块；面色青白，形寒肢冷；舌暗苔白，脉沉紧。适用于经行腹痛而见上述诸症者。

【方解】方中肉桂、川芎温经散寒，化瘀止痛为君药。吴茱萸、炮姜、乌药、炒小茴香温经散寒，蒲黄、没药活血化瘀，共为臣药。白芥子、白芷、延胡索通络散寒止痛，当归、炒白芍活血养血，缓急止痛，柴胡、香附、木香舒肝解郁，共为佐药。炙甘草调和诸药，为使药。

【加减】

（1）兼见月经量多，寒象不甚者，去肉桂，加三七粉、益母草。

（2）若月经量少，寒凝气闭，痛甚而厥，四肢冰冷者，加细辛。

（3）伴经行恶心、呕吐者，加竹茹、沉香曲。

（4）伴经行腹泻者，加炒山药、炒白术。

（5）兼见气虚者，加党参。

9. 促排卵方

【组成】桃仁 12g，红花 12g，赤芍 12g，川芎 15g，三棱 12g，莪术 12g，醋延胡索 18g，柴胡 12g，香附 12g，路路通 12g，炮山甲粉 3g（冲），生黄芪 30g，当归 12g。

【功用】行气活血，化瘀通络。

【主治】气滞血瘀证。症见婚久不孕，基础体温呈典型或不典型双相（高温期上升缓慢，持续时间短），B 超检测卵泡长至 18 ～ 24mm 后 48 小时不破裂，或肌内注射 HCG48 小时后，B 超检查卵泡没有塌陷或者消失，反而继续增长；平素情绪不稳定，经前乳房胀痛；舌质暗，或边有瘀斑、瘀点，苔白，脉沉弦而细涩。适用于卵泡发育良好而不排，而见上述诸症者。

【方解】方中桃仁、红花活血化瘀为君药。赤芍、川芎、三棱、莪术、醋延胡索活血行气止痛，共为臣药。柴胡、香附调畅冲任气机，使气行血行，增强活血之功，路路通、炮山甲通经络，利血脉，经络通，则气血行，生黄芪补气扶正，当归养血，防诸药行气活血太过，皆为佐药。

【加减】

（1）兼见肾阳虚者，酌加淫羊藿、巴戟天等。

（2）兼见肾阴虚者，酌加女贞子、墨旱莲、枸杞子等。

（3）兼见痰湿症状者，酌加陈皮、苍术、白术、胆南星、茯苓等。

（4）肝郁症状明显者，酌加玫瑰花、炒川楝子等。

10. 宫宁方

【组成】茜草炭 15g，生蒲黄 15g（包煎），三七粉 3g（冲服），海螵蛸 30g，黄芩 9g，党参 18g，生地黄 12g，白芍 15g，炒川断 18g，炙甘草 6g。

【功用】祛瘀清热，止血调经。

【主治】瘀热互结证。症见经量过多，经期延长，或放置节育器后出现异常阴道流血，色暗红，质稠，有血块；经后下腹绵绵作痛，腰酸腿软，心烦不寐；舌红，苔少，脉细数。适用于月经量多、经期延长及放置节育器后所致异常子宫出血，而见上述诸症者。

【方解】方中茜草凉血止血，《本草汇言》谓"茜草治血，能行能止"，其对血热瘀滞之证最为相宜；蒲黄活血止血，《本草汇言》言生蒲黄"性凉而利，血之滞者可行，血之行者可止"。两药合用，祛瘀清热，凉血止血，共为君药。三七止血祛瘀，消肿止痛；海螵蛸收涩止血，与茜草合用称"四海螵蛸一蘆茹丸"，二药相配，既能行血通经，又能止血固经；黄芩性寒味苦，清热燥湿止血。三药共为臣药。"气能摄血""气能生血"，故用党参健脾益气，兼顾其机体之虚；生地黄清热凉血，养阴生津，既补已失之血，又防阴血进一步耗伤；白芍养血柔肝敛阴；盐续断补肝肾，调血脉；甘草调和诸药。五药共为佐使。诸药合用，使瘀血得化，邪热得清，胞脉通畅，血能归经，冲任乃固。此方化瘀清热之中兼有益气滋阴养血之功，且具有止血不留瘀、清热不伤阴、祛瘀不伤正之特点。

【加减】若阴道流血较多，加仙鹤草、地榆、陈棕炭。

11. 新桂枝茯苓丸加减方

【组成】肉桂 6g，赤芍 9g，桃仁 12g，丹皮 9g，茯苓 12g，川牛膝 18g，当归 12g，红花 12g，香附 12g，柴胡 12g，泽兰 12g，王不留行 12g，炙甘草 6g。

【功用】活血化瘀，行气消癥。

【主治】气滞血瘀证。症见月经周期正常或延后，经行不畅，经量少，色暗，有血块；小腹胀痛，块下痛减；舌质暗，苔薄白，脉沉涩。适用于月经过少、月经后期而见上述诸症者。

【方解】方中肉桂为君药，温通经脉，以行瘀滞；臣以桃仁、赤芍、丹皮、红花活血化瘀，川牛膝活血通经，引血下行，补益肝肾；佐以茯苓健脾渗湿，当归养血活血，泽兰活血利水，香附、柴胡、王不留理气化滞；炙甘草调和诸药，为使药。

【加减】

（1）瘀滞明显者加三棱、莪术。

（2）兼有气虚者加党参、黄芪。

（3）腹胀者加枳壳、厚朴。

12. 知柏更安方

【组成】知母 12g，黄柏 9g，生地黄 12g，熟地黄 12g，桑椹 18g，茯苓 12g，丹皮 12g，山药 12g，山萸肉 12g，川断 18g，仙灵脾 15g，五味子 12g，石决明 30g（先煎），制龟甲 12g（先煎），丹参 18g，柴胡 12g，陈皮 12g，炒枣仁 30g，炙甘草 6g。

【功用】滋肾育阴，舒肝活血。

【主治】肾阴虚证。症见月经紊乱，周期提前，量少或多，或崩或漏，色鲜红，质稠；腰膝酸软，五心烦热，烘热汗出，耳鸣目眩，心烦易怒，皮肤干燥，口干便结；舌红，苔少，脉细数。适用于围绝经期综合征、卵巢早衰而见上述诸症者。

【方解】方中熟地黄滋补肾阴为君药；山药、山萸肉补益肝肾，且固涩肾精，二者共为臣药；佐以丹参活血化瘀，柴胡疏肝理气，丹皮、茯苓泻湿浊而降相火，知母、黄柏滋阴降火，生地黄滋阴凉血，清心火，龟甲、石决明滋阴潜阳，续断、仙灵脾温补肾阳，取阳中求阴之义，炒枣仁养心安神，陈皮理气健脾，燥湿化痰，五味子收涩敛汗；甘草调和诸药，为使药。

【加减】

（1）烘热汗出明显者，加浮小麦、麻黄根等。

（2）失眠较重者，酌加夜交藤、合欢皮、柏子仁、远志等。

带下病经验方

1. 加减易黄汤

【组成】黄柏 12g，山药 12g，车前子 12g（包煎），茯苓 12g，白术 12g，薏苡仁 18g，炒白果 9g，白芷 12g，川楝子 12g，丹皮 12g，柴胡 12g，炙甘草 6g。

【功用】清热利湿，健脾止带。

【主治】下焦湿热证。症见带下量多，色黄、质稠，有异味；或见外阴瘙痒，阴部灼热感；或下腹部疼痛拒按，或胀满；神疲肢倦；大便黏腻或燥结，小便黄赤；舌红，苔黄腻，脉滑数。适用于盆腔炎、带下病及阴痒等，而见上述诸症者。

【方解】方中黄柏、山药为君药，清热利湿，健脾益气；车前子清热利湿，茯苓、白术、薏苡仁健脾利湿，为臣药；炒白果、白芷收涩燥湿止带，丹皮清热凉血，川楝子、柴胡疏肝理气，皆为佐药；炙甘草调和诸药为使药。

【加减】

（1）热甚者，加苦参、败酱草、蒲公英等。

（2）湿重者，加赤小豆、泽泻。

（3）带下量多者，加芡实、莲子等。

2. 外洗1号方

【组成】苦参30g，黄柏15g，蛇床子30g，枯矾12g，白鲜皮30g，木槿皮15g，土茯苓30g，白花蛇舌草18g，冰片2g（后下），乌梅15g，川椒15g。

【功用】清热除湿，祛风止痒。

【主治】湿热下注证。症见外阴瘙痒，阴部灼热感；带下量多，色黄，质稠，有异味；口苦口黏，胸闷纳呆；舌红，苔黄腻，脉弦滑。适用于阴痒、带下过多等带下病，而见上述诸症者。

【方解】方中苦参、黄柏为君药，清热燥湿，杀虫止痒；蛇床子、枯矾、白鲜皮、木槿皮共为臣药，除湿杀虫止痒；土茯苓、白花蛇舌草、冰片清热解毒止痛，乌梅、川椒温中止痛，杀虫止痒，且防诸药寒凉太过为佐。

【加减】湿热重者，酌加板蓝根、徐长卿、连翘等。

3. 外洗2号方

【组成】蛇床子30g，制首乌18g，苦参18g，丹参18g，当归

15g，白鲜皮 30g，川椒 15g，乌梅 18g，鹿衔草 18g，淫羊藿 18g，木槿皮 15g，冰片 2g（后下）。

【功用】补肾养血，清热除湿，祛风止痒。

【主治】肝肾阴虚证。症见阴部瘙痒难忍，干涩灼热，夜间加重，或阴部皮肤色素减退，皮肤黏膜粗糙、皲裂；腰膝酸软，眩晕耳鸣，五心烦热；舌红，少苔，脉细数无力。适用于外阴营养不良型萎缩性病变、难治性阴痒等见上述诸症者。

【方解】方中蛇床子、制首乌为君药，补肾填精，清热解毒；苦参祛风除湿，丹参、当归养血活血止痛，既补已伤之阴血，又达"治风先治血，血行风自灭"的目的，三者共为臣药；佐以白鲜皮、川椒、乌梅杀虫止痒，鹿衔草、淫羊藿温补肾阳，且防诸药过于寒凉，木槿皮、冰片消肿止痛。

【加减】兼有血瘀者，酌加桃仁、红花、皂角刺。

妊娠病经验方

1. 补肾安胎方

【组成】菟丝子 18g，盐续断 18g，桑寄生 15g，盐杜仲 12g，枸杞子 12g，炒山药 18g，党参 30g，炙黄芪 30g，炒白术 12g，茯苓 12g，炒白芍 15g，黄芩 12g，麦冬 12g，木香 9g，砂仁 9g（后下），柏子仁 12g，百合 12g，炙甘草 6g。

【功用】补肾健脾安胎。

【主治】脾肾两虚证。症见妊娠期阴道少量流血，色淡暗，或腰酸，腹痛，下坠，或胎儿宫内发育迟缓，或曾屡孕屡堕，头晕耳鸣，夜尿多，面色晦暗；舌质淡暗，脉沉滑，尺脉迟。适用于胎漏及胎动不安、胎萎不长、滑胎等，而见上述诸症者。

【方解】方中菟丝子、续断为君药补肾益精，固摄冲任，肾旺自能荫胎。桑寄生、盐杜仲补肝肾，固冲任，使胎气健旺；枸杞子、炒山药补肾滋阴；党参、炙黄芪、炒白术、茯苓补气健脾，是以后天养先天，诸药共为臣药。炒白芍养血柔肝，缓急止痛，可预防子宫收缩；黄芩、麦冬滋阴清热安胎；木香、砂仁理气和胃；柏子仁、百合养心安神，皆为佐药。炙甘草调和诸药，为使药。

【加减】

（1）伴阴道流血者，加苎麻根、墨旱莲、莲房炭。

（2）伴恶心、呕吐者，加竹茹、苏梗。

2. 孕吐停方

【组成】木香12g，砂仁9g（后下），党参18g，炒白术12g，茯苓12g，苏梗12g，黄芩9g，芦根12g，陈皮12g，竹茹12g，麦冬12g，炙甘草6g。

【功用】健脾和胃，降逆止呕。

【主治】脾胃虚弱证。症见妊娠早期，恶心呕吐，甚则食入即吐；口淡，呕吐清涎或食糜，纳呆，腹胀，头晕，体倦，怠惰思睡，舌淡，苔白，脉缓滑无力。适用于脾胃虚弱、冲气上逆所致之妊娠恶阻，而见上述诸症者。

【方解】孕吐停方由《古今名医方论》的香砂六君子汤加减而成，香砂六君子汤（党参、炒白术、茯苓、陈皮、半夏、炙甘草）去半夏以健脾和胃，降气和中，加苏梗以加强降气和胃的功效，又能理气安胎；黄芩清热安胎；芦根、竹茹、麦冬清热生津，养阴安胎。

【加减】

（1）脾胃虚寒，症见呕吐清涎，形寒肢冷，面色苍白者，酌加丁香、白豆蔻。

（2）脾虚夹痰饮，症见胸脘满闷，呕吐痰涎，舌淡，苔厚腻，脉缓滑者，方用小半夏加茯苓汤加白术、砂仁、陈皮。

产后病经验方

1. 八珍祛痛方

【组成】熟地黄15g，当归12g，白芍12g，川芎12g，党参30g，炙黄芪30g，茯苓12g，白术12g，羌活12g，独活12g，秦艽12g，红花12g，鸡血藤30g，延胡索18g，川断18g，炙甘草6g。

【功用】益气养血，祛风止痛。

【主治】气血虚弱兼有风邪。症见产后不久，肢体腰脊酸、痛、麻、重等，头晕，心悸，面色不荣，四肢倦怠，气短懒言，舌暗淡，少苔，脉细无力。适用于气血虚弱，感受风邪，瘀血阻滞所致的产后身痛。

【方解】八珍祛痛方由《瑞竹堂经验方》的八珍汤加减而成，八珍汤（熟地黄、当归、白芍、川芎、党参代替人参、茯苓、白术、炙甘草）以补气养血；羌活、独活、秦艽祛除一身上下之风寒湿邪；红花、鸡血藤、延胡索活血祛瘀止痛；川断、秦艽有补肝肾、强筋骨功效。

【加减】

（1）若血瘀阻滞甚者，症见产后关节、腰骶针刺样疼痛，恶露不行，少腹作痛拒按，重用当归、川芎，加泽兰、刘寄奴、酒大黄、红花、桃仁等。

（2）若风寒束表甚者，症见产后肢体不温，关节、腰骶冷痛着重，恶露不畅，少腹冷重疼痛，酌加白芷、荆芥、桑枝等。

2. 宫清方

【组成】益母草30g，马齿苋30g，当归9g，川芎9g，麸炒枳

壳 18g，川牛膝 18g，仙鹤草 15g，党参 30g，生蒲黄 18g（包煎），
炙甘草 6g。

【功用】活血祛瘀，益气清热。

【主治】瘀热互结，阻滞胞宫兼有气虚证。症见胎殒之后，尚
有部分残留宫腔内，阴道流血持续不止，甚至大量出血，腹痛阵
作；舌淡暗，苔薄白，脉沉细无力。适用于不全流产而见上述诸
症者。

【方解】方中益母草活血祛瘀为君药。蒲黄、马齿苋、仙鹤草
活血祛瘀，清热止血；川牛膝活血化瘀，引血下行，以上六味共
为臣药。当归补血和血，调经止痛；失血易伤气，用党参健脾益
气，以补气生血，二药合用，养血和血，健脾益气为佐药。炙甘
草调和诸药，为使药。诸药合用，使瘀血得化，邪热得清，血能
归经，共奏活血祛瘀、益气清热之功。

【加减】若胎堕不全，伴有发热，腹痛，阴道流血紫暗如败
酱，气味臭秽，舌红，苔黄腻，脉弦数，加蒲公英、连翘、紫花
地丁。

杂病经验方

1. 止痛调血方

【组成】益母草 15g，茯苓 12g，生牡蛎 18g（先煎），制鳖甲
12g（先煎），浙贝母 12g，海藻 12g，连翘 12g，延胡索 18g，香
附 12g，木香 12g，生蒲黄 18g（包煎），赤芍 12g，白芍 12g，杜
仲 12g，川断 18g，炙甘草 6g。

【功用】活血化瘀，消痰散结，兼以补肾。

【主治】痰瘀互结证。症见下腹结块，触之不坚，固定难移；
或经行腹痛，经行不畅，有血块；舌暗红，苔白，脉沉涩。适用

于痰瘀互结所致之子宫肌瘤、子宫内膜异位症、卵巢囊肿等，而见上述诸症者。

【方解】方中益母草为君药，活血行气，利水消肿，清热解毒。茯苓化痰祛湿，健脾消积，生牡蛎化瘀散结，清热益阴，潜阳，固涩，与茯苓共为臣药。制鳖甲、浙贝母、海藻、连翘活血化瘀，软坚散结；延胡索、香附、木香、生蒲黄、赤芍、白芍活血化瘀，散结止痛；杜仲、川断补肝肾强腰膝，以治其本虚，共为佐药。炙甘草调和诸药为使。

【加减】

（1）子宫腺肌病兼见月经量多者，酌加三七粉、茜草、海螵蛸等。

（2）子宫内膜异位症导致输卵管通而不畅者，酌加炮山甲粉、路路通、皂角刺、蜈蚣等。

（3）兼见肾虚者，如腰痛，形寒肢冷，小便清长，酌加菟丝子、巴戟天、淫羊藿等。

（4）偏气滞者，酌加柴胡、枳壳、郁金等。

（5）下焦虚寒者，酌加仙灵脾、肉桂、炮姜等。

（6）下焦湿热者，酌加丹皮、红藤、败酱草等。

（7）兼有巧克力囊肿者，酌加车前子、薏苡仁、泽兰等淡渗利湿，及鸡内金、浙贝母等软坚散结。

2. 祛瘀种子方

【组成】丹参30g，赤芍12g，炮山甲粉3g（冲），当归12g，炙黄芪30g，菟丝子15g，川断18g，连翘12g，皂角刺12g，败酱草18g，王不留行12g，路路通12g，生蒲黄12g（包煎），蜈蚣1条（研末冲服），醋香附12g，柴胡12g，白芍12g，醋延胡索18g，木香12g，炒鸡内金12g，炙甘草6g。

【功用】活血通络，化瘀止痛，补肾培元。

【主治】血瘀肾虚证。症见下腹坠痛或刺痛，腰骶酸痛，经行腰腹疼痛加重，带下量多，色白或黄，经行色暗有块，神疲乏力，面色晦暗；舌质暗，或有瘀斑瘀点，苔薄白，脉沉涩。适用于盆腔粘连、输卵管不通、输卵管积水或宫腹腔镜术后等，而见上述诸症者。

【方解】方中丹参、赤芍、炮山甲为君药，活血化瘀，疏通经络，且赤芍能清热凉血，防瘀久化热。当归补血行血；炙黄芪益气；菟丝子、川断补益肾气；连翘、皂角刺、败酱草解毒消肿，清利湿热，清解血中之余毒，以上七味是为臣药，取扶正祛邪、活血补肾之效。王不留行、路路通、生蒲黄、蜈蚣通经络，利血脉，增强活血化瘀之力；醋香附、柴胡、白芍、醋延胡索疏肝理气，柔肝止痛；木香、炒鸡内金理气和胃，诸药共为佐药。炙甘草调和诸药，为使药。

【加减】

（1）小腹或少腹痛甚者，加制乳香、制没药。

（2）B超有盆腔积液，或伴有输卵管积水者，加健脾利湿药，如茯苓、薏苡仁、炒山药等；或加活血利水药，如益母草、泽兰、马鞭草等。

（3）子宫内膜异位症或有子宫腺肌病，附件区有包块者，加软坚散结药，如浙贝母、制鳖甲、生牡蛎等。

（4）伴月经量多或经期延长，月经先期，经间期出血者，酌加化瘀清热固经止血药，如三七粉、茜草、海螵蛸、地榆等。

（5）伴五心烦热、口渴咽干者，酌加养阴生津药，如麦冬、石斛、生地黄等。

（6）少腹冷痛，得热则舒者，加温经散寒药，如干姜、小茴香等。

（7）伴月经后期、月经量少者，加温经活血药，如鸡血藤、紫石英、川牛膝等。

（8）病程久，易疲劳，劳累加重者，加党参、白术补中益气。

（9）经前乳胀、情志不畅者，加疏肝理气药，如川楝子、青皮、陈皮、橘核、荔枝核等。

3. 参连灌肠方

【组成】丹参 30g，赤芍 15g，连翘 15g，皂角刺 15g，大血藤 30g，败酱草 18g，制乳香 12g，制没药 12g，土鳖虫 12g，醋延胡索 18g，当归 12g，续断 30g，炒山药 30g，薏苡仁 30g，生黄芪 30g，透骨草 12g。

【功用】活血化瘀，清热解毒，散结消肿。

【主治】湿热瘀结证。症见下腹隐痛或疼痛拒按，痛连腰骶，低热起伏，经行或劳累时加重；带下量多，色黄，质黏稠；大便溏或秘结，小便黄赤；胸闷纳呆，口干不欲饮；舌质红，苔黄腻，脉滑数。适用于盆腔炎、子宫内膜异位症等，而见上述诸症者。

【方解】方中丹参、赤芍为君，活血化瘀，又清血中郁热。连翘、皂角刺、大血藤、败酱草、清热解毒，散结消肿，共为臣药。制乳香、制没药、土鳖虫、醋延胡索，行气活血止痛；当归补血行血，补而不滞；续断补肾培元；炒山药、薏苡仁、生黄芪健脾利湿，扶正祛邪，诸药为佐药。透骨草为使药，辛温善走，活血利气，引诸药直达病所。

【加减】

（1）兼见月经量少者，加桃仁、鸡血藤。

（2）兼见疼痛较重者，加川楝子、乌药。

4. 补肾生精方

【组成】淫羊藿 30g，巴戟天 12g，菟丝子 15g，续断 30g，熟地黄 15g，山药 18g，枸杞子 12g，当归 12g，丹参 18g，赤芍 12g，白芍 12g，茯苓 12g，丹皮 6g，淡竹叶 9g，五味子 9g，党参

30g，炙黄芪 30g，陈皮 9g，炙甘草 6g。

【功用】补肾填精，化瘀通络。

【主治】肾虚血瘀证。症见精子数量少或活动力弱，腰酸腿软，形寒肢冷，性欲减退；神疲乏力，小便清长，夜尿频多，面色少华，耳鸣健忘；舌淡，苔薄，脉沉细。适用于少精、弱精而见上述诸症者。

【方解】方中淫羊藿、巴戟天补命门之火，振奋阳气，以助肾精生化，为君。菟丝子、续断气味平和，补肝肾，益精髓，既可补阳，亦能益阴，温而不燥，补而不滞；熟地黄、山药、枸杞子滋补肝肾，填精益髓；当归、丹参活血通络，祛瘀生新，以上六味共为臣药。五味子酸甘微温，入肝、肾经，补益肝肾，同时固肾摄精；黄芪、党参大补元气，寓有补气以生精血之意；赤芍、白芍、陈皮理气活血通络；茯苓、丹皮、淡竹叶清热除烦，以防助阳生热之弊，皆为佐药。炙甘草调和诸药。诸药合用，共奏补肾填精、化瘀通络之效。

【加减】

（1）若热像较重者，加黄芩、制龟甲。

（2）兼见脾胃虚弱者，加炒谷芽、炒稻芽、砂仁、木香。

（3）兼见脾虚有湿者，加薏苡仁、赤小豆、炒白术。

5. 生精液化方

【组成】知母 12g，黄柏 9g，生地黄 12g，熟地黄 12g，玄参 15g，麦冬 12g，天花粉 12g，赤芍 12g，白芍 12g，枸杞子 12g，黄精 12g，菟丝子 15g，茯苓 12g，丹皮 9g，炙甘草 6g。

【功用】养阴清热，滋肾降火。

【主治】阴虚火旺证。症见精液不液化或液化不良，伴头目晕眩，耳鸣耳聋，虚火牙痛，五心烦热，腰膝酸痛，骨蒸潮热，盗汗颧红，咽干口燥。舌质红，脉细数。

【方解】知母清热泻火，生津润燥，黄柏清热燥湿，泻火除蒸，两药合为君药，共奏滋阴降火之效。熟地黄滋阴补血，益肾填精，生地黄滋阴同时有滋肾清热之功，玄参味甘，苦，咸，性微寒，有清热凉血、滋阴降火的功效，麦冬滋阴生津，四药为臣，取增液汤之义。天花粉清热泻火，生津止渴，枸杞子、菟丝子平补肾中阴阳，赤芍、丹皮清热凉血，活血化瘀，以上五味共佐药，滋阴补肾清热，同时有活血化瘀之效。炙甘草为使药，调和诸药。诸药合用，共奏养阴清热、滋肾降火之效。

【加减】

（1）肾虚症状明显者，可加杜仲、续断等。

（2）伴有食少、脘腹胀满者，可加山药、陈皮。

6. 消癥方

【组成】益母草12g，龙骨30g（先煎），牡蛎30g（先煎），鳖甲12g（先煎），海藻12g，蒲黄15g（包煎），五灵脂12g，党参18g，白术12g，茯苓12g。

【功用】活血消癥，祛痰健脾。

【主治】痰瘀互结证。症见小腹有包块，积块坚硬，固定不移，疼痛拒按，肌肤少泽，口干不欲饮，月经延后或淋漓不断，或时作痛，带下量多，色白，质黏稠，面色晦暗。舌紫暗，舌体胖，苔厚，脉沉涩。适用于子宫肌瘤、卵巢囊肿、子宫内膜异位症、子宫腺肌病等而见上述诸症者。

【方解】益母草为君，辛，苦，微寒，归肝、心、膀胱经，能活血调经，利水消肿，清热解毒。《本草汇言》曰："益母草，行血养血，行血而不伤新血……诚为血家之圣药也。"茯苓、生牡蛎、龙骨为臣药。茯苓甘淡微寒，入脾、肺经，功能化痰祛湿，健脾以除坚积，茯苓亦可宁心安神。且龙骨入心以镇心安神见长。生牡蛎，咸，涩，微寒，能化瘀散结，清热益阴，潜阳，固涩，直入血室。制鳖甲，失笑散，为佐药。制鳖甲"主心腹癥瘕坚积"，入肝脾血分，通血脉，散结，消癥，有滋阴潜阳，软坚散结之效。失笑散为祛瘀止痛之良方。党参、白术益气健脾，合茯苓，有四君子汤之义，以治其本虚，并有"养正积自除"之义。诸药合用，可达活血化瘀、化痰祛湿之效，于软坚散结之中，兼具定痛之功。

【加减】

（1）若神疲乏力，经期阴道流血量多者，可加茜草、三七粉、黄芪、升麻。

（2）若体胖、脘腹胀满较重者，可加陈皮、苍术、清半夏。

（3）若肝郁气滞，乳房胀痛者，可加香附、郁金、川楝子等。

7. 盆腔炎方

【组成】丹参 30g，赤芍 12g，蒲黄 12g（包煎），五灵脂 15g，连翘 12g，白芍 12g，菟丝子 15g，续断 12g，香附 12g，当归 12g，炙甘草 6g。

【功用】活血化瘀，补肾培元。

【主治】血瘀肾虚证。症见下腹疼痛，缠绵日久，伴腰膝酸软，经行加重，经血量多，有块，带下量多；精神不振，疲乏无力。舌暗红，有瘀点瘀斑，苔白，脉沉细。适用于慢性盆腔炎、输卵管不通而见上述诸症者。

【方解】方中以丹参、赤芍为君药，可活血化瘀，清热凉血，调畅冲任气血。连翘、生蒲黄、五灵脂三药共为臣药，连翘味淡，微苦，性凉，功善清热解毒，散结消肿；生蒲黄与五灵脂相须为用，具有化瘀止痛之功，寓含失笑散之义，增强君药活血祛瘀之效。菟丝子、续断平补肝肾，与君臣药相伍，扶正祛邪。气为血之帅，气行则血行，气滞则血瘀，故又以香附疏肝理气，以增活血祛瘀之力。上三味药共为佐药。炙甘草调和诸药，为使药。诸药合用，平补阴阳，气血同治，寒热平调，攻补兼施。本方充分体现了扶正而不敛邪，祛瘀而不伤正，虚实、气血兼顾的配伍特点。

【加减】

（1）输卵管不通或通而不畅者，加路路通、王不留行、蜈蚣、穿山甲等。

（2）若见输卵管积水者，可加茯苓、薏苡仁、车前子。

（3）若有包块者，可加皂角刺、鸡内金、三棱、莪术。

（4）若热象较重者，可加败酱草、蒲公英、金银花等。

8. 祛斑方

【组成】当归12g，赤芍12g，白芍12g，沙参18g，麦冬12g，茯苓12g，柴胡12g，香附12g，丹参18g，川断18g，菟丝子15g，玫瑰花12g，白芷12g，红花9g，蝉蜕9g，炙甘草6g。

【功用】养血舒肝，活血祛瘀。

【主治】气滞血瘀肾虚证。症见面部黄褐斑，面色晦暗，月经量少，经行不畅，色暗红，有血块；经行乳胀，腰膝酸软。舌暗红，苔薄白，脉沉涩。适用于面部暗斑而见上述诸症者。

【方解】方中当归养血和血，柴胡疏肝理气，二者共为君药。香附、玫瑰花调畅气机，气行则血行；丹参、赤芍、红花活血化瘀，共为臣药。白芷、蝉蜕归肺经，祛风清热，散结排脓，沙参、麦冬养肺阴，清虚热，合白芷、蝉蜕取"肺主皮毛"之义，川断、菟丝子补肾气养精血，茯苓健脾益气，淡渗利湿，共为佐药。炙甘草调和诸药，为使药。

【加减】

（1）肾阴虚较重者，加女贞子、墨旱莲。

（2）若气血虚明显者，加鸡血藤、熟地黄、制首乌、党参、白术等。

经方的应用

小柴胡汤

小柴胡汤出自张仲景的《伤寒杂病论》，方由柴胡、黄芩、人参、甘草、半夏、生姜、大枣组成，方具有和解少阳之功，是治疗少阳病的主方。该方组方精妙、寒热并用、攻补兼施。临床上以其为基础方加减化裁，可治疗多种疾病。小柴胡汤七味药相辅相成，和枢机，解郁热，达三焦，畅气机，攻补兼施，寒热同调，温而不燥，寒而不凝。而脏腑清和，则胃能降浊，脾能升清；三焦通达，则水升火降，气通津布，表里之气皆可调和，实是和解之良剂，后世称之为"和剂之祖"。故表里寒热虚实、气血津液阴阳诸病，皆可加减应用。热病用药，解热以生津；合利水药，行气以利水；合化痰药，畅气以豁痰；合温阳药，舒郁以通阳；合养阴药，调气以育阴。加减得当，男女老幼，外感内伤，皆可应用。刘瑞芬教授用小柴胡汤加减治疗月经后期、产后发热、慢性盆腔炎等病，疗效显著。

1. 月经后期验案

李某，女，27岁。初诊时间2014年10月14日。

主诉：停经40余天，月经周期后期2年。

初诊：平素月经周期后期4～5/35～38天，量少，色暗红，偶有小血块，伴小腹胀痛，经前乳房胀痛。LMP：2014年9月2日，量少，色暗红，有血块。平素精神抑郁，心烦易怒。舌质偏暗，舌苔薄白，脉弦细。尿HCG：阴性。

中医诊断：月经后期。

西医诊断：月经稀发。

辨证分型：气滞血瘀证。

治法：疏肝理气，活血化瘀。

处方：柴胡9g，黄芩9g，清半夏9g，炙甘草6g，丹参15g，当归12g，炒桃仁12g，红花12g，党参20g，赤芍12g，白芍12g，郁金12g，川芎12g，生地黄12g，川牛膝12g，枳壳9g。7剂，水煎服，日1剂。心烦大减，又进服3剂，月经来潮，量、色可。

按：此证乃肝郁气滞、气血失和所致，方用小柴胡汤合桃红四物汤加味，畅通内外，调和气血。患者平素精神抑郁乃情志不舒，肝气郁滞，方中柴胡、清半夏舒肝解郁，调畅气机，加白芍能柔肝缓急，以防柴胡疏散太过，加丹参、当归、桃仁、红花、川芎活血化瘀，郁金、枳壳疏肝行气，生地黄清热凉血，防瘀久化热，川牛膝引血下行。诸药合用，使肝气条达，气血调和，故病愈。

2. 产后发热验案

邵某，女，32岁。初诊时间2015年4月26日。

主诉：产后反复发热2月余。

初诊：患者产后3个月。出满月时外感寒邪后发热咳嗽，服用中成药治疗后，咳嗽治愈，仍低热。自服清开灵、银翘解毒颗粒等，效果欠佳。反复低热，持续至今。下午5点及夜间2点左右发热明显，能自行退热，最高体温为37.5℃，伴心烦，口干口苦。夜间2点钟醒后难以入睡。纳可，二便调。舌红，苔薄白，脉弦数。今日查血常规示：未见明显异常。

中医诊断：产后发热。

西医诊断：上呼吸道感染。

辨证分型：邪入少阳，少阳枢机不利。

治法：和解少阳。

处方：柴胡 12g，黄芩 12g，清半夏 12g，党参 18g，薏苡仁 15g，苍术 9g，金银花 15g，连翘 15g，茯苓 15g，炙甘草 6g。7 剂，水煎服，日 1 剂。

二诊（2015 年 5 月 4 日）：服上方后，未再发热，仍感心烦，醒后难以入睡，自汗。

处方：上方去金银花、连翘、苍术，加白术 12g，天花粉 12g，牡蛎 15g（先煎），合欢皮 12g。10 剂，水煎服，日 1 剂。经随访，服上方后，诸症已愈。

按：患者产后发热，产后体虚，正气不能祛邪外出，邪在太阳不能解，传入少阳，少阳枢机不利，郁而发热。本方中小柴胡汤和解少阳，苍术、薏苡仁、茯苓清热利湿化痰，金银花、连翘清热解毒，甘草调和诸药。上方和解少阳，清利湿热，使上焦得通，中焦得下，胃气得和，则诸症可愈。

3. 慢性盆腔炎验案

刘某，女，35 岁。初诊时间 2017 年 4 月 26 日。

主诉：阵发性两侧小腹疼痛 3 年余。

初诊：既往月经 4 ～ 5/30 天，量中，色红，无血块，经前乳胀。LMP：2017 年 4 月 6 日，量中，色红，无血块。平素阵发性两侧小腹疼痛，伴腰痛，经前乳胀。偶白带增多，色透明，用康妇炎胶囊等有效，停药后复发。妇科检查：外阴（－）；阴道（－）；宫颈光滑；宫体后位，大小正常，压痛（＋）；左侧附件增厚，压痛（＋），右侧附件紧张，压痛（±）。舌淡红，体胖，苔薄黄，微腻，边有齿痕，脉弦细。

中医诊断：慢性盆腔炎。

西医诊断：慢性盆腔炎。

辨证分型：气滞血瘀兼湿热内扰证。

治法：行气化瘀，清利湿热。

处方：柴胡 9g，黄芩 9g，清半夏 9g，党参 15g，当归 12g，川芎 12g，白芍 12g，赤芍 12g，丹参 30g，延胡索 12g，皂角刺 12g，败酱草 18g，鸡内金 12g，生蒲黄 12g（包煎），五灵脂 12g。7 剂，水煎服，日 1 剂。

二诊（2017 年 5 月 12 日）：服药后，无腹痛及腰酸。LMP：2017 年 5 月 6 日，量中，色红，无血块，无经前乳胀，4 天净。舌淡红，苔薄白，脉弦细。

处方：上方继服。7 剂，水煎服，日 1 剂。药后病愈。

按：足厥阴肝经沿大腿内侧中线，进入阴毛中，环绕过生殖器，至小腹，夹胃两旁，络胆，向上通过横膈，分布于胁肋部。慢性盆腔炎的发病属肝经循行部位，加之患者经前乳胀，遂予小柴胡汤加减和解扶正、清热化湿、祛瘀通络。小柴胡汤调达气机，气行则血行，加当归、赤芍、丹参、延胡索、皂角刺祛瘀通络，薏苡仁、败酱草清热利湿，蒲黄、五灵脂祛瘀止痛，炙甘草调和诸药。

桂枝茯苓丸

《金匮要略》原文："妇人素有癥病，经断未及三月，而得漏下不止，胎动在脐上者，为癥痼害。妊娠六月动者，前三月经水利时，胎也。下血者，后断三月，衃也。所以血不止者，其癥不去故也，当下其癥，桂枝茯苓丸主之。"

本方原治妇人素有癥积，以致妊娠胎动不安或漏下不止之证。瘀血癥积，留滞胞宫，冲任不畅，胎元不固，则胎动不安；瘀滞胞宫，经脉受阻，血不循常道而外溢，发为漏下不止、血色紫暗；瘀血内阻胞宫经脉，血行不畅，不通则痛，故见腹痛拒按。现代临床广泛应用于瘀阻胞宫之证，如子宫肌瘤、子宫内膜异位症、卵巢囊肿、慢性盆腔炎等证属瘀血留滞者。

月经后期验案

孙某，女，24岁。初诊时间2017年1月20日。

主诉：月经37～45天1行3年。

初诊：平素月经按月来潮，近3年月经37～45天1行，5～6天净，量较前减少1/3，色暗红，血块较多。经行第1、2天腹痛，块下痛减。LMP：2016年12月26日，6天净。白带正常。纳、眠可，二便调。G_0（工具避孕）。舌暗红，苔薄白，脉沉涩。

中医诊断：月经后期。

西医诊断：月经稀发。

辨证分型：瘀阻胞宫证。

治法：活血祛瘀调经。

处方：桂枝12g，赤芍12g，桃仁12g，丹皮9g，茯苓12g，川牛膝18g，当归12g，红花12g，香附12g，柴胡12g，泽兰12g，王不留行12g，炙甘草6g。7剂，水煎服，日1剂。

二诊（2017年2月15日）：7剂后，月经来潮，诸症较前缓解。LMP：2017年1月28日，5天净，量可，色深红，血块较前减少。经行无乳胀，经行腹痛缓解。舌红，苔薄白，脉沉。

处方：上方继服14剂。此后月经按月来潮。

按：此患者月经周期延后，但未见腰膝酸软等肾虚之症，而见经行乳胀，此为肝气不舒；气滞日久则血瘀，瘀血阻滞，不通则痛，症见经水有块，行经腹痛，块下痛缓；瘀阻胞宫，冲任不畅，经水瘀滞不行，故见月经后期；舌脉均为瘀阻胞宫之征。方选桂枝茯苓丸加减。方中桂枝温通经脉，为君药；桃仁苦甘平，活血化瘀，以助君药祛瘀消癥；赤芍、丹皮、红花既可活血以散瘀滞，又可凉血以清瘀热，诸药共为臣药；川牛膝活血通经，引血下行；血不利则为水，故用茯苓健脾益气，淡渗利水；当归养血活血；泽兰活血利水；香附、柴胡、王不留行调畅冲任气机，共为佐药；炙甘草调和诸药，为使药。诸药合用，共奏行气活血、散瘀消癥之效，气机畅，瘀血散，诸症可愈。

当归芍药散

《金匮要略》原文："妇人怀妊，腹中绞痛，当归芍药散主之。"

本条论述妊娠肝脾失调腹痛的证治。妊娠期间，肝脾失调、气血郁滞湿阻，以致腹中绞痛。肝藏血，主疏泄，脾主水湿运化，妊娠时阴血下聚胞宫养胎，肝血亏虚，肝失调畅，而气机郁滞，木不疏，则土不运，脾虚水湿不化，故用当归芍药散舒肝养血、健脾渗湿。本方原用治妊娠腹痛，异病同治，现代广泛应用于妇科病证属肝脾失调、气血郁滞者，取得很好的临床疗效。

卵巢囊肿验案

于某，女，37岁。初诊时间2016年6月12日。

主诉：查体发现卵巢囊肿2周。

初诊：患者2周前单位常规查体，发现右侧卵巢囊肿，大小不详。月经史：6/28～30天，量中，色淡红，有少许血块，经前乳胀，经行腹痛。LMP：2016年6月3日，6天净。白带量多。纳、眠可，小便调，大便质稀，日1次。孕产史：$G_3P_2L_2A_1$（工具避孕）。舌淡红，边有齿痕，苔白厚，脉弦滑。今日本院检查B超示：内膜厚0.7cm，右侧卵巢见一大小约4.1cm×3.0cm的囊性暗区，内透声好。

中医诊断：癥瘕。

西医诊断：卵巢囊肿。

辨证分型：肝脾不和，气滞血瘀证。

治法：健脾舒肝，行气化瘀。

处方：当归 12g，白芍 12g，茯苓 12g，白术 12g，泽泻 12g，川芎 9g，桂枝 12g，丹皮 12g，桃仁 12g，清半夏 9g，苍术 15g，鳖甲（先煎）12g，牡蛎（先煎）30g。14 剂，水煎服，日 1 剂。

二诊（2016 年 7 月 9 日）：纳、眠可，二便调。LMP：2016 年 7 月 1 日，量中，色红，无块，6 天净。经前乳胀与经行腹痛均较前减轻。舌淡红，苔薄白，脉弦。今日检查 B 超示：右侧卵巢见一囊性暗区，大小约 3.4cm×2.6cm。上方继服 14 剂。服上药无不适，后自行继服 14 剂。

三诊（2016 年 10 月 5 日）：今日检查 B 超示：子宫及双附件未见明显异常。

按：根据卵巢囊肿的临床症状和体征，可将其归属于中医"癥瘕""肠覃""积聚"等范畴。本病主要病机为气滞血瘀，痰湿阻滞，肝郁脾虚。肝郁脾虚为本，气滞血瘀、痰瘀互结为标。治疗当以治本为主，兼以治标，故用当归芍药散加减。方中当归、白芍养血柔肝；川芎行气活血；桂枝、丹皮、桃仁活血化瘀，温通血脉；茯苓、白术既可健脾培土以助水运，又可渗利已聚之水湿；清半夏燥湿化痰；鳖甲、牡蛎软坚散结，使瘀祛痰消。诸药合用，肝脾同调，血水同治，痰瘀俱除，疾病向愈。

桂枝新加汤

《伤寒论》原文："发汗后，脉沉迟者，桂枝加芍药生姜各一两、人参三两，新加汤主之。"身疼痛一症，脉象浮紧是表邪外束，荣卫被郁；而脉沉迟则是营血不足、肌肉失养，不荣则痛。尤其是见于发汗之后，更说明是营虚而非表实，故以桂枝新加汤调营卫、补阴血。方中以桂枝汤调和营卫，加人参又重用芍药，以补虚养血，以生姜之辛散，引药达表，营卫调和，荣则不痛。

原方用于汗后气营两伤，营卫不足，肌肤失于濡养而致周身疼痛。现临床用于发汗后或妇人产后，或老年气血两亏之身体疼痛、麻木等症，具有较好的临床效果。

产后身痛验案

李某，女，31岁。初诊时间2012年9月8日。

主诉：产后1个月，周身疼痛。

初诊：剖宫产后1个月。汗出恶风，身痛，腰痛，两脚发软如踩棉花，气短懒言。带下量多，恶露已干净。曾服用生化汤5剂，无效。舌体胖大，苔白，脉沉缓无力。

中医诊断：产后身痛。

辨证分型：气血两虚，营卫失和证。

治法：养血益气，温经通络。

处方：桂枝10g，白芍15g，生姜12g，炙甘草6g，大枣6枚，党参30g，桑寄生12g，杜仲12g。7剂，水煎服，日1剂。

二诊（2012年9月16日）：服药7剂后，身痛止，汗出恶风明显减轻，体力有所增加。口干，腰酸痛。舌淡红，苔白，脉沉。

处方：上方加麦冬12g。再服7剂，痊愈。

按：本患者的身痛，并非受邪气所致，乃产后气营不足，肌肤失于荣养而致周身疼痛，与桂枝新加汤的病机相同，故选用本方加味。方中桂枝汤调和营卫；重用芍药以养营阴，滋养经脉；党参健脾益气，妙在加重生姜之剂量，一方面鼓舞营阴外达，与卫相和，另一方面借其辛散之力引药达表，使药物更好地发挥作用。桑寄生、杜仲补肾强腰。

黄连阿胶汤

《伤寒论》原文："少阴病，得之二三日以上，心中烦，不得卧，黄连阿胶汤主之。"

本条论述少阴热化证的证治。少阴热化证多由素体阴虚，复感外邪，二三日后，邪从热化。少阴属心肾，心属火，肾属水，肾水不能上济心火。心火独亢于上，心肾不交，水火不济，则心中烦，不得卧。本条叙记简略，临床当伴见口干咽燥、舌红少苔、脉沉细数等症状。治宜黄连阿胶汤滋阴清热，交通心肾。

围绝经期综合征验案

姚某，女，58岁。初诊时间 2013年1月28日。

主诉：烘热失眠1周。

初诊：患者陈述，53岁停经后，出现时时烘热、汗出、面红耳赤、失眠。诊为"围绝经期综合征"。给予雌激素类药物治疗，效果好，无烘热汗出，睡眠佳，精神好，但停药后即复发。长期服用此类药物，患者有癌症发病率增加之担忧，故停用。停用西药1周后，每天多次烘热汗出、面红耳赤、心烦易怒、失眠、口干舌燥、心慌气短。纳可，小便黄，大便调。舌红，苔薄黄，脉细数。

中医诊断：绝经前后诸证。

西医诊断：围绝经期综合征。

辨证分型：肾阴虚证。

治法：滋肾益阴，交通心肾。

处方：黄连10g，黄芩15g，白芍20g，阿胶15g，鸡子黄1枚。前3味以水1000mL，煮取400mL，趁热将阿胶烊化入药，趁热将鸡子黄搅入药液中。7剂，水煎服，日1剂，早晚分服。

二诊（2013年2月8日）：烘热、心烦均缓解，失眠改善。舌偏红，苔薄白，脉细。

处方：上药继服7剂。

三诊（2013年2月15日）：烘热明显缓解，2次／日，睡眠可，心烦亦缓解。舌淡红，苔薄白，脉细。

处方：改用知柏更安方10剂，水煎服。1个月后随诊患者已愈，停药后无复发。

按：患者素体阴虚，阴虚火旺，故见烘热汗出、面红耳赤、口干舌燥，心肾不交，水火不济，故心中烦闷，不得卧。故用黄芪阿胶汤治疗。方中黄芩、黄连清泻心火以治上实；芍药、阿胶、鸡子黄滋阴养血以治下虚。阿胶与鸡子黄又为血肉有情之品，善入心肾，滋肾养血，功专力宏。本方清上滋下，扶正祛邪，交通心肾。

黄芪桂枝五物汤

《金匮要略》原文："血痹病从何得之？师曰：夫尊荣人，骨弱肌肤盛，重因疲劳汗出，卧不时动摇，加被微风遂得之。但以脉自微涩在寸口，关上小紧，宜针引阳气，令脉和紧去则愈。""血痹，阴阳俱微，寸口关上微，尺中小紧，外证身体不仁，如风痹状，黄芪桂枝五物汤主之。黄芪三两，桂枝三两，芍药三两，生姜六两，大枣十二枚，上五味，水六升，煮取二升，温服七合，日三服。"黄芪桂枝五物汤，即桂枝汤去甘草倍生姜，加黄芪而成。这里的"血痹"为病证名，是指以营卫气血不足，感受外邪，症见肢体局部麻木的一种病证。《中医辞典》解释黄芪桂枝五物汤为"通过温行阳气，调和营卫以治疗营卫不足，肢体麻木之痹"。

本方现代临床应用广泛，常用于治疗末梢神经炎、皮炎、肩周炎、血栓闭塞性脉管炎等以肢体麻木或酸痛为主症的多种神经、肌肉、血管性病变等疾病。刘瑞芬教授以本方治疗产后身痛，疗效显著。

产后身痛验案

庄某，女，29岁。初诊时间2015年9月10日。

主诉： 下肢麻木、关节疼痛3个月。

初诊： 患者产后5个月，自述3个月前夜间睡觉时受凉，后感下肢麻木、关节疼痛，伴体倦乏力、畏寒、头晕、腰酸。舌淡红，苔薄白，脉细弱。曾查风湿四项均无异常。

中医诊断： 产后身痛。

辨证分型： 气血两虚，营卫失和证。

治法： 补气养血，祛风通络。

处方： 黄芪30g，桂枝12g，白芍12g，当归9g，熟地黄12g，川芎12g，鸡血藤30g，秦艽30g，独活12g，川牛膝12g，桑寄生15g，生姜15g，大枣3枚。7剂，日1剂，水煎服。

二诊： 服药后，诸症减轻，下肢关节偶有疼痛，无麻木感，畏寒、体倦乏力明显减轻，无头晕，无腰酸。纳、眠可，二便调。舌淡红，苔薄白，脉细弱。

处方： 上方继服14剂，水煎服，日1剂。

后随访，已痊愈。

按： 本案患者气血不足，营卫不和，不能上荣于脑，清窍失养，故见头晕；气血不足，不能荣养肢体，故见下肢麻木疼痛；阳气不足，故畏寒、体倦乏力。舌红、苔薄白、脉细弱均为气血不足、营卫不和之征。故以黄芪桂枝五物汤补益气血，调和营卫。方中黄芪补气生血；桂枝、白芍调和营卫，加当归、川芎、熟地黄配伍白芍滋阴养血；秦艽、独活祛风除湿；秦艽、桑寄生补益肝肾；牛膝引药下行；生姜、大枣温中和胃。诸药合用，使气血充盈，营卫调和，诸症自愈。

温经汤

《金匮要略》原文："问曰：'妇人年五十所病下利数十日不止，暮即发热，少腹里急，腹满，手掌烦热，唇口干燥，何也？'师曰：此病属带下。何以故？曾经半产，瘀血在少腹不去。何以知之？其证唇口干燥，故知之。当以温经汤主之。"

本条文论述了妇人冲任不足兼瘀血内停所致崩漏的证治。妇人年逾五十，冲任皆虚，天癸已绝，月经本当闭止，今反下血数十日不止。多伴有夜晚发热，或手掌烦热，唇口干燥，少腹拘急或刺痛，腹满等。询问病史，曾经有半产史，残留之瘀血浊液结于少腹，盛年不觉，待天癸竭，冲任不足之时，发为崩漏之疾。血属阴，下血数十日不止，阴血不足则生内热，故见暮即发热，手掌烦热等症。瘀血不去，新血难生，加之下血日久不止，阴血虚，营血不能上濡，故唇口干燥。本病下血，主要由瘀血内停所致，治当活血祛瘀，但妇人五十所，天癸已绝，冲任皆虚，不任攻伐，故当温养经脉为主，使瘀血得温而行。本方为妇科常用方剂，对冲任虚弱兼瘀血内停而致的崩漏、痛经、闭经、月经不调、不孕及慢性盆腔炎、习惯性流产等都有较好的疗效。

1. 崩漏验案

李某，女，41岁。初诊时间2013年10月15日。

主诉：阴道不规则流血20天。

初诊：患者近2年月经7～8/40～50天，量多，色暗红，有血块。小腹冷痛，腰膝酸软，神疲乏力，手足不温。2013年9月26日阴道流血，始量多，色暗红，有血块，7天后量少，淋漓不尽至今。体倦乏力，面色萎黄。舌淡嫩，苔白而润，脉沉细涩。查血红蛋白68g/L，尿HCG（－），检查妇科B超示：子宫附件未见明显异常，子宫内膜厚0.5cm。

中医诊断：崩漏。

西医诊断：异常子宫出血（AUB-O）。

辨证分型：冲任虚寒，瘀血内停。

治法：温经散寒，祛瘀止血。

处方：红参6g（先煎），吴茱萸6g，当归12g，炮姜3g，丹皮9g，白芍12g，三七粉3g（冲服），阿胶11g（烊化），炙甘草6g。7剂，水煎服，日1剂。

二诊（2013年10月25日）：患者血止。现仍感神疲乏力。舌淡红，苔薄白，脉沉细。

处方：予归脾汤加减继服15剂，水煎服，日1剂。

患者之后未来就诊，后随访，未复发。

按：崩漏是经血非时暴下或淋漓不尽，病在冲任。本案患者瘀血内停，新血不得归经，故阴道流血淋漓不尽，夹血块。患者41岁，天癸已衰，冲任空虚，寒邪乘虚而入，寒邪凝滞，故小腹冷痛，腰膝酸软，手足不温。本病病机为冲任虚寒兼瘀血内停，当以温经养血为主，使瘀血得温而行，瘀血去，则新血生。方中吴茱萸、炮姜温经散寒，通利血脉；当归、白芍养血活血；丹皮化瘀清热；阿胶滋阴养血；红参补气生血；三七粉化瘀止血；炙甘草调和诸药。以上药物合用，共奏益气养血、温通经脉之功。

2. 痛经验案

李某，女，45岁。初诊时间2013年5月5日。

主诉：经行腹痛10年。

初诊：10年前行人工流产术，术后月经5～6/30～37天，量中，色红，有块。伴小腹剧烈疼痛，小腹凉，喜暖喜按，曾服止痛药，效果不佳。LMP：2013年5月4日，量少，色暗红，夹大量血块。伴口唇干燥，头晕，腰膝酸软，抬举无力。舌质暗，有瘀点，苔薄白，脉沉细。检查B超示：子宫及双附件未见明显异常。

中医诊断：痛经。

西医诊断：原发性痛经。

辨证分型：冲任虚寒，瘀血阻滞。

治法：温经散寒，化瘀止痛。

处方：吴茱萸 9g，桂枝 10g，生姜 9g，当归 12g，白芍 12g，川芎 12g，党参 12g，炙甘草 6g，丹皮 9g，阿胶 11g（烊化），半夏 12g，麦冬 15g。7 剂，水煎服，日 1 剂。

二诊（2013 年 5 月 25 日）：患者服 7 剂药后，小腹冷痛明显减轻。舌暗红，苔薄白，脉沉细。

处方：继以上方 7 剂，下次经前 5 天服用，水煎服，日 1 剂。

后患者未来就诊，电话随访，患者服 7 剂药后，经期无小腹痛，半年未复发。

按：本证起于冲任虚寒，内有瘀血阻滞。冲为血海，任主胞胎，二脉皆起于胞中，与月经关系密切。本案患者流产之后，冲任空虚，寒邪乘势而入，凝滞气血，使胞络不通，则每于经行之时小腹疼痛。方中吴茱萸、桂枝温经散寒，通利血脉；当归、白芍、川芎养血调经，兼化瘀血；丹皮清瘀热；阿胶、麦冬滋阴润燥；党参、甘草益气生血，以补冲任之虚；半夏、生姜直通阳明，调和胃气，因冲任二脉皆与胃经相通，胃气一调，则冲任二脉瘀开结散。服用本方使瘀祛新生，冲任调和，则痛经诸症自愈。

胶艾汤

《金匮要略》原文："师曰：妇人有漏下者，有半产后因续下血而不绝者，有妊娠下血者，假令妊娠腹中痛，为胞阻，胶艾汤主之。"

本文论述了三种下血及胞阻的治法，妇人下血有以下三种情况：一是月经淋漓不断的漏下；二是小产后下血不止；三是妊娠下血而不因于癥积者。因其总病机为冲任亏虚、阴血不守，所以尽管其病因不同，症状有异，亦皆可以胶艾汤调补冲任、养血固经。

崩漏验案

于某，女，40 岁。初诊时间 2013 年 3 月 29 日。

主诉：阴道不规则流血 1 个月余。

初诊：2013 年 2 月 28 日始，阴道不规则出血，前 3 天量多，3 天后量少，色鲜红，淋漓不尽，至今未净。于当地医院诊为"功能失调性子宫出血"，予中药治疗，效果不佳。患者平素月经 5 ～ 6/30 天，量多，色红，少块。现症见：阴道流血不多，色鲜红，质稀，头晕乏力，腰膝酸软，口渴。纳、眠可，大便干，小便调。舌体胖大，边有齿痕，苔白，脉沉，按之无力。

中医诊断：崩漏。

西医诊断：异常子宫出血。

辨证分型：气血两虚，冲任不固证。

治法：补气养血，固冲止血。

处方：阿胶 11g（烊化），艾叶炭 10g，川芎 9g，当归 12g，白芍 15g，生地黄 20g，麦冬 20g，太子参 12g，炙甘草 10g，茜草炭 12g，海螵蛸 18g。7 剂，水煎服，日 1 剂。

二诊（2013 年 4 月 10 日）：服药后血止，腰酸，大便干，舌体偏胖，苔薄白，脉沉细。

处方：予上方加火麻仁 12g，川断 15g。7 剂，水煎服，日 1剂。

随访未复发，诸症皆安。

按：综观本案脉症，阴道流血不止，质清稀，头晕乏力，舌淡，脉沉，按之无力，均为气血两虚、冲任不固。冲为血海，任主胞胎。冲任调和，则血海胞脉充盛，月事以时下。若血虚冲任失养，气虚冲任不固，则经血频至，甚至淋漓不断，故治以益气血、调冲任，予"胶艾汤"。本方善治"妇人有漏下"属血虚冲任不固者，方中阿胶、艾叶炭养血固冲；生地黄、川芎、当归、白芍滋阴养血调经；太子参、麦冬益气养阴；炙甘草调和诸药，甘温益气。